밥상 혁명을 일으켜라

괴로워하고, 싸우고, 힘들어하고, 인내하는
그리고 머지않아 승리 할
세상의 모든 자유롭고 고귀한 영혼들에게
사랑, 감사, 기쁨을 바친다.

밥상 혁명을 일으켜라

이태근 지음

신아출판사

| 프롤로그 |

    누구에게나 인생의 꽃이 핀다. 그 꽃이 언제 피느냐 일 뿐이다. 지금 당신이 아프고 힘들어 하지만, 아픈 만큼 더 성숙해지고 더 아름다운 인생의 꽃이 피기 위해서라고 생각하라. 불행을 겪어보지 않고서는 불행을 이해할 수 없는 법이다. 건강을 잃어보지 않고서는 건강하게 살고 있다는 것이 얼마나 고맙고 감사한지 알 수 없는 법이다. 슬픔이라는 빛을 통과하지 않고서는 그 어느 것도 아름다운 예술로 승화할 수 없다. 스트레스가 우리를 더욱 강하게 하듯이, 슬픔이 인간을 더욱 강하게 만든다.

    고뇌가 있어서 환희로 승화되듯이, 지금 당신이 아프고 힘들어 하지만 그것을 넘어서면 새로운 인생의 꽃이 핀다. 그러나 그것을 넘어서기 위해서는 당신이 지금까지 가지고 다녔던 관습과 고정관념을 바꾸고 열정을 가져야 변화되고 거듭나고 새로운 인생의 꽃이 필 것이다. 적을 알고 나를 알아야 하며 전술과 전략 그리고 용기가 있어야 전투에서 승리할 수 있다. 그것이 비폭력, 무저항의 혁명일지라도, 건강한 삶을 얻으려면 영양학과 생리학 그리고 자연치유의 원리를 알아야 하고 사랑과 열정이 있어야 한다.

    세상에는 그토록 많은 건강법과 건강책이 있지만 그 어느 것도 전체가 다 온전하고 올바른 것이 없는 현실이다. 그동안 수백 권의 동서양의 건강책을 보았지만 대부분 잘못된 이론과 상식 수준에 그치고 있으며, 거의 모두가 부분적이고 편협된 기술적인 치료방법으로 병이 발생된 근본적인 원인과 근원적인 치료방법이 없다는 것이다.

    그러한 근본원리를 알기 위해서는 자신이 아파보고, 체험하고, 체득하여야만 되며 생명체의 신비로움과 자연의 원리를 이해하여야만 허상이 아닌 진실을 볼 수 있다. 그동안 수백 년 수천 년 내려온 건강이론과 의학 그리고 상식을 바꾸는 깨달음이 있어야 그때에 비로소 진리를, 진실을 직시할 수 있으며 거듭날 수 있다.

　세상만사는 항상 모든 것을 전체적으로 보아야 그 진실을 알 수 있는 것이다. 그러기 위해서는 자연의 법칙과 생명의 원리에서 양자물리학, 물과 대기, 대지, 빛의 정체, 운동과 에너지의 원리, 정신과 의식, 사랑의 힘과 자연치유의 원리에 대한 이해가 있어야 하며 또한 영양학과 생리학에 대한 깊은 지식이 있어야 한다.

　생명체의 문제는 단순히 기술적인 방법으로는 해결할 수 없으며 그 사람의 식생활과 관습, 환경과 운동, 그리고 정신과 의식에 대한 것을 바로 잡아야 건강을 찾을 수 있으며 건강한 삶을 이룰 수 있는 것이다. 구태의연한 양의학, 한의학, 대체의학으로는 근본적인 해결이 되지 않는다는 것은 현실을 직시할 수 있는 사람은 누구나 알 수 있는 것이다.

　그러한 것은 항시 기술적이며 부분적이며 한시적인 방법으로 분명히 그 한계가 있다는 것을 철저히 인식해야 하고 그렇지 않고서는 항상 겉돌기만 할 뿐이다. 거의 모든 사람들이 잘못된 건강상식, 영양상식, 의학과 의론으로 세뇌되어 있으며 진정한 건강법인 자연치유가 어떤 것인지를 모른다. 내가 먹는 음식이 나의 몸과 마음, 정신과 의식, 영혼을 만든다는 것을 간과하고 있다. 살아있는, 생명력이 가득한 곡식, 채소 등을 불로 익혀서 죽은 시체를 먹는 음식문화야말로 인류의 치명적인 문제라는 것을 깨달아야 한다. 어설픈 지식이 사람 잡는다. 어설픈 의학이 생명을 좀먹는다. 전통이나 학문이 아니라 자신이 직접 체험하고 체득하고, 자연을 이해할 때에, 만들어진 이론과 의학에 현혹되지 않고 진실을 볼 수 있는 것이다.

그 누가 바람 없이 항해할 수 있는가? 그 누가 사랑과 열정 없이 인생이라는 아름다운 영화를 만들 수 있겠는가? 막연히 아프고 힘든 것을 견디기만 해서도 안 되며, 구태의연한 양의, 한의, 대체의, 민간요법에 내기를 걸어서는 자신을 구할 수 없다. 구태를 던져버리는 용기와 의식의 변화가 있어야 하며 관습적인 일상이 바뀌어야 한다. 지금까지 당신의 삶을 이끌어왔던 전술과 전략, 의식을 바꾸어야 아픔을 넘어서 인생의 꽃이 피어난다.

난세에 백성을 구하려 하지 않을 장수가 어디 있겠는가? 완벽한 전술과 전략, 열정이 있어야 전투에서 승리할 수 있다. 사업에 성공과 실패는 있어도 인생에 성공과 실패는 없다. 다만 아름다운 인생, 고귀한 인생, 건강한 인생과 그렇지 못한 인생이 있을 뿐이다. 세상에는 두 명의 불행한 사람이 있다. 성공한 사람과 실패한 사람이다. 성공은 남을 딛고 일어선 것이고 실패는 남에게 밟힌 것이다. 그러나 세상에는 한 명의 행복한 사람이 있다. 그는 누군가를 사랑하는 사람이고 그리고 그 누군가로부터 사랑받고 있다는 느낌을 가지고 사는 사람이다. 사랑이 그토록 강조되는 것은 이 때문이다. 사랑의 힘이 존재할 때 건강을 찾을 수 있다는 것이다.

인간세상은 도처에 함정이 있고 계략이 숨어있으며 지뢰가 묻혀있다. 그곳에서 당신이 건강한 인생의 길을 걷기 위해서는 전술과 전략, 의식이 있어야 하고, 그것은 관습과 고정관념을 깨는 깨어있는 의식, 긍정적인 마음, 마르지 않는 사랑과 열정 그리고 자연의 원리에 대한 지혜가 있어야 한다. 세상에는 쉬운 것이 없다. 그러나 어렵고 복잡하고 난해한 것도 알고 나면 쉬운 것이다. 가고 가고 가는 중에 알게 되고, 행하고 행하고 행하는 중에 깨닫게 된다.

지금 당신이 육체적으로든 정신적으로든 아프고 힘들어하는 것을, 지금까지의 구태의연한 전술과 전략, 의식으로는 승리할 수 없으며 새로운 인생의 꽃이 피어나지 않는다. 그렇지만 당신의 곁에는 당신의 아픔을 치유해

줄 수 있는 자연이 있고, 당신의 안에는 자연치유력이 있으며, 그리고 여기에 당신에게 용기와 희망을 주고 치유의 전술과 전략을 알려주려는 내가 있지 않은가? 용기는 두려움이 있을 때 생기는 것이며, 희망은 절망에 빠져 있을 때 생기는 것이니 용기와 희망을 가져라. 당신이 아프고 힘들어하고, 스스로 자신을 포기하려고 하여도 어딘가에서 누군가가 당신을 구하려고, 살리려고 애쓰는 이가, 당신을 사랑하는 이가 존재한다는 것을 알아라.

아흔이 넘어서 인생의 꽃이 핀 사람들이 있다. 그들은 아흔이 넘어서 재즈의 거장이 되고, 아름다운 박물관을 건축하고, 영혼을 울리는 작가가 되었다. 도저히 가망이 없다는 말기암도 극복하고 아흔이 가까운데도 마라톤 완주를 하는 사람도 있다. 35년 전에 신장이식을 하고 나서 면역억제제와 스테로이드약을 끊고 그 누구보다도 건강하게 살고 있는 나도 있지 않은가? 인생의 꽃이 피는 것은 연령제한이 없다. 그 꿈을 포기하지 않고 사랑한다면 당신에게도 두 번째 기회가 반드시 찾아온다. 누군가에게 일어난 일은 누구에게나 일어날 수 있다.

이 순간이, 이 생각이 이렇게 오고 있고, 그다음에 또 다음 순간이 다음 생각이 온다. 하지만 그것은 늘 일어났던 일이다. 전에도 지금도 앞으로도 그럴 것이다. 당신이 항상 생각 없이 의식 없이 마주 대하던 밥상도 늘 그렇게 차려졌고 차려질 것이다. 그러나 다음 순간 다음 생각으로 당신의 밥상이 당신의 육체와 영혼에게, 그리고 세상에 어떠한 영향을 주는지를 깨닫고 나면 폭력적이고 무섭고 위험한 밥상이 이제는 건강과 평화를 가져다주는 생명의 밥상, 사랑의 밥상, 희망의 무지개가 되리라는 것이다.

지금 당신 앞에 차려진 밥상의 음식들은 거의 대부분이 화학첨가제, 살충제, 제초제, 성장촉진제, 항생제가 들어있으며, 유전자 조작 식품일 수도 있다. 당신이 육식을 하면 단순히 가축의 고기만 섭취하는 것이 아니고,

공장식 축산으로 제조되고 도축될 때까지 그들의 비참하고 불행한 분노의 삶과 도축 시에 공포에 떨며 분비한 생화학 호르몬까지 섭취하고 있다는 것이다. 또한 그 음식이 채식이든 육식이든 불로 익혀서 죽은 음식은 당신의 기력을 떨어뜨리는, 비타민 미네랄 효소 생명력이 소실된 생명 없는 물질, 즉 노폐물이라는 것이다.

당신이 진정으로 육체와 정신을 건강하게 하고, 자연과 환경을 살리고자 하는 사람이라면 생명운동, 평화운동, 환경운동, 유기농운동, 녹색운동, 민주화운동, 비폭력운동을 하는 사람이라면, 사랑과 자비를 실천하는 종교인이라면 가공식, 과식, 육식, 화식이 아닌 자연식, 소식, 채식, 생식을 할 때에 당신의 삶이 말이나 글과 일치한다는 것이다.

진정으로 당신이 자신과 자연을 살리고 싶다면, 진실로 당신이 가족과 이웃에 사랑의 실천을 하려거든 가공식에서 자연식으로, 과식에서 소식으로, 육식에서 채식으로, 화식에서 생식으로 거듭나야 할 것이다. 당신의 위험한 밥상을 생명의 밥상, 사랑의 밥상으로 바꾸는 밥상 혁명을 일으켜라! 당신이 지금 아무리 높은 지성과 깨달음을 가졌다 해도 먹는 것과 움직이는 것을 등한시하고, 영양학과 생리학을 공부하지 않고, 소화기관의 작용과 질병과의 관계를 모른다면 그 높은 영혼과 그 위대한 천재성도, 불멸의 사랑도 얼마 가지 않아 사라질 것이며, 밥상 혁명은 일어나지 않는다.

관습은 사람들을 어떤 잔혹행위에도 타협시킨다. 관습이 사회와 세상을 아름답고 조화롭게 이끌어가는 힘이 되기도 하지만, 관습은 또한 인간과 자연을 병들게 하고 망가지게 하는 것에 조금의 양심의 가책도 느끼지 못하게 하는 안정제이기도 하다.

당신의 의식 앞으로 순간순간이 꼬리를 물고 지나가고 있다. 다른 점은 이제 당신은 그것이 일어나고 있는 것을 지켜보고 있다는 것이다. 다른 점은 이제 당신은 위험한 밥상이 아닌 생명의 밥상, 사랑의 밥상이 차려지고 있다는 것을 지켜보고 있다는 것이다. 차려지는 밥상에 당신의 육체와 영혼이 반응하고 있었지만, 관습에 의해 당신은 그것을 멈추게 하지 않고, 바꾸지 않아서 무지개가 뜨지 않았던 것이다. 사랑이 세상을 창조하고 이끌어 가는 힘이 되듯이, 사랑의 밥상이 세상을 변화시키고 아름답게 만드는 힘이 될 것이다.

누구에게나 인생의 꽃이 핀다. 봄에 먼저 피는 영춘화, 수선화가 눈에 맺히는 것은 추위 속에서 피어나기 때문일 것이며, 가을에 피는 코스모스는 소녀의 순정이라서 지난날의 아름다운 사랑에 가슴이 흔들리며 늦가을에 피는 갈대, 단풍에 마음 설레는 것은 황혼과 노을의 아름다움 때문일 것이다. 하물며 엄동설한에 피는 설화도 있지 않은가?

내일 조금 더 보태어 명주한필을 주려고 하지 말고 오늘 무명한필을 가져다주는 것이 좋다. 지금 이 자리에서 사랑을 주지 못한다면 그 사람은 사랑을 하지 않는 것이다. 내일 더 깨달음을 얻고, 자연의 지혜를 배워서 당신에게 명주 한 필을 주려고 하는 것보다 오늘 부족하고 미흡하더라도 무명 한 필을 가져다 주는 심정으로 당신에게 이 글을 보낸다. 아프고 힘든 사람, 가난한 사람 그리고 나를 사랑하고 또한 내가 사랑하는 당신에게 이 책을 바친다. 부디 사랑, 감사, 기쁨이 항상 가득하기를.

2015. 여름 구수골에서
이태근 기도

*조선은 가난하고, 아름다운 산하와 온정, 초가집, 기와집, 제비가 살던 나라였다. 그러나 한국은 부자이며 아파트, 병원, 고속도로, 에고가 가득한 나라가 되었다. 그래서 나는 우리나라를 항상 조선이라 부르고 있다.

차례

프롤로그

1장 | 위험한 밥상이 당신과 세상을 병들게 한다

- 18 지금 당신 앞에 차려진 밥상을 보라!
- 22 화학첨가제는 밥상에 숟가락과 함께 오른다
- 25 누구나 그렇듯이 아이스크림의 감미로움에 빠져들고 만다
- 28 닭은 항생제와 성장촉진제로 삶을 이어간다
- 30 돼지고기는 삼겹살, 소주 문화가 되었다
- 33 소고기가 인간과 자연을 병들게 하고 있다
- 36 열대 우림이 햄버거로 바뀌고 있다
- 39 식품속의 호르몬이 유방암을 일으키고 정자 수를 감소시킨다
- 43 유전자 조작 식품은 당신의 삶도 조작한다

2장 | 소화 작용을 알면 혁명이 보인다

- 48 소화기관의 메카니즘을 알아야 깨달음이 온다
- 51 결국 불완전 소화로 인해 알레르기가 발생한다
- 52 소화란 음식물이 물에 완전히 용해되는 상태로 만드는 것이다
- 55 입에서 알칼리성 소화액으로 탄수화물 소화가 시작된다

56 위에서 산성 소화액으로 단백질 소화가 시작된다
59 십이지장에서 지방의 소화가 시작된다
65 소장의 융모에서 적혈구 모세포를 만드는 장조혈 과정이 일어난다
69 대장에서 섬유질에 의해 청소가 이루어진다
74 효소를 알아야 생명과 건강이 보인다
76 사과만 먹어야지 일반 식사와 같이 먹으면 독소가 발생한다
78 불고기는 대충 씹고 넘겨도 소화가 된다
82 췌장 비대증은 불고기나 정제된 식품을 먹을 때 발생한다
84 백혈구 증가증은 9백 식품, 과식, 과음으로 일어난다

3장 | 불량한 9白 식품을 물리쳐라

88 일상적으로 먹는 9白 식품이 만성퇴행성 질환을 가져온다
90 하얀 쌀밥은 조병식품이다
95 하얀 밀가루는 썩지 않는다
99 케이크는 계란, 설탕, 유지의 덩어리다
101 설탕은 세상에서 가장 달콤한 독이다
105 그건 독약이에요, 난 설탕을 먹지도 않고 집에 두지도 않아요
107 설탕은 치과의사의 기쁨이다
111 설탕은 여성에게 생리통을 유발시킨다
112 아연이 부족한 식생활이 설탕을 더욱 요구하게 된다
114 설탕은 아기가 태어나자마자 주입된다
115 먹이사슬의 정점은 젖먹이 아기이다
117 아기들의 탄생 과정이 위험하다
119 하얀 정제소금은 화학약품이다

122 죽염은 치료약이 아니며 건강식품일 뿐이다
124 하얀 조미료는 석유화학제품이다
125 하얀 우유는 송아지가 먹는 젖이다
130 우유는 최악의 불완전식품이다
133 치즈, 요구르트도 원유가 문제다
134 하얀 두부는 조병식품이다
136 하얀 닭고기는 닭 암에 걸린 병든 시체다
140 계란은 콜레스테롤 함량이 가장 높은 식품이다
142 저혈당증은 육류와 9백 식품이 원인이다

4장 | 자연식, 소식, 채식, 생식이 혁명의 무기다

148 인체의 생화학 작용은 의식의 산물이다
151 당신의 병을 치유할 수 있는 유일한 길은 자연식이다
153 자연식품이 혈액의 산성화를 방지한다
157 생명의 화학공장인 세포의 건강이 당신의 건강이다
160 과잉 섭취된 단백질이 당신의 몸을 위험한 상태로 만든다
161 저혈당증은 자연식품을 그대로 섭취할 때에 치유된다
165 자연식을 하면 고혈압은 자연히 치유된다
169 암을 방어하는 것은 항암제가 아니고 자연식품의 식물성 화학물질이다
175 관절염을 치유하는 것은 자연식품이며 채식이다
181 대장과 변비를 치유하는 것은 채식과 섬유질이다
185 섬유질은 소화 과정을 진행시키고 만성 질환을 예방하는 기적의 물질이다
188 무병장수와 깨달음의 길은 소식과 운동에 있다
191 과식은 육체적, 정신적 쇠약의 원인이다

195 진수성찬이 위장에 들어가면 잔밥이 된다
197 채식은 진정한 사랑의 실천이다
200 채식주의자는 심장 질환으로부터 안전하다
202 햄버거 문화가 사라지면 열대 우림은 되살아난다
205 생야채와 과일에서 충분한 단백질을 얻을 수 있다
209 식물의 에너지는 맑고 평화로우며 지구력이 있다
212 에너지는 생으로 된 것에만 있다
215 생명이 있는 음식, 생식을 하여야 생명이 살아난다
216 해독주스를 마시면 불완전 소화가 되어 독이 된다
220 음식을 조리하면 정말로 음식이 죽게 된다

5장 | 밥상 혁명, 이렇게 하라!

224 밥상 혁명은 의식 혁명이 있어야 한다
227 영양가 있게 먹지 않고 가난하게 먹는다
230 가난하게 먹으면 건강하고 날씬해진다
233 골고루 먹지 않고 단순하게 먹는다
237 규칙적으로 먹지 않고 자유롭게 먹는다
239 계절에 따라 몸 상태에 따라 자유롭게 먹는다
241 무엇을 선택하느냐보다, 어떻게 받아들이고 느끼느냐가 중요하다
243 필요 없이 물을 마시지 않는다
245 조직세포 속의 노폐물은 비타민, 미네랄, 효소에 의해 화학적으로 분해된다
248 에너지가 가장 충만한 섭씨 4도의 물을 마신다
250 세상에서 가장 좋은 물은 과일 속에 있다
252 저녁 시간에 물을 마시거나 샤워를 하면 좋다

254 익혀 먹지 않고 뜨거운 음식을 피한다
256 몸을 따뜻하게 하거나 차게 하는 음식은 없다
259 뜨거운 음식은 불안정하고 미쳐있는 상태다
261 존재하는 모든 것은 다 좋은 것이니 전체식을 한다
264 농약을 친 과일이므로 껍질째 먹는다
266 계절의 기운이 담겨있는 제철식을 한다
270 사랑, 감사, 기쁨으로 음식을 대접한다
272 성질이 비슷한 음식끼리 먹는다
276 탄 밥, 탄 고구마는 소화를 돕고 해독작용을 한다
279 요리는 이루 말할 수 없이 간단히 한다

6장 | 치료가 아니다! 치유하라!

284 종양이 스스로 사라지게 하라
289 단식은 철저히 자신을 비우는 혁명이다
291 유방암, 자궁암, 난소암도 단식이 해답이다
295 만성퇴행성 질환은 병도 아니다
299 신장세포는 새로 태어나고 재건된다
302 당뇨는 자연식을 하면 저절로 치유된다
306 관절염, 골다공증은 밥상을 바꾸면 치유된다
310 알레르기는 만병의 근원이며 불완전 소화물이 주범이다
316 전립선 비대증을 치유하는 것은 자연식품이다
319 임신과 출산은 여성의 존귀함이며 그것은 자연식품으로 완성해야 한다
325 꿀과 감식초는 자연에서 얻을 수 있는 가장 좋은 치유식품이다
331 꿀과 감식초는 만성피로와 관절염에 효과적이다

335 꿀은 육체 재건의 재료이다
337 바다에는 생명에 필요한 모든 요소가 있고 해초는 미네랄의 보고이다
342 매실 효소는 100일이 아니라 1년 이상 지나야 온전하게 발효된다
345 잠을 잘 자야 몸과 마음, 영혼의 치유가 일어난다
349 운동이 일어날 수 없다면 아무런 생명도 존재할 수 없다
352 자연의 이치에 순응하는 것이 자연치유다
355 인간을 자연과 분리시켜서는 그 어느 것도 올바로 존재할 수 없다
358 자연치유 요법은 돈이 나오지 않는다
361 섭씨 4도의 숙성된 물이 생명력을 일으킨다
366 나무와 빛과 인간의 상호교환 작용으로 자연 치유가 일어난다

7장 | 기술이 아니다! 사랑이다!

374 존재하는 유일한 치유에너지는 당신이 인식하고 있는 사랑이다
380 부유는 그것이 어떠한 부유이든 인간을 병들게 한다
383 인체의 생화학 작용은 의식의 산물이다
387 생명은 의식이며, 의식이 곧 생명이다
391 사랑을 원한다면 당신 스스로 매혹된 영혼이 돼라

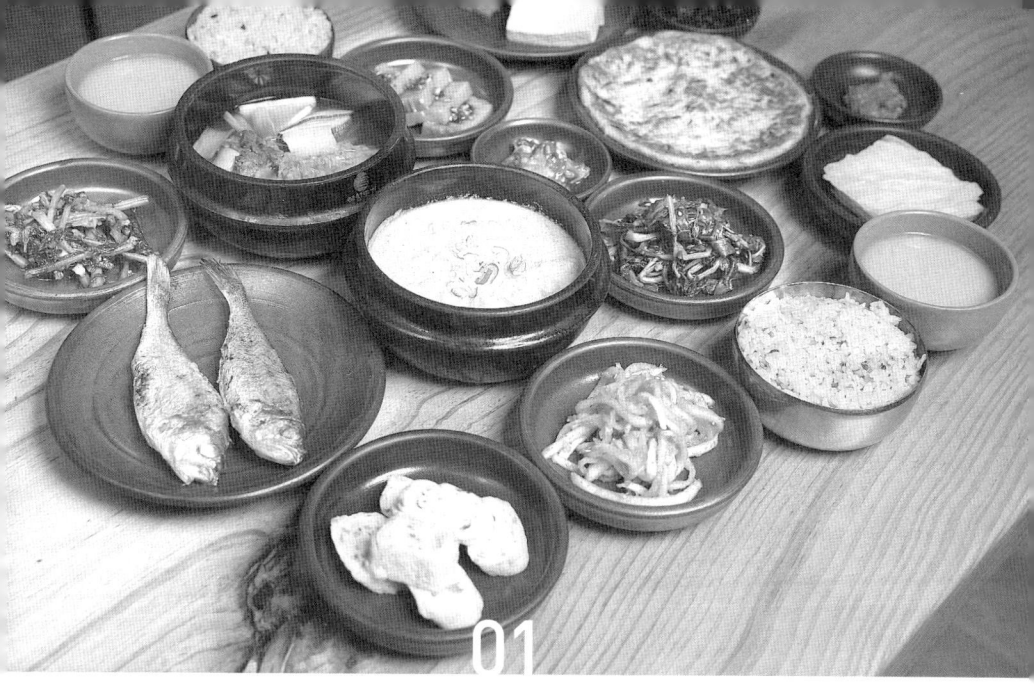

01
위험한 밥상이 당신과 세상을 병들게 한다

●

나는 당신이 한정된 육체, 에고, 개별적 인격보다 훨씬 더 큰 무엇임을 확신시켜주고자 한다. 당신이 받아들이는 인과의 법칙은 당신을 하나의 육신과 평생이라는 시간 속에 틀어넣는다.

실제에 있어서 인간의 생명의 장은 열려 있으며 한계가 없다. 근본적 차원에서 당신의 몸은 늙지 않으며, 당신의 마음에는 시간이 존재하지 않는다.

당신의 양자물리학의 우주관과 일치하는 이러한 현실과 일체가 되기만 하면 노화 현상은 뿌리째 변화할 것이다.

01
위험한 밥상이
당신과 세상을 병들게 한다

지금 당신 앞에 차려진 밥상을 보라!

그 밥상이 가족이 둘러앉은 당신 가정의 식탁이든, 친구나 직장인끼리 외식을 하는 음식점 식탁이든, 특별한 날에 회식과 잔치를 벌이는 특급 음식점의 식탁이든, 차려진 밥상의 음식을 자세히 보라! 겉보기에는 맛있고, 영양가 있고, 화려하고, 양질의 재료로 만들어진 음식으로 보이지만 은폐되고, 숨겨지고, 간과되고, 위장된 허위의 장막을 벗겨내면 그 진실이 드러날 것이다.

그 음식의 재료와 그 음식을 조리하는 과정을 하나하나 철저히 파헤치고 뒤집으면 당신은 먹고 싶은 마음이 없어지고 숟가락을 내려놓을 것이다. 콩, 옥수수, 감자 같은 유전자 조작 식품이 원료가 되어 만드는 온갖 식품, 조기 성장 조기 출하를 위한 항생제, 성장촉진제 투여, 방부제를 넣은 생수, 장거리수송과 보관을 위한 살충제, 방부제 살포, 음식점에서 맛을 내기 위한 조미료, 설탕, 소스, 혼합 양념 투여, 공장식 축산 가축의 비참한 환경과 항생제 사료, 잔인한 도축, 마음놓고 먹을 수 있는 것은 내가 텃밭에서 기른 채소다.

이와 같은 사실은 이미 누구나 다 알고 있는 내용이며 새로운 것이 아니다. 그런데 왜 우리는 그것을 인식하고 있으면서도 변화되지 않는 것인가. 당신이 세상을 바꾸는 혁명가가 되라는 것이 아니다. 그저 당신 앞에 차려지는 밥상을 바꾸기만 하여도 그 작은 변화가 당신의 건강과 가족, 사회, 세상을 변화시킨다는 것이다.

인식은 경험된 현상이며 깨달음의 과정이다. 아는 만큼 보이는 것이다. 그러나 알면서도 행하지 않으면 당신의 참된 모습은 어떻게 찾을 것인가. 희망이 보이지 않는다고 하지 않는다면 진실은 어떻게 찾을 것인가. 우선 내 건강을 위해서라도 해야 한다면 밥상을 바꾸어라. "해야 한다는 말은 할 수 있다는 뜻이다."라고 칸트도 말하지 않았는가?

세상을 볼 줄 아는 사람의 눈에는 빛의 한 방울일지라도 태양과 같은 무진장한 풍요를 볼 수 있다. 그러나 관습의 굴레에 매어 있는 사람의 눈에는 그 진실의 빛이 보이지 않을 것이다. 진실을 갈망하지 않는 자들, 그저 관습에 의해 먹고, 자고, 싸고, 벌고, 쓰고, 버리는 무수한 사람 중의 한 사람. 자신이 바라는 바의 진실을 자신을 위해 만들고 그곳에 포근히 잠들 수 있는 자에게는 인생이란 얼마나 지내기 쉬운가? 그러나 그러한 자들은 자신이 만든 포근한 침대에 묻혀 버리고 말 것이다.

남들의 위에 태양의 빛을 널리 퍼지게 하려면 자기 안에 그 빛을 가지고 있어야 한다.

남들의 무지와 관습과 허위를 직시하려면 자기 안에 그 지혜와 빛을 가지고 있어야 한다.

무엇이 우리를 기존의 것들에 집착하게 하는가? 무엇이 우리의 영혼을 영예롭게 하고 삶을 풍족하게 하는 선택을 내리지 못하게 하는 것일까? 건강하고 생동감 넘치고, 매력적이며 창의적일 수 있는데 그 무엇이 우리를 그렇게 하지 못하게 막는 것일까?

새장에 갇혀 있지만 문이 열려 있어서 얼마든지 날아갈 수 있는 새가 그렇게 하지 못하는 것은 무엇 때문 일까? 인간이건 동물이건 간에 그렇게 할 수 없도록 하는 것은 바로 관습이다. 관습을 밥상의 선택에 적용하면 어떤 일이 일어날 것인가? 실제로 관습은 사상이 되고, 문화가 되고, 전통이 되고, 교과서가 되는 놀라운 힘을 가지고 있다. 당신이 건강을 해치는 위험한 밥상을 선택한 것과 그 반대의 사랑의 밥상을 선택하는 것에 의해서 당신과 가족, 사회 그리고 세상과 자연이 어떻게 변화될 것인지 생각해 보아야 할 것이다.

식품오염과 환경파괴, 질병 관계는 대부분의 사람들이 이미 다 알고 있는 사실들이다. 그러나 그 피해가 너무나 심각하고 위험한 것이며, 서서히 생명과 자연을 좀먹고 있다는 것이며 우리들의 관습에 의해 그러한 사실들이 무시되고, 간과되고 있다는 것이다.

세계는 점점 좁아지고 고통을 함께하며, 지금의 세계화는 새로운 천 년의 위험이 세계화되는 것으로 나타난다. 마을 문화와 오지가 사라지고, 도시와 농촌 그리고 동양과 서양의 차이가 사라지고 있으며 세계 전역에서 산업가공식품이 없는 지역을 찾아볼 수가 없다.

햄버거와 콜라, 아이스크림은 티베트 라다크 마을에서 보잉737기 내에까지 비치되어 있으며, 살충제와 항생제, 성장촉진제는 전 세계 여성의 모유에서부터 북극의 흰곰에게까지 공평하게 침투해 있다. 유전자 조작 농산물은 가축사료에서 인간의 밥상까지 올라온 것은 「아! 옛날이여」가요와 함께였다.

정제된 흰 밀가루 음식인 빵, 국수, 라면은 우리 가족 모두 그리고 스님도 국방위원장도 좋아한다. 성장촉진제와 항생제 그리고 살균제가 풍부하게 함유된 삼계탕은 명품화되어 세계인의 식탁에 오르는 수출 길에 오르게 되었다. 후쿠시마 원전폭발로 인한 방사능 오염으로 동태탕을 먹을 수 없게 되었다.

자연식품이 아닌 화학첨가제가 함유된 가공식품이 밥상에 놓이는 것도 문제이지만 서로 성질이 다른 음식이 같이 차려져 있는 것도 심각한 문제다. 그러나 그것을 문제라고 인식하는 사람은 거의 없다는 것이다.

알칼리성 식품인 곡식, 채소와 전혀 성질이 다른 산성 식품인 고기는 같이 먹으면 절대 안 되는 소화 작용의 철칙을 누구도 간과하고 있다. 그리고 식사 후에 먹는 과일은 독이 된다는 것도 생각하지 않고, 그저 먹고 마시고 잘 먹었다고 감사하고 칭찬하는 무지에 빠져있다는 것이다.

곡식, 과일, 채소든 고기든 모든 식품은 생으로 먹어야 그 식품의 영양소, 효소, 생명에너지가 파괴되지 않는데, 수백 년 수천 년의 관습, 잘못된 음식 문화에 의해 불로 익혀서 죽은 시체, 노폐물을 먹는 화식 문화에 의해 결국 기력이 빠지고 병이 들며, 사랑도 행복도 사그라진다.

인간은 근본적으로 치아 구조와 장의 구조가 채식을 하도록 고안되었는데 육식과 잡식을 감행하고 있으며 그로 인해 소화관의 질환에서 시작되어 전신의 질환으로 전이되는 현상이 일어난다.

그러나 육식도 불가피한 경우 살기 위해서는 먹지 않으면 안 된다. 그것도 자연식을 하는 동물의 경우는 그래도 좋으나, 이 시대는 공장식 축산으로 항생제와 성장촉진제로 사육되고 있으며 그 물질이 그대로 인간의 몸에 축적되게 된다.

그런데 이 시대는 고기를 지나치게 많이 먹고 있으며 또한 먹는 재미로 먹는다는 것이다. 생존하기 위해서 먹는 것이어야 하는데 즐기기 위해서, 먹는 재미로 먹는다는 것이다. 섹스란 종족 유지를 위해 필요한 것이지 그것을 즐기기 위해, 재미로 해서는 퇴폐가 되듯이, 먹는 행위도 생존하기 위해 필요한 것이지 그것을 즐기기 위해 먹는 재미로 먹어서도 안 되며, 그래서 요리를 해서도 안 되는 것이다.

식색이 인간의 가장 큰 본성이듯이 식욕과 색욕은 생존을 위한 것이지 그것을 즐기며, 재미로 하게 되면 결국 인간과 사회가 병들고 타락하게 된다는 것을 당신에게 다시 말할 필요가 있겠는가? 섹스란 그 사람을 사랑하고, 그 사람으로부터 사랑받는 행위이며, 음식을 먹는 것 또한 그 음식을 사랑하고, 그 음식으로부터 사랑받는 행위이다.

지금 대다수 사람에게 알리지도, 동의도 받지 않은 채 슈퍼마켓 선반의 3분의 2를 유전자 조작 식품이 차지하고 있다면 당신은 어떻게 할 것인가? 미국에 있는 빵, 과자 제품에서 500종이 발암물질이 들어있다는 것으로 조사되었다고 2014년 3월 1일 조선의 TV뉴스 보도를 들었다면 당신은 어떤 생각을 할 것인가? 미국이 그런 실정이라면 세계가 그렇다는 것이며, 지금 당신 앞에 차려진 밥상도 그렇다는 것이다. 그리고 그 무엇보다도 중요한 것은 지금 당신 앞에 차려진 밥상을 어떻게 보고 있느냐이다. 당신의 밥상을 사랑, 감사, 기쁨으로 바라보고 있는가?

화학첨가제는 밥상에 숟가락과 함께 오른다

이제 너무도 자연스럽게 식품의 화학첨가제는 밥상에 숟가락이 놓이듯이 그렇게 함께 오른다. 이미 일상이 되고 보편화되어 있어서 사람들은 화학첨가제에 입맛이 길들여져 버렸다.

다시 한 번 가공식품의 화학첨가제가 얼마나 다양하게 사용되고 있는지,

그 효과가 어떻게 나타나는지 공부를 해야 그 참모습을 찾아볼 수 있을 것이다. 가공식품은 인공적으로 가공 처리되어 보존, 유통되므로 보존 기한을 늘리거나 색깔, 맛, 모양을 좋게 하기 위하여 화학물질인 식품첨가제를 사용한다.

보존제	세균의 성질을 억제하여 식물의 부패나 변질을 방지한다.	간, 신장, 심장, 위장, 췌장 등에 악영향, 발암성
살균제	식품을 살균, 세균서식과 부패를 방지한다.	피부염, 알레르기 질환, 고환위축, 유전자파괴, 발암성
산화방지제	산소에 의한 지방이나 탄수화물 식품의 변질을 방지한다.	발암성
착색제	식품의 색을 입히고 보기 좋게 한다.	간, 혈액, 신장장애, 뇌장애, 기관지장애, 발암성
발색제	식품의 색을 선명하게 한다.	간암, 빈혈, 구토, 발한, 호흡기능저하, 의식불명, 발암성
탈색제	식품의 색을 하얗게 만든다.	기관지염, 천식, 신경염, 위점막 자극, 순환기장애, 발암성
감미료	설탕의 수백 배 효과로 단맛을 낸다.	소화기장애, 신장장애, 발암성
팽창제	빵이나 과자를 부풀게 한다.	카드뮴, 납 등 중금속 중독, 발암성
안정제	고체와 액체가 분리되지 않도록 결합한다.	중금속배출방해, 발암성
화학조미료	식품의 맛을 인공적으로 강화시킨다.	뇌혈관, 성장호르몬, 생식기능, 갑상선 장애, 발암성

가공식품의 수요가 도시문명화로 인해 폭발적으로 늘었고 종류가 다양해지면서 식품첨가제가 엄청나게 사용되고 있으나 그 안정성이 규명된 것이 거의 없으며 위험의 범위가 광범위하게 확대되는 심각한 문제가 있다.

현재 조선에서도 화학합성물 400여 종, 천연첨가물 200여 종, 혼합제제 100여 종 등 모두 700여 종에 달하는 식품첨가물이 사용되고 있으며 다음의 구체적인 모습을 보면 그들을 밥상에 올린다는 것은 폐 엔진오일을 밥상에 올린다는 것이 될 것이다.

이러한 다양한 식품첨가물이 당신의 밥상에 올라있다면 그리고 그것이 누적되면 육체적 질환은 물론 정신적 질환도 동등하게 일어날 것이다.

슈퍼마켓에서 물건을 고를 때는 식품성분표, 원재료, 생산지 등을 꼭 확인하고 골라야 한다. 식품제조업체가 포도당과 같은 재료를 다른 회사에서 구입하여 사용할 경우, 이 포도당에 이산화황 같은 식품 첨가물이 들어 있어도 이 재료를 사용하는 업체는 그 사실을 인정할 필요가 없으니 그저 포도당 시럽이라고만 표시한다.

아황산염은 식품의 저장성을 높이기 위해서 첨가하는 황화합물이며 독일에서는 상표에 표기하지 않지만 거의 모든 종류의 포도주에는 아황산염이 들어있다. 다양한 황화합물이 감자튀김이나 감자칩이 갈색으로 변색되는 현상을 막기 위한 수단으로 이용되고 있으며 아황산염은 복통과 두통, 메스꺼움, 천식의 원인이 된다.

무가당이라는 표시도 사실은 설탕이 첨가되어 있지만 식품성분표시에 설탕을 표시하는데 필요한 법적인 한계치보다 적게 사용했다는 뜻이다. 과일주스의 경우 제조업체는 음료수량의 4%까지 설탕을 첨가하고도 식품성분표는 그 사실을 표시하지 않을 수 있다.

조미료나 소금 등 다른 첨가물도 무첨가 라고 되어있지만 사실은 표시를 하지 않고도 법적으로 사용할 수 있는 만큼 사용했다는 뜻이다. 또한 그 식품제조업체는 그런 성분을 첨가하지 않았지만 제품을 만들기 위해 구입한 재료에는 그런 성분이 있을 수 있다.

무인공향료 표시는 그 식품에 자연향료가 들어 있다고 생각하기 쉽지만 사실은 자연에서 추출된 향료이지만 가공되어 자연적인 상태의 향료가 아닌 것이다. 모든 화장품과 비누 등이 바로 그러한 상태로서 자연에서 추출되었을지라도 이미 가공되고 인공 화학 첨가제가 들어있어 자연물질이 아닌 것이다.

슈퍼마켓에서 카트를 밀고 다니면서 그런 식으로 고른다면 집어넣을 수 있는 식품이 보이지 않을 것이다. 그렇다고 밀차를 버리고 카드만 쥐고 빈손으로 나올 수는 없다. 그렇다. 진정으로 당신이 육체적인 건강은 물론 정신적인 건강을 원한다면 기수를 곡식, 과일, 채소 코너로 돌려라!

농약이 문제되지만 수입품이 아닌 국내산이면 그 정도는 걱정하지 않아도 된다. 재배 시에 햇빛, 바람, 비로 씻어지고 자체에 분해물질이 있으며 우리 몸 안에서도 분해, 배출할 수 있는 능력도 있기 때문이다.

진정으로 당신이 육체적인 건강과 정신적인 건강을 찾고 싶다면 공장에서 제조되는 가공식품을 버리고 논과 밭에서 바로 가져오는 자연식품을 당신의 밥상에 올려라. 거기에는 햇빛과 바람, 대지의 기운이 담겨있으며 그러면 당신의 영혼도 바람처럼 자유로워지리라.

누구나 다 그렇듯이 아이스크림의 감미로움에 빠져들고 만다

누구나 다 그렇듯이 그녀 역시 정열에 사로잡히는 순간에는 어리석고, 아마 불성실한 언행을 할지도 모른다는 것을, 더 이상의 것을 할지도 모른다는 것을 누가 알랴?

그렇다. 누구나 다 그렇듯이 그녀 역시 아이스크림의 감미로움에 빠지는 순간에는 피부와 건강을 생각하기보다는 슈거블루스 춤을 추게 될지도 모른다는 것을, 그리고 누가 알랴? 장이 굳어져서 절개해야 될지도 모른다는 것을.

사랑이란 고통스러운 경우에 빠져가는 것을 느낄 때 더욱더 강렬해지는 것이다. 그렇다. 아이스크림을 먹어서는 안 된다는 생각에 빠져가는 것을 느낄 때 그 유혹이 더욱더 강렬해지는 것이다.

인간이란 힘차게 사는 때는 무엇 때문에 사는가를 묻지 않는다. 살기 위해서 산다. 산다는 것은 멋들어진 것이기에!

그렇다. 인간이란 아이스크림이 입안에서 녹아드는 때는 무엇 때문에 먹는지를 묻지 않는다. 맛있기 때문에 먹는다. 그것이 입안에서 녹는 순간에는 너무나 감미로운 것이기에!

어느 여름날 한 여대생이 선생님 책을 읽었으며 한 달간 단식을 하겠다고 찾아왔다. 몇 년 동안 아이스크림을 하루에 20개씩 먹었다고 한다. 변비가 심해서 세 달에 한 번이나 화장실에 가고 있으며 검사해보니 장이 돌같이 굳어져서 모두 절개하고 잘라내야 한다는 것이다. 그리고 하룻밤을 자고 나더니 못하겠다고 떠나갔다.

어느 봄날 한 여대생이 부모의 권유로 찾아왔다. 아토피성 피부병으로 얼굴의 피부가 심각하여 치료를 받아도 좋아지지 않아 여기에 왔다. 몇 달 동안 야식으로 치킨, 피자, 빵, 음료수 등을 먹고 나서 이렇게 되었다고 한다. 한 달간 과일 단식을 하고 나니 깨끗하고 아름다운 모습의 얼굴이 되어 웃으며 떠나갔다.

어느 가을날 한 여대생이 얼굴 안쪽에 종양이 생겨 수술을 하면 얼굴이 일그러지며 치료가 어렵다고 부모와 찾아와서 단식을 하도록 했다. 파리바게뜨에서 오래 일하였으며 그 빵을 주식으로 하였다고 한다. 얼마 지나자 집에 가서 해야겠다며 떠난 뒤에는 소식이 없다.

어느 겨울날 한 여대생이 똑같이 얼굴 안쪽에 종양이 생겨서 어떤 치료를 해도 안 되어 찾아왔다. 똑같이 파리바게뜨에서 오래 일하였으며 그 빵을 많이 먹었다고 한다. 단식을 하지 못하고 병원에 다니다가 몇 달 후에 천국으로 가셨다고 한다. 이 모든 것은 논픽션이다.

남녀노소 누구나 좋아하는 아이스크림은 가히 환상적인 식품첨가물 덩어리라고 할 수 있다. 그러나 술 좋아하는 사람은 먹지 않는다. 예외는 항상 있다. 아이스크림에는 먼저 물과 기름처럼 섞이기 힘든 성질의 재료를 서로 혼합시켜주는 글리세린, 지방산, 에스텔 등의 유화제가 있다.

유화제는 발암물질을 비롯한 위험한 화학물질 흡수를 촉진하는 작용을 한다. 쥐를 대상으로 실험한 결과 신석회증 발병이 보고되었으며, 기형 발생을 촉진하는 성질의 의혹이 있었다.

유화제는 마가린, 쇼트닝, 아이스크림, 샐러드 드레싱에서 기름과 물이 혼합물을 이루듯, 어떤 액체가 다른 액체에 부유하도록 하는 각종 화학첨가물이다. 물과 기름이 분리되지 않도록 하기 위한 안정제도 유화제와 마찬가지로 위험한 화학물질의 흡수를 돕는다.

인산 등의 품질개량제의 문제는 이미 널리 알려져 있으며 과다한 인산은 몸 안의 칼슘을 체외로 빼내는 작용을 한다. 이것은 쥐 실험에서 쥐의 두개골을 심각하게 약해지게 하였다. 이외에도 아이스크림에는 알레르기의 원인이라고 추정되는 착향료와 각종 인공감미료, 착색제가 들어있으며 이들은 모두 발암성의 문제를 가지고 있다.

바닐라 향에는 벼룩과 이를 죽이는 살충제 성분이 들어 있다. 이렇게 다양한 식품첨가물은 빵, 과자, 케이크, 국수, 라면, 햄, 소세지, 베이컨, 런천미트, 게맛살, 요구르트, 육가공품, 어육연제품, 아이스크림, 청량음료, 캔 제품, 주스, 당면, 식용유 등 슈퍼마켓에서 팔고 있는 곡식, 과일, 채소, 생선 등 일부 품목을 제외한 전 제품에 들어있으며, 또한 은폐되어 있으므로 소비자가 여기에 대한 지식과 의식이 있어야만이 식품첨가물이라는 지뢰밭을 피해 갈 수 있을 것이다.

닭은 항생제와 성장촉진제로 삶을 이어간다

여름이 되면 복날에 보양식이라고 삼계탕을 먹는다. 가장은 아내와 아이들을 데리고 소문난 한방 삼계탕 집으로 차를 돌리며 가장의 본분을 찾은 것 같아 가슴 뿌듯해진다. 주부는 아이들과 남편의 건강을 위해 마트에서 유명 닭 공장의 닭을 사고 거기에 인삼, 찹쌀, 밤, 대추 등을 넣고 끓여 밥상에 올리면서 현모양처가 된 기분을 느낀다.

아내와 아이들을 위해서 한번 쏜 것뿐인데, 남편과 아이들의 건강을 위해서 수고하고 애쓴 보람도 없이 결국 항생제, 살균제, 성장촉진제 탕을 잘 먹고 오게 된 것을 누가 알겠는가?

세상의 어느 병아리도 따뜻한 어미닭의 품에서 나오지 않는다. 예외는 항상 있다. 부화장의 병아리 부화기계에서 생산되며, 나오자마자 감별사들이 암컷만 골라내고 수컷은 통속에 던져서 질식사시킨다. 이제 막 깨어난 수평아리들은 살아보지도 못하고 죽어버린다.

그렇지만 그들이 어찌 보면 운이 좋은 것이다. 삶이 허용된 암평아리들에게는 그 뒤의 삶이 진짜 악몽이기 때문이다. 암평아리들은 하루가 지나면 발톱을 빼고 부리의 일부를 잘라낸다. 밀집된 고층 철망 안에 갇혀있어 발톱이 자라나게 되면 철망에 엉키므로 먹이를 먹을 수 없게 되어 미리 발톱을 빼어버리고, 갇힌 비좁은 철망 안에서 사는 닭들이 미치게 되어 서로 물어뜯는 것을 막기 위해 부리를 잘라버린다.

통닭으로 팔리는 닭들에게는 인공 조명을 조작하는 방법이 시행된다. 처음 2주 동안은 24시간 내내 잠을 못 자게 밝은 빛 아래 놓인 다음 조명을 조금 낮추고 두 시간마다 켰다 껐다를 반복한다. 그렇게 비육을 시켜 키워

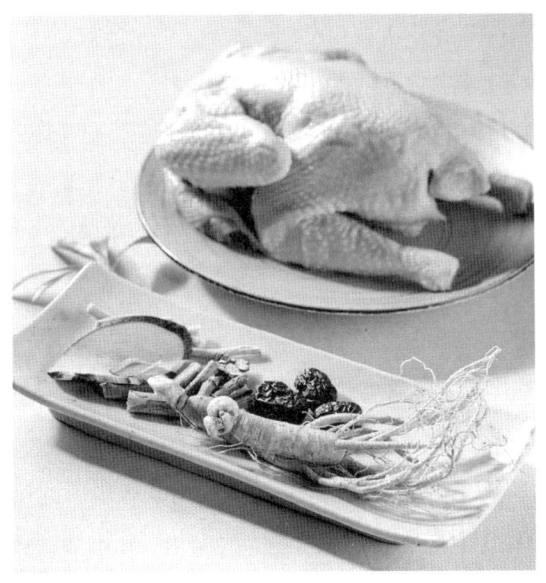

서 모든 사람이 좋아하는 양념 넣고 튀기는 통닭으로 팔린다.

알 낳는 닭들은 모이 먹는 시간을 빼고는 칠흑 같은 어둠 속에서 자라며 알 낳을 시기가 되면 눈부신 조명을 하루 17시간씩 비춘다. 알 낳는 속도가 느려지면 강제 털갈이를 시키며 산란 능력이 떨어지면 폐계로 판다. 길가의 트럭에서 구워서 파는 닭들이 그런 닭이다.

모든 닭들은 태어나는 순간부터 죽는 날까지 항생제가 섞인 모이를 먹으며 성장촉진제인 에스트로겐이라는 합성 여성 호르몬을 먹여서 4주가 되면 치킨용으로 팔리게 된다. 양계장의 닭은 90% 이상이 레우코시스라는 닭암에 걸려 있으며 닭고기와 노른자가 건강해 보이는 노란색을 띠도록 황색 염료가 첨가된다.

아침에 현명한 주부는 버터 바른 토스트와 계란프라이, 우유를 식탁에 차린다. 출근길을 서두르는 남편과 늦게 일어나는 아이들은 항생제, 성장촉진제, 살충제, 신경안정제가 풍부하게 함유된 식품을 먹고 나서 양치질을 하고 주부의 배웅을 받으며 문을 나선다.

유명 피서지인 하와이에서 남자들이 밤에 섹스가 안 되는 현상이 많은 사람들에게 일어나 조사해본 결과, 원인은 그 피서지의 가장 인기 있는 음식인 치킨에 들어있는 성장촉진제인 여성호르몬이 결국 정력을 떨어뜨리게 된 것이었다.

농작물 중에서 농약을 가장 많이 치는 작물이 인삼이다. 차광막을 치고 음지에서 자라므로 살균제 등을 거의 매일 치다시피 한다. 햇빛, 바람, 비로 씻겨 내려가지도 않으며 일 년에 한 번씩 땅도 갈아주지 않는다. 5년근 인삼은 5년간 농약이 축적된 것이다. 닭과 인삼으로 만든 삼계탕이 사실은 농약탕이라고 한다면 당신은 지나친 신경과민이라고 할 것인가?

당신의 남편이 정력이 너무 좋아 바람피울 염려가 있다고 생각되면 닭고기나 장어구이를 매일 먹이거나, 매일 계란 세 개씩을 먹여 보아라. 그러면 그 안에 숨어있는 에스트로겐이라는 합성여성호르몬이 남편의 정력을 효과적으로 저하시키게 될 것이다. 아이들이 가장 좋아하는 치킨의 덕분으로 성장이 빨라지고 초경도 빨라지는 것을 좋아할 것인가? 동성연애자가 많아지는 것도 여성호르몬이 함유된 육식문화의 영향이며 그래서 남성이 여성화되는 것이다.

돼지고기는 삼겹살, 소주 문화가 되었다

오랜만에 친구를 만나거나 기분을 풀려면 으레 삼겹살에 소주를 걸치는 것이 이 시대 조선 사람들의 대중문화다. 가정의 밥상에서도 아이들은 상추가 나오면 당연히 삼겹살도 나올 줄 안다. 상추에 밥과 된장을 올려 상추쌈을 먹던 밥 문화가 이제 "위하여" 복창 소리와 함께 소주잔을 기울이고 상추에 삼겹살, 마늘, 된장을 올리는 고기 문화로 바뀌었다.

누구를 "위하여" 종은 울리는가? 누구를 "위하여" 술을 마시는가? 고등학교 때 술을 마시거나 담배를 피우면 불량 학생으로 찍히고 심하면 퇴학을 당했다. 성인이 되면 술을 마셔도 되는 면죄부를 어디에서 발행하는가? 어른에게는 술이 좋은 음식으로 바뀌는 화학 변화가 일어나는가?

성인도 술을 마시거나 담배 피우면 불량한 사람으로 찍히고 심하면 가정과 사회에서 퇴학을 시켜야 한다고 하면 당신은 화를 낼 것인가. 무시할 것인가.

돼지 같은 놈이라고 남을 멸시하는, 돼지고기를 먹는 사람은 결국 돼지 같이 되는 것은 당연한 일일지도 모른다. 돼지고기의 단백질이 소화되면 아미노산으로 분해되고 그 아미노산은 간에서 내 몸에 필요한 단백질로 합성하여 신체에 보내지고 신체의 부분이 된다.

그런데 그것을 소량으로 가끔 먹는다면 인체는 그 기운을 소멸시킬 수 있어 문제가 일어나지 않지만 자주 많이 먹게 되면 돼지의 오오라가 그 사람의 오오라와 중첩되며 영향을 미친다.

오오라는 모든 생명체가 가지고 있는 저마다 다른 고유의 기운이며 개성이라고 할 수 있다. 돼지의 개성이 인간의 개성에 중첩된다는 것이다. 임산부에게 이상한 음식, 나쁜 음식을 먹지 못하게 하고 좋은 환경에서 좋은 음악을 듣게 하는 것이 태교의 중요성이지 않은가?

그러나 사실은 돼지가 개보다 아이큐가 높은 동물이며 지저분하다고 지칭되는 돼지는 깨끗한 것을 아주 좋아하며, 친근하고 사교적이며 장난치기를 좋아한다는 것이다. 돼지는 말이나 소나 양처럼 의심이 많거나, 겁쟁이거나, 복종하는 동물이 아니고 거위처럼 적의를 드러내지도 않으며, 고양이처럼 생색내지도 않고, 개처럼 알랑거리며 아첨을 떨지 않는다.

돼지가 진흙 속에서 뒹굴기를 좋아하는 것은 파리가 들끓는 여름이면 진흙을 이용하여 몸을 식히고 파리가 달려드는 것을 막기 위해서다. 돼지는 원기왕성하게 삶을 즐기고 그 늠름하고 착한 천성을 발휘하면서 자신을 즐기는 것이 그들의 방식인 것이다.

오늘날의 돼지공장은 돼지의 배설물로 인한 암모니아, 메탄, 황화수소 등의 유독가스의 악취가 뿜어 나오는 곳이며, 그 유독가스로 폐렴에 걸리게 되어 테트라 사이클린을 먹여야만 한다. 캔이나 플라스틱의 고급스럽고 멋진 포장 속에 들어있는 베이컨이나 햄은 악취 나는 축사에서 항생제, 성장촉진제, 살충제 등이 섞인 사료를 먹으며 만들어진 고기인 것이다. 씨암돼지는 1년에 여섯 마리를 낳게 되지만 현대식 양돈업은 암돼지에게 프로게스틱 (황체호르몬)이나 스테로이드를 주입하여 1년에 몇십 마리를 낳게 하고 출산 후 두 시간 만에 인공수정을 하여 새끼를 배게하는 생산기계로 만든다. 오늘날 돼지의 90% 이상이 도살 시점에서 폐렴에 걸려있다는 것이다.

삼겹살과 소주로 자신의 정의와 이성을 스스로 마비시키는 것이, 의식의 저하를 가져오는 것이 영적인 인간이 할 수 있는 일이라고는 생각하지 않을 것이다. 애들이 먹어서는 안 되는 음식을 어른이 되면 먹어도 되는 음식은 어디에서 찾을 것인가? 애들이 해서는 안 되는 일을 어른이 되면 해도 된다는 일은 어느 서적에서 찾을 수 있을 것인가?

자신에게 스스로 자해행위를 하는 동물은 인간뿐이다. 지구상에서 인간만이 유일한 것은 만물의 영장이라서 그런 것일까? 당신은 사랑으로서 그것을 했는가? 그 동기는 사랑이었는가?

소고기가 인간과 자연을 병들게 하고 있다

모든 것은 변한다. "처음엔 타는 듯이 붉었으나 얼마 가지 않아 초췌해지니, 사람도 마찬가지다." 연꽃을 작별선물로 주니 여인이 하는 말이 그러하다. 영원한 사랑은 없다. 사랑은 변하기 때문에 아름답고 슬프고 가치가 있다. 그러나 변해서는 안 될 것도 변하기 때문에 무서운 일이 일어나고 있다.

곡식과 채소를 먹는 숟가락, 젓가락의 채식문화가 고기를 찌르고 자르는 창과 칼(포크와 나이프)의 육식문화로 변하는 것이다. 백인사회의 문화가 세계화되면서 소고기를 먹어야 삶의 질이 향상되고, 포크와 나이프를 써야 자존감을 느끼게 되는 소고기 문화로 변한다는 것이다.

오늘날 지구상에 존재하는 소의 수는 15억 마리로 추산된다. 소의 사육면적은 전 세계 토지의 거의 30%를 육박하고 있으며, 그들은 수억 명을 넉넉

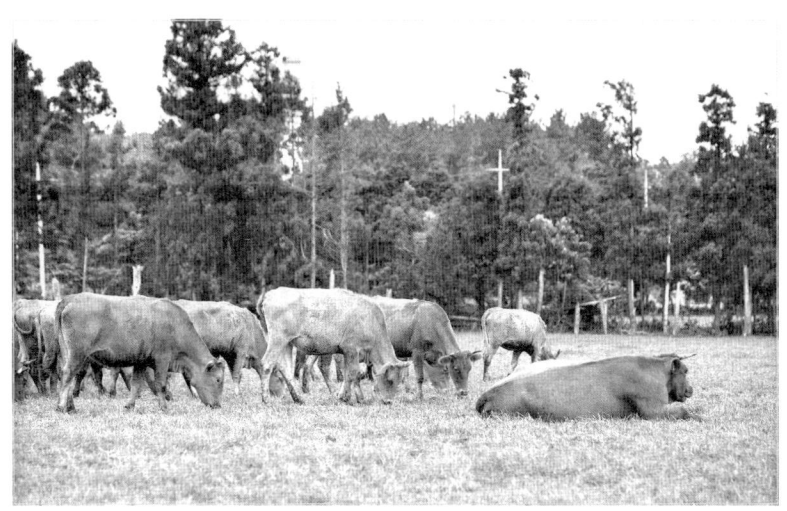

히 먹여 살릴 만한 곡식을 먹어치우고 있다. 갈수록 증가하는 소 떼들로 지구의 생태계에 혼란을 가져오고 6대륙의 거주지들을 황폐화시키고 있다.

그 무엇보다 소의 증가는 현재 남아있는 열대우림을 파괴하는 주요한 요인이 되고 있다. 중앙, 남아메리카의 수백만 에이커에 달하는 고대 열대우림 지역이 소 방목용 목초지로 개간되고 있다. 또한 소 방목은 사하라 이남 및 미국과 오스트레일리아 남부 목장지대에서 활발히 진행되고 있는 사막화의 주된 요인이다.

반 건조지역과 건조지역에서의 과잉 목축으로 인해 4대륙에는 메마른 불모지가 생겨나고 있다. 사육장에서 흘러나온 축산 폐기물이 지하수 오염의 주요 원인이 되고 있으며, 소는 지구온난화의 주범이기도 하다. 소가 내뿜는 메탄은 지구온난화를 초래하는 잠재적인 가스로 대기에서 열기가 빠져나가는 것을 차단하는 역할을 한다.

축우를 포함하여 여타 가축들은 미국에서 생산되는 모든 곡물의 70%를 소비한다. 지구상에서 생산되는 전체 곡식의 1/3을 축우와 다른 가축들이 먹어치우고 있는 반면 수없이 많은 사람들이 기아와 영양실조에 허덕이고 있다. 개발도상국의 농토가 생계용 양식곡물 생산에서 상업용 사료곡물 생산으로 전용됨에 따라 수많은 농부들은 대대로 물려받은 조상의 땅으로부터 쫓겨나고 있다.

일부 인간들은 기아에 시달리고 있지만 소와 다른 가축들은 실컷 곡물을 먹고 있다. 이런 이유로 개발도상국들에서는 격렬한 정치적 분쟁이, 북반구의 산업화된 국가들과 남반구의 가난한 국가들 사이에서는 정치적 적대감이 움트고 있다.

수천만 명의 인간들이 곡식이 부족해 기아에 시달리는 와중에도 공업선진국에서는 사료로 사육된 육류, 특히 소고기 과잉 섭취로 인해 생긴 질병으로 그보다 더 많은 사람들이 목숨을 잃어가고 있다. 미국인, 유럽인, 일본인 그리고 서서히 조선인들도 곡물로 사육된 소고기를 탐식하고 있으며 그 때문에 "풍요의 질병" 즉 심장발작, 암, 당뇨병 등에 걸려 죽어가고 있다.

육류와 유제품, 달걀 생산에 미국 내 모든 용도에 사용된 원자재 총량의 1/3이 소비된다. 반대로 곡물과 채소, 과일류의 재배에는 육류 생산에 소요되는 원자재의 5% 미만이 소비된다. 미국인 전체가 수질오염에 기여한 것의 10배 이상이 가축생산을 위한 동물배설물로 인한 것이며 육류산업 한 가지가 전국의 나머지 산업 전체가 생산해내는 유독성 유기배설물 오염의 3배 이상을 차지한다.

1마리의 소는 16명의 사람이 만드는 만큼의 배설물을 생산한다. 소 2만 마리를 사육하는 사육장은 인구 32만 명의 도시가 안고 있는 문제와 같은 문제를 갖게 된다. 453그램의 고기를 생산하기 위해 평균 9,450리터의 물을 쓰고 있으며 이것은 일반 가정에서의 한 달 동안의 가사 관련 일 전부를 하는 데 소요되는 양과 같다.

한 명의 육식가가 필요로 하는 하루치 식량을 생산하는 물의 양은 15,000리터 이상이며 유란 채식가는 4,500리터, 완전 채식가는 1,100리터가 소요된다. 고기 1파운드를 생산하기 위해서는 밀 1파운드 생산 시보다 물이 100배 이상이 들고, 쌀은 파운드당 고기가 필요로 하는 물의 1/10 정도만 소요된다.

전 세계 생물종이 한 해에 1,000종이 사라지고 이들 대부분이 열대우림 파괴로 인한 그들의 서식지 파괴 때문이다. 육식을 완전 채식으로 식습관을 바꾸게 되면 매년 1인당 약 1,224평 면적의 나무를 절약할 수 있다. 돼지나 닭은 제외하고 소 하나의 경우 지구 인구 전체의 1.5배에 달하는 87억의 사람들이 필요로 하는 열량에 상당하는 식량을 소비한다.

약 1,224평(1에이커)의 땅에서 약 91톤의 감자를 키울 수 있으나 소를 키우면 75kg의 소고기밖에는 생산해내지 못한다. 미국의 가축은 미국 인구 전체를 먹여살릴 수 있는 양의 5배나 되는 곡물과 콩을 소비하고 있으며 경작하는 옥수수의 80% 이상과 귀리의 95% 이상을 동물 사육에 사용한다.

육식가 한 사람에게 1년간 육류식품을 공급하기 위해서는 약 4,000평의 땅이 필요하나 유란 채식가는 약 600평, 완전 채식가는 200평만이 필요할 뿐이다. 과테말라 어린이들의 25% 이상이 영양실조로 4세 이전에 사망한다. 과테말라는 해마다 미국으로 18,000톤의 고기를 수출한다.

미국의 공장식 사육장에서 사육되는 가축들은 세계 어획량의 절반을 소비하며, 이는 유럽 전 인구가 소비하는 것보다 더 많은 어류를 미국 가축이 소비한다는 것이다.

가장 포악한 것은 빈궁이나 질병이 아니다. 인간 상호 간의 잔혹성이며 또 하나는 인간이 자연 동식물에 가하는 잔혹성이다. 소고기를 즐기기 위해 엄청난 곡물을 소비시키며, 자연과 환경을 파괴하는 일은 중단되어야 한다. 식도락은 색도락과 동질의 것이며 그것은 인간을 천하게 만든다. 식욕의 방종은 육체를 쇠약하게 하고 지각 세포를 파괴하며 영원한 사물에 대한 감각과 분별력을 상실케 한다.

열대 우림이 햄버거로 바뀌고 있다

서부 아마존 열대 우림 지역에 사는 브라질 농부들의 집과 땅을 지키기 위해 투쟁한 노조 지도자 치코 멘데스는 목축업자들이 쉽게 열대림으로 가게 하는 도로 건설을 막았기 때문에 그에게 반감을 품은 목축업자들에게 잔인하게 살해당했다.

열대 우림은 지구의 소중한 자연자원 중에서도 특히 더 소중한 것이다. 세계 식물종의 80% 이상을 보유하고 있을 뿐 아니라 세계 산소량의 상당부분을 담당하기 때문이다. 지구상에 존재하는 생물의 절반 정도가 습한 열대 우림 지역에 살고 있으며 세상에서 가장 고유한 인종의 집이다. 하지만 그토록 아름답고 중요한 열대 우림이 1초마다 미식축구장 크기만 한 지역이 사라지고 있다.

그 무엇이 열대 우림을 파괴한단 말인가? 라틴아메리카 열대 우림 파괴의 주범은 가축사육이다. 열대 우림이 햄버거로 바뀌고 있다. 열대 우림을 밀어버린 초지에서 사육한 소고기는 햄버거나 소고기 가공품으로 사용한다. 미국으로 수입된 열대 우림 지대에서 사육한 소고기는 더 기름기가 많은 국내산 고기와 섞인 다음 패스트푸드 체인점이나 햄버거, 핫도그, 런천미트, 칠리, 스튜, 냉동도시락, 애완용먹이를 만드는 회사로 간다.

자동차를 하루 동안 몰 때 배출되는, 지구온난화의 원인이 되는 탄소의 양은 3kg이다. 햄버거 하나에 들어가는 소고기를 생산하기 위해 열대 우림 지역을 벌목하거나 불로 태울 때 배출되는 탄소의 양은 75kg이다. 식물위주 식단으로의 문화적인 전환이야말로 남아있는 숲을 보호하는 가장 근본적인 단계라는 것을 우리 모두가 인식해야만 한다.

심장병, 암, 동맥경화, 골다공증, 당뇨병 등을 비롯한 만성질환 대다수가 고기와 생선, 우유, 계란, 치즈에 의해 발생하고 있다는 것은 상식이다. 광우병에 감염된 소고기를 먹으면 변형질환(CJD)을 일으킬 가능성이 높고, 이 질환은 사람의 뇌에 스폰지 구멍을 내면서 사망하게 하는 치명적인 불치병이라는 것도 이제 상식이다.

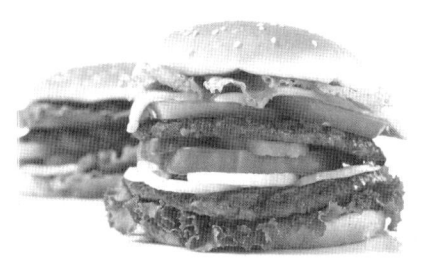

광우병에 오염된 소고기를 한 조각 먹은 사람은 그것을 전혀 알아차리지 못한다. 그는 즉시 병에 걸리지 않으며 병에 걸린다 해도 수년이 지난 후의 일이다.

미국 전체에서 수집된 모유 100%에서 DDT가 발견되고, 사람들이 섭취하는 DDT양의 95% 이상이 유제품과 육류제품에서 기인한다. 육류는 식물성 식품보다 살충제를 약 14배 더 포함하고 있고, 유제품은 6배만큼 더 많이 가지고 있다. 중남미 국가들은 미국에서 사용 허가된 것보다 훨씬 농축된 살충제를 사용하므로 커피, 설탕, 차, 바나나, 햄버거 같은 수입농산물의 섭취를 중단해야 한다.

햄버거는 빵과 채소, 소고기와 치즈로 만들어진다. 우리 몸의 소화기관에서는 알칼리성 식품인 빵과 채소, 산성식품인 고기와 치즈는 같이 소화시킬 수 있는 구조가 아니다. 그것을 동시에 먹는다는 것은 불완전 소화를 일으키며 독소를 발생시키며 결국 모든 병의 원인이 된다. 산성 식품과 알칼리성 식품을 동시에 먹는 것은 인간의 소화기관에서 치명적인 문제를 일으킨다는 것을 명심해야만 한다.

햄버거와 피자는 콜라와 친구다. 빵, 고기, 치즈, 채소로 만들어진 느끼한 음식은 강산성의 콜라를 마셔야 입안이 씻어지며 더 먹게 자극한다. 중년 여성에게 친구였던 골다공증이 어린이와 젊은이들에게까지 다가오는 것은 뼈에서 칼슘을 녹여내는 콜라가 원인이다.

콜라 속의 인산이 뼈에서 칼슘을 녹여내기 때문에 뼈가 부식된다. 햄버거와 코카콜라는 지구상에서 미국식 생활 문화의 승리를 상징한다. 코카콜라라는 검은색 탄산음료는 세계적으로 사랑받는 미국의 문화재다. 검은색의 악령인 콜라는 유용한 화장실 청소제로 추천할 수 있다. 변기나 세면기에 넣고 잠시 뒤에 헹구면 반짝반짝 윤기가 돌면서 깨끗해진다.

햄버거라는 음식은 인간의 소화기관에 존재해서도 안 되고 지구라는 행성에서도 존재해서는 안 된다. "존재하는 것은 다 좋은 것이다."라는 말은 자연계에서 적용이 되는 것이지 햄버거나 콜라에도 적용될 수 있는 것은 아닐 것이다. 햄버거는 수많은 생물들이 살던 열대 우림이다. 열대 우림이 햄버거로 바뀌고 있다. 당신은 관중석에서 지켜보기만 할 것인가?

식품 속의 호르몬이 유방암을 일으키고 정자 수를 감소시킨다

아마 누구라도 자신의 밥상에서 화학물질을 섭취하고 싶은 사람은 없을 것이다. 그러나 자신도 모르게 먹게 되는 식품 속의 호르몬이 여성의 유방암을 일으키게 하고, 남성의 정자 수를 감소시키는 비극이 일어난다고 한다면 우리는 어떠한 지혜를 가지고 있어야 하는 것일까? 자신의 건강과 삶을 지키고 싶다면 항상 깨어있어야 한다. 무엇이 진실이고 무엇이 거짓인지 정확하게 그 실상을 알아야만 속지 않고 자신을 지킬 수 있는 것이다.

식품 법규나 유해물질 규제, 잔류물질 검사도 현재까지는 농업과 식품 생산에 있어서 직접적인 독성물질 투여를 규제한다. 그러나 신체기능에 심각한 영향을 가져오는 원인으로 의심되는 화학물질들이 경작지의 농약, 포장재의 첨가제, 축사의 사료첨가제 등으로 사용된다. 그러한 많은 양의 물질들이 사람들에게 어떤 작용을 하는지는 아무도 모른다.

심각한 후유증을 일으킬 수도 있다고 우려하는 많은 화학물질이 사용됨으로써 인류는 이 지구상에서 임상실험의 대상이 되고 있는지도 모른다. 기형과 생식기능 장애는 그에 대한 최초의 의미심장한 간접 증거이다. 살충제와 합성화학물질이 인간의 신체에서 호르몬 작용을 한다는 것이다.

소녀의 몸에서 여성의 상징인 볼록한 가슴과 거웃이 처음 나타나기 시작한 시기는 너무 일렀다. 그 아이는 단지 세 살이었다. 3세 된 여자아이의 1%와 소녀의 14%가 육체적 성숙의 조기 징후를 나타내었다는 보고다. 조숙은 그들이 성인이 되었을 때 그들의 건강을 위협한다. 사춘기가 빠르면 빠를수록 유방암에 걸릴 위험이 높아진다.

브래지어 생산업자들이 먼저 변화를 감지했다. 왜냐하면 어린 여자들이 점점 더 큰 가슴컵을 필요로 했기 때문이다. 이러한 현상은 점점 더 많은 사람이 자신도 모르게 섭취하는 호르몬과 밀접한 관계가 있다. 아직 그 기능이 완전히 밝혀지지 않은 호르몬 영향물질은 생선상자, 비닐팩, 딸기 속의 잔류 농약 물질, 샐러드, 육류 등 도처에 존재한다.

이러한 물질은 인간의 생식기에 작용하여 형태, 크기 특히 기능에 영향을 미친다. 남성의 성기가 점점 작아지고 있으며 이것은 남성의 세계를 뿌리째 흔든다. 남성 성기의 기형 비율이 높아지고 정자의 질과 수가 지난 30년 사이에 세계적으로 50%를 상실했다. 과거에는 정액 1㎖당 1억 4천만 마리였으나 그 사이에 7,000만 마리 이하로 감소한 것이었다.

이러한 수수께끼 같은 현상을 빠르고 명확하게 밝히기에는 개인적인 생활습관이 너무 복잡하고 사회는 매우 역동적이며 불투명하다. 인간의 호르몬이 지배되고 있는 것이다. 기업적인 식량생산으로 야기되는 간접적이면서도 심각한 부작용은 지금까지 소홀히 취급되었다. 기업화된 농장에서 성장촉진제와 농약을 많이 사용하여 재배한 딸기는 남성을 여성화시킬 수 있는 요인이었다.

정자 위기의 주범은 화학물질뿐만 아니라 일회용 기저귀일 가능성이 있다는 것이다. 이 기저귀는 사내아이 생식기의 온도를 높여 정자의 질과 수를 감소시키는 작용을 할 수 있는 것이다. 비스페놀 에이는 통조림 깡통의 피막, 맥주병, 음료수병의 금속마개에 사용되고 있으며 비록 미량이지만 식품 속에 존재하게 됨으로 전립선 비대 등과 같이 생식기관에 영향을 미치게 된다. 산화방지제로 사용되는 비스페놀 에이는 전 세계적으로 가장 많이 생산되는 합성 물질이다.

인체에는 필수 미네랄이 있어야 하는데, 아주 작은 양이지만 그것이 부족할 때 인체는 무기력해지고 각종 질병에 시달린다. 어느 날엔가 입맛이 떨어졌고, 먹고 싶은 것이 없으며, 맛을 모르겠다고 하면 대개 아연이 부족한 사람이며 맛의 장애자다. 가공식품에는 아연 성분이 전혀 들어있지 않다. 채소라도 수경재배로 키운 채소에는 아연이 없다

아연이 결핍되면 성호르몬 분비 감소, 발육부진, 피부염, 탈모, 우울증, 정신불안정, 변별력 저하, 기억력 감퇴, 지능개발 장애 등 심각한 장애가 온다. 이러한 원인은 가공식품과 청량음료에 포함된 각종 식품첨가제 탓이다. 이들 식품에 함유된 첨가제들이 아연 성분을 강제로 체외로 배설시키기 때문에 오늘날은 많이 먹을수록 아연이 부족해지고 있다.

당신의 신체에 무언가 이상이 있다고 느껴지면 먼저 당신의 밥상에 올라와 있는 음식을 확인해야 한다. 그것의 재료가 어디에서 왔으며, 어떻게 생산되고, 어떠한 화학물질이 들어있는지 어떠한 경로로 유통되었는지를 살펴봐야 한다. 식품 속의 살충제와 성장촉진제 등이 인간의 신체에서 호르몬 작용을 하여 남성과 여성의 생식기관에 이상을 일으킨다는 것을 생각하면 당신은 밥상을 바꾸어야 한다.

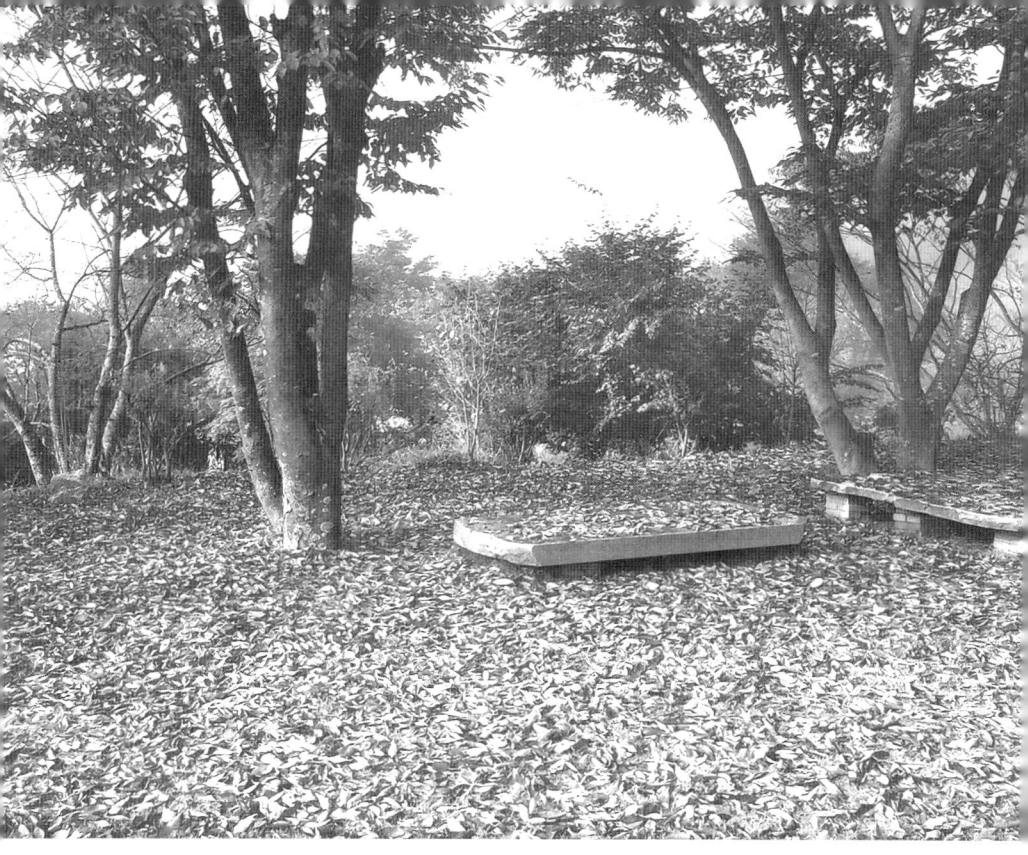

●

一日不讀書 일일부독서 口中生荊棘 구중생형극
하루라도 책을 읽지 않으면 입에 가시가 돋친다고 한다.
아니다! 책을 가까이 하지 않는 것이 좋다.
手不釋卷 수불석권, 손에서 책을 놓지 않고 항상 글을 읽으면 당신은 심약하고 무기력해진다. 손에서 책을 놓고 괭이나 도끼를 잡아라. 말이나 글에 집착하지 말고 몸으로만 수행하라. 이제 책상을 떠나 산이나 들, 밭으로 가라.
자연에서 힘차게 움직일 때 당신의 생명력이 일어난다.
야생이 숨 쉬는 곳, 그곳에서 인간의 영혼은 성장하고 시인들은 자란다.
책은 죽은 것이며, 삶을 날 것이다.
가장 야생적인 삶이 가장 아름다운 삶이다.

유전자 조작 식품은 당신의 삶도 조작한다

오늘날의 식품으로 인한 손상은 과거처럼 직접적으로 확인할 수가 없다. 과거에는 상한 고기나 독 있는 버섯을 먹으면 바로 그 결과를 알 수가 있었다. 그러나 콜라를 마신 사람은 뼈 손실을 금방 알아차릴 수 없고, 마가린을 먹은 사람도 치아 부식을 전혀 감지할 수 없다. 그런데 유전자 조작 식품을 섭취하면 당대에 그 문제가 나타나지 않고 다음 세대에 기형아를 태어나게 한다는 것이다.

어떻게 해서, 어디에서 그런 일이 일어났는지 누구도 알 수 없는 상황이 벌어진다. 유전자 조작은 씨앗 하나의 유전적 설계도를 영구히 변화시키는 것을 전제로 한다. 씨앗의 유전적 구성을 수정함으로써 씨앗에서 발아하는 식물과 그 후손들이 영구적으로 어떤 특성을 가지도록 한다.

새로운 유전자는 자신을 복제하고 다른 생물체에 뛰어들어 아무도 예측할 수 없는 결과를 가져올 수 있다. 유전공학 다국적 기업은 식물이 당대에만 결실을 맺고 다음 세대의 종자로 사용될 수 없도록 한다. 이 종말 유전자 덕에 농부들은 해마다 새로운 종자를 구입해야만 농사를 지을 수 있다. 만일 이 종말 유전자가 확산되어 다른 식물을 불임으로 만들면 기아가 퇴치되는 것이 아니라 새로운 굶주림의 위험이 초래될 것이다.

식품의 세계화 덕분으로 미국이 문제이면 조선도 동일한 문제를 안고 있는 것이다. 미국의 슈퍼에서 판매되는 시리얼, 청량음료, 아이스크림, 초콜릿 등 많은 식품 중 70% 정도가 유전자 조작 성분이 포함되어 있다고 하는 것은 조선도 그렇다는 것이다. 특히 콩의 약 50%, 옥수수의 30%가 유전자 조작을 통해서 생산된다. 이들 옥수수는 청량음료에선 감미료로,

옥수수시럽은 핫도그와 고기요리, 아이스크림, 과일 통조림 등에 쓰이며 콩으로 만든 유화제인 레시틴은 초콜릿, 마가린, 마요네즈에 두루 쓰인다.

또 미국에서 사육되는 젖소의 1/3은 유전자가 조작된 박테리아에서 생산된 호르몬을 섭취하고 있다. 우유를 치즈로 만드는 데 필요한 효소도 유전자 조작된 미생물에 의해 만들어지는 실정이다. 미식품의약국은 국민에게 알리지도 않은 채 형질변형실험과 관련된 동물들을 도살장이나 음식 연쇄에 접근하도록 허락해 왔다. 그 속에는 세포 하나하나에 까지 외부 인자를 받아들인 동물이 존재하는 것이다.

미국산 소고기와 유제품을 먹는 사람은 사전 지식도 없이, 승인 절차도 거치지 않은 채 잔여 제초재나 유전자 변형 물질보다 더 위험한 물질에 자신을 노출시키는 것이다. 인간이 인간의 유전인자를 DNA 속으로 받아들인 동물을 먹을 수도 있는 것이다.

단백질을 강조하는 의식으로 인해 조선인은 두부에서부터 된장, 청국장 간장 등의 발효식품으로 많이 사용하고 있다. 콩은 형질 변형 작물 가운데 가장 많은 경작지에서 재배하고 있다. 또 콩 성분은 수많은 식품처리와 제조과정에 사용된다. 콩가루, 콩기름, 레시틴(유화제와 안정제로 사용), 콩 유리 단백질, 콩 농축단백질, 식물성 단백질, 식물성 기름, 마가린 등의 제품은 신중하게 선택하지 않으면 위험하다.

옥수수는 형질 변형 작물 중 콩 다음으로 많이 재배한다. 옥수수 가루, 옥수수 기름, 옥수수 감미료를 신중하게 관찰하지 않으면 안 된다. 또 옥수수 성분은 수많은 식품처리와 제조과정에 사용한다. 시중의 대부분의 찰옥수수, 팝콘은 유전자 조작 옥수수이므로 항상 당신은 깨어있어야 한다.

95% 정도의 미국산 콩과 옥수수가 가축사료용으로 사용되고 있다. 그러므로 비유기농 소고기, 닭고기, 유제품, 달걀 제품은 사실상 유전자 변형물

질을 함유하고 있다고 생각하면 된다. 또한 카놀라유 라는 것도 GMO-Free 라는 라벨이 붙어있지 않는 한 카놀라유가 든 모든 식품에는 모두 유전자 조작물질이 포함되어 있다고 보면 된다.

당신이 길거리에서 산 찰옥수수를 맛있게 먹고 있는 사이에, 당신이 영화를 보며 팝콘을 먹는 재미에 빠져 있는 사이에, 당신이 두부찌개와 두부 스낵을 영양식이라고 먹고 있는 사이에, 당신이 카놀라유 부침개와 전을 부쳐 가족이 먹고 있는 사이에 당신의 신체 안에서는 서서히 은밀히 유전자 조작 활동이 일어나고 있다고 하면, 그것은 공포스럽고 경악할 일이라는 것이다.

유전공학이 초래하는 문제점은 원자력 방사선 쓰레기보다 훨씬 심각하다. 유전공학은 자기 계획에 따라 움직이기 때문이다. 환경 속으로 풀려난 새로운 생명유기체와 박테리아, 바이러스는 심지어 핵오염으로도 이룰 수 없는 것들까지 해낸다. 자신만의 특성을 다른 유기체 속으로 집어넣는 가공할 일이 벌어지는 것이다.

완전한 식물로 성장하여 다시 수천 개의 씨앗을 생산해내는 작은 생명체 단위인 씨앗에는 완전무결하고 기적 같은 특성이 숨어있다. 씨앗은 생명의 기본적인 미스테리의 하나이며 자연의 생명을 존속시키는 가장 우아한 방법 중 하나이다. 이집트 무덤에서 발굴된 씨앗들은 수천 년 동안 잠을 잤지만 여전히 생존력을 지니고 있다.

인간의 건강을 재앙으로부터 보호하고 유전자 변형 식물이 자연적인 생물과 교배되는 것을 막아야 한다. 형질 변경된 유기체를 환경과 인간의 먹이연쇄에 끌어들이는 것에서 파생될 수 있는 재앙적인 손실과 비극을 막아야 한다. 유전공학과 바이오 테크 기업들이 생명체를 얼마든지 조작할 수 있는 것이 인간의 건강도, 행복도 조작할 수 있다는 것은 마치 약속의 땅으로 들어가는 열쇠를 지니고 있는 것처럼 들린다.

유전공학은 인간의 삶을 풍요롭게 하고 삶의 질을 높인다는 약속으로 가득 차 있으면서도 한편으로는 그에 못지않게 파괴적이고 전례가 없는 고통을 안겨줄 수 있는 잠재성도 포함되어 있다. 유전공학은 우리 사회에 과학의 역사뿐만 아니라 지구 위에서 살아온 생명의 역사상 유례가 없던 문제점들을 안겨주고 있다.

유전공학은 인간의 손에 30억 년이란 긴 세월을 진화해 온 살아있는 유기체를 괴물로 디자인할 수 있는 능력을 쥐어준다. 인간이 할 수 있고 해야 하는 일은 신이 만든 그대로의 상태에서 최선을 다하는 것이다. 신이 할 수 있는 일을 인간이 건드린다는 것은 불경한 일이며 저주를 받게 된다.

과거에는 식당에서 상한 음식을 먹거나 식중독을 일으킨 사람은 그 자리에 있었던 사람에 국한되었고, 수십만의 생명을 빼앗아간 전염병이나, 재난, 전쟁도 그 지역에 국한되었지만 오늘날의 유전자 조작 식품은 매우 은밀하고 다양하게 또한 합법적으로 민주적으로 전 세계에 고속도로를 타고 하이패스로 퍼지고 있다.

식품의 산업화와 유통의 세계화는 유해성분이나 병균을 통한 위협, 우리의 삶을 조작하는 유전자 조작 식품의 위험까지도 민주화하는 데 기여한 셈이다. 유전공학이라는 신기술의 위험은 누구에게나 다가가고 부유층도, 권력층도, 유전자 조작 식품을 개발하고, 생산하고, 판매한 자신까지도 그로부터 예외일 수가 없다.

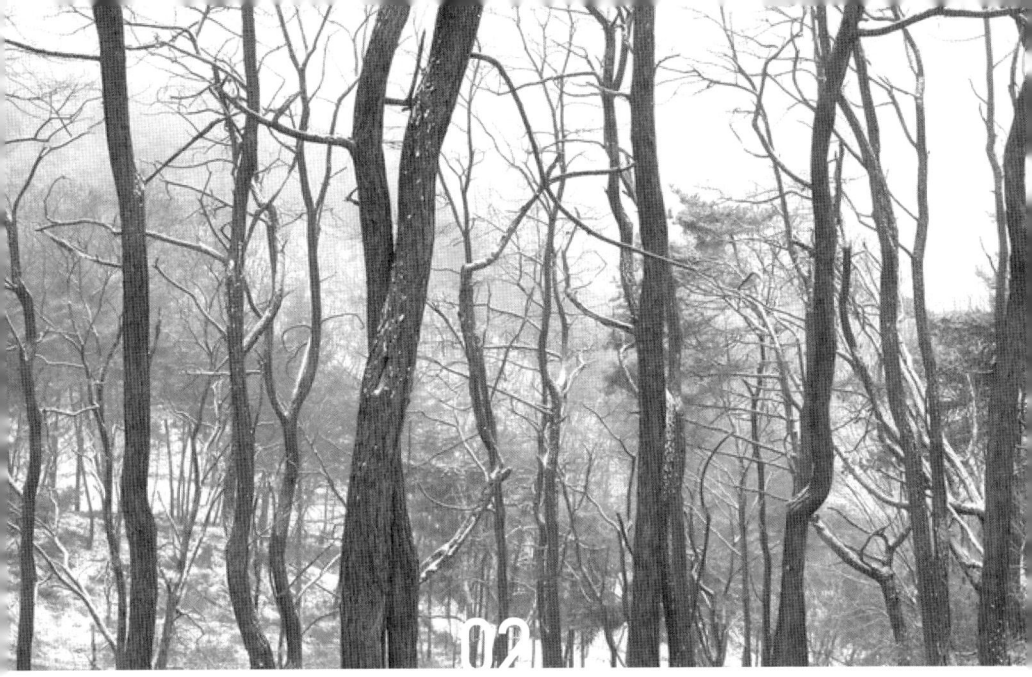

02

소화 작용을 알면 혁명이 보인다

身不行而口徒言　신불행이구도언
是余之所愧也　　시여지소괴야
몸으로 행하지 않고서 입으로 한갓 말하기만 하는 것
이것이 나의 부끄러운바라

02

소화 작용을 알면 혁명이 보인다

소화기관의 메카니즘을 알아야 깨달음이 온다

　행복해지려고 애쓰라는 것이 아니다. 자신의 삶 속으로 행복을 들여보내라. 건강해지려고 애쓰라는 것이 아니다. 자신의 삶 속으로 건강한 삶을 들여보내라. 신체의 문제에만 집중하지 말고 자신의 삶을 건강한 삶으로 변화시켜야만이 신체의 문제가 풀린다. 지금 당장 여기가 아프고 힘든 상황인데 언제 삶을 변화시키고 기다릴 수 있는가? 아프게 된 것은 어제 오늘 일이 아니다. 십 년이 넘는 그전부터 서서히 진행되었으며 그것도 아무도 모르게 당신의 삶이 변한 것일 뿐이다.

　당신의 삶을 일거에 바꿀 수는 없을 것이다. 그러나 무엇보다도 알아야 할 것은 신체의 소화기관 작용이며, 무엇보다도 변해야 할 것은 당신의 밥상이다. 소화기관의 작용을 알면 당신의 건강한 삶을 찾을 수 있는 혁명의 길이 보인다. 의사나 전문가에게 당신을 맡기지 말아라. 그들이 누구인지, 그들의 실체를 알면 당신은 놀랄 것이다. 장사꾼에게 당신의 영혼을 건네주지 마라. 자신의 몸과 마음은 자신만이 해결할 수 있는 것이며 누구에게 의탁하고 맡겨서 될 일이 아니다.

어떤 일도 그것이 당신에게 유익한 것인지 불리한 것인지를 확실히 판단할 수 없을 때에는 그것이 당신에게 유익한 것이라고 생각하기를 선택하라. 가장 힘들고 불리한 상황에서조차 모든 것을 긍정적으로 인식하는 것이 중요하다. 일어나는 모든 일은 그렇게 되어야 할 필요에 따라 일어나고 있다.

당신에게 문제가 생겼고 그래서 이 책을 만나게 된 것이며, 그렇게 되어야 할 필요에 따라 일어난 것이며, 그리고 그것을 긍정적으로 받아들여라. 아픈 것을 치료하려고 애쓰지 말고 자신의 삶 속으로 건강한 삶을 들여보내야 근본적으로 문제가 해결된다.

위장의 소화작용 그리고 음식물의 소화흡수 문제야말로 만병의 근원이 될 수 있으며 또한 만병을 치유하는 첫 단계가 될 수 있다. 외부적으로 발생되는 신체의 문제를 제외하면 사실상 모든 병은 위장의 문제에서 시작되고, 위장의 문제를 해소하면 모든 병이 치유된다고 할 수 있다.

심장질환, 암, 고혈압, 당뇨, 골다공증, 천식, 비염, 아토피성 피부염뿐만 아니라 우울증, 정신질환 등의 모든 만성질환은 결국 인간의 소화흡수 기관인 위장에서 비롯되었으며, 위장의 문제를 해결해야 근원적인 치유가 일어난다.

그런데 위장의 문제는 신체의 다른 어떤 기관과 마찬가지로 걱정, 불안, 두려움, 화, 분노, 공포 등의 정신적인 스트레스에 직접적으로 영향을 받는 것이므로 결국은 심신상관의학이 대두되는 것이다. 몸과 마음은 하나이지 분리된 것이 아니다. 그래서 내 몸은 내가 치유하는 것이지 외부의 도움으로는 한계가 있다.

　당신 스스로 자신의 질병을 치유하는 가장 올바른 방법은 당신의 소화기관과 소화 흡수 작용을 이해하는 것이며, 그것이 바로 밥상 혁명을 일으킬 수 있는 길이다. 소화기관은 신체의 에너지 공급기관이며 건강의 출발점인 동시에 만병의 시작점이므로 소화기관의 정체를 제대로 알아야 심신의 질병을 치유할 수 있는 것이다.

　우리 몸을 피곤하게 하는 것은 과로가 아니라 과식이다. 신체 가운데 가장 혹사당하고 있는 기관이라면 첫째로 위장이라고 할 수 있다. 섭취하는 음식이 자연식, 소식, 채식, 생식이라면 별 문제가 없으나, 그것이 가공식, 과식, 육식, 화식이라면 당신의 위장은 그 식품을 소화하기 위해 24시간 노예와 같은 중노동을 하게 된다. 차라리 외부적인 중노동은 신체에 좋은 운동 효과를 가져 오며, 정신의 안정까지 가져올 수 있다.

　지난 세기의 구도자는 오로지 수행에만 전념하면 되었다. 그는 자연식을 하고 육체적인 활동을 하였으며, 산속에서 수행을 하였으므로 저절로 깨달음을 얻을 수 있었다. 그러나 이 시대의 구도자나 종교 지도자는 육체적 활동은 하지 않고, 정제된 음식을 먹으며, 번잡한 환경에서 수행을 하므로 심신의 기력이 저하되며, 정진이 안 되고 깨달음은 오지 않는다.

　마찬가지로 당신이 소화기관의 작용 원리와 올바른 식이요법을 알지 못하면 밥상 혁명을 일으킬 수도 없으며 당신의 병도 치유할 수 없다. 당신이 의사나 전문가들보다 영양학, 생리학에 대해서 잘 알아야만 그들에게 속지 않고 당신의 확신에 의한 판단을 내릴 수 있는 것이다.

결국 불완전 소화로 인해 알레르기가 발생한다

음식물이 완전히 소화되었을 때에 그 속에 포함된 영양소들은 혈류에 흡수되어 에너지로 사용되거나, 신체 조직들을 수리하고 재생하는 재료로 쓰인다. 그러나 완전히 소화되지 않은 음식물은 결국 몸의 영양소로 쓰이지 않는다. 불완전한 소화물은 소화관 내에 그대로 남아 부패하여 독소를 발생시키거나 혹은 비정상적인 통로를 통하여 혈류에 흡수되어 몸의 조직들을 파괴하고 긴요한 다른 영양 물질들을 소모시키는 원인이 된다.

귀중한 영양소들이 소모되었을 때에 면역성은 약화되고 각종 퇴행성 질병들이 유발될 수 있다. 알레르기가 바로 그러한 불완전 소화물로 인해 일어나는 많은 건강문제 중 하나이다.

불완전하게 소화된 단백질이 흡수되었을 때에, 우리 몸은 그것을 이물異物 혹은 바이러스나 박테리아의 침입으로 간주하고, 방어와 공격을 위하여 비상조치를 내린다. 그러나 오랫동안 소화관에 문제가 있던 사람의 몸은 그 이물을 처리해낼 항체호르몬cortisone을 생산, 분비할 능력이 없는 상태에 처하게 된다.

그리하여 이물 때문에 손상을 입은 생체 조직은 항체의 원조를 기대하지 못하고 자체 방어의 방법으로 히스타민histamine이라는 호르몬을 분비하여 염증을 일으킨다. 염증이란 손상을 입은 조직을 구제하려는 생리현상 중 하나이다. 그러나 문제는 과잉으로 분비되는 히스타민 때문에 다른 조직들이 파괴되는 일이다.

간의 기능이 히스타민을 제거하는 일에 완전하지 못할 때, 그 호르몬은 혈류를 통하여 전신을 여행한다. 그리고 그것은 자기가 원하는 신체 조직에 작용하여 알레르기 증상을 일으킬 수 있다. 어떤 사람들에게는 기관지염으로, 어떤 사람들에게는 피부병으로, 어떤 사람들에게는 관절염으로, 어떤 사람들에게는 위궤양으로 나타날 수 있다.

그러한 물질이 뇌를 침범하면 우울증과 정신쇠약의 원인이 될 수 있다. 로베르트 슈만이 44세에 정신병원으로 가게 된 이유도 아마 그러한 요인이었을 것으로 생각된다. 그리하여 우리는 계절 알레르기, 화학 알레르기, 식물 알레르기 등 수없이 많은 알레르기를 열거하게 된다. 병상이 여러 가지 모양으로 나타나기 때문에 우리는 여러 다른 전문의를 찾게 된다. 그러나 많은 경우에, 그 달리 보이는 질병들이 같은 원인에서 출발했다는 사실을 발견하게 될 것이다.

소화기관이 완전한 소화를 달성할 수 있었다면 알레르기 현상과 같은 것은 결코 일어나지 않았을 것이다. 소화가 완전하다면 우리가 먹은 식물은 알레르기성을 완전히 상실한다. 소화관이 완전하다면 비록 알레르기성 물질이 우리 몸에 침입한다 해도 우리 몸이 그것을 방어하고 제거할 수 있는 항체와 백혈구를 충분히 만들 수 있을 것이다.

소화란 음식물이 물에 완전히 용해되는 상태로 만드는 것이다

성인의 소화관을 한 줄로 쫙 펼쳐서 자로 잰다면 입에서 항문까지의 길이는 약 9m가 된다. 소화관은 입, 식도, 위, 십이지장, 소장, 대장, 항문으로 연결되어 있다. 그리고 소화작용을 보조하는 특별기관으로서 입안에는 치아와 혀, 침샘이 준비되어 있고, 십이지장에는 소화액을 분비하는 췌장과 담즙을 분비하는 담낭이 한 출구에 연결되어 있다. 담낭은 간에 연결된 것이며, 간은 담낭을 통하여 소화관에 연결된다.

음식물의 소화란 결코 단번에 이루어지는 것이 아니다. 소화는 음식물이 9m의 소화관을 통과하는 동안 여러 효소에 의한 화학적 처리 과정을 거쳐서 점진적으로 이루어진다. 음식물의 큰 덩이는 좀 더 작게 분쇄되고 분해되어 가며, 마침내 몸의 조직을 이루고 있는 세포들이 사용할 수 있는 영양소로 분해된다.

완전히 소화된 음식물의 영양물질은 소장에서 흡수되며, 혈류를 통하여 간으로 운반된다. 그리고 간에서 다시금 정화, 재생되어 신체활동의 에너지로, 새 조직을 형성하는 재료로, 혹은 손상된 조직의 수리를 위한 물질로 전환된다. 그렇게 전환된 물질은 다시 혈류를 통하여 몸의 각 부분과 조직으로 운반된다.

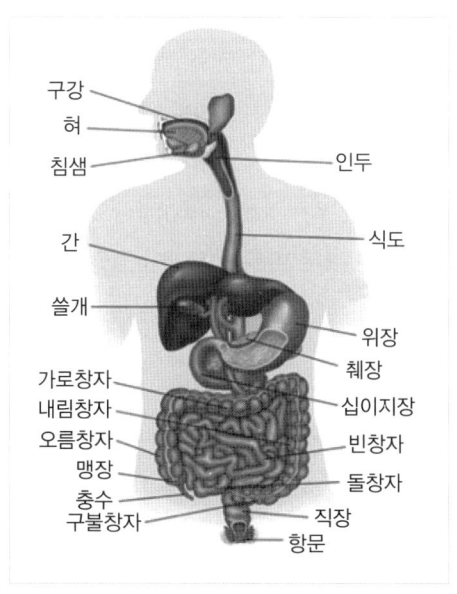

음식물의 소화는 단계적이고 점진적으로 이루어지는 것이며, 첫 단계에서 예정되었던 소화가 완전히 이루어지지 않으면 그것은 다음 단계에 가서도 완전한 소화를 달성할 수 없게 된다.

음식물의 소화는 각 단계를 거칠 때에 점진적으로 이루어져야 한다. 다시 말하면 한 단계에서 예정되었던 소화가 완전히 이루어지지 못하였을 때에 그 음식물은 다음 단계로 내려가서도 더 이상의 완전한 소화를 이룰 수 없게 된다. 사람의 소화관의 길이가 그렇게 길고 소화 작용을 보조하는 기관들이 연결된 것은 이러한 이유가 있기 때문이다.

소화관의 각 과정들의 작용이 완전할 때에 우리가 먹는 음식물은 100% 분해되며 그것은 마침내 수용성水溶性 즉 물에 완전히 용해되는 상태에까지 이르게 된다. 그리고 그것은 마지막으로 영양분에 따라 긴 소장의 지정된 부위에서 혈액으로 흡수된다.

소화관의 작용은 음식물의 소화와 흡수만으로 완료되는 것은 아니다. 중요한 한 단계가 남아있다. 그것은 배설이다. 대장은 소화관의 최종 과정으로 음식물의 찌꺼기와 노폐물을 체외로 배설하는 중요한 역할을 맡고 있다. 대장을 통하여 음식물 찌꺼기가 체외로 성공적으로 배설되었을 때에 소화 코스는 완료된다. 그 찌꺼기들은 대장에서 상당한 시간 동안 머물렀다가 배설되는 것인데, 여기서 머무는 시간이 적당해야 한다. 지나치게 짧을 경우에는 설사가 나고, 길 경우에는 변비와 독소로 인한 여러 가지 건강 문제가 일어난다.

입에서 알칼리성 소화액으로 탄수화물 소화가 시작된다

음식물이 입으로 들어가는 순간, 소화 과정이 곧바로 시작된다. 입은 이 과업을 위하여 잘 계획되었고 우수한 장비들을 갖추고 있다. 치아는 음식물의 절단과 분쇄, 갈고 섞는 작업을 효과적으로 할 수 있도록 여러 형태로 만들어졌고, 계획적으로 배열되었다. 혀는 사방으로 힘차게 움직이고, 분쇄된 음식물 조각들과 타액선에서 분비된 타액을 섞는 작업을 돕는다.

그러한 작업을 통하여 타액에 함유되어 있는 소화 효소들이 음식물에 접촉할 수 있게 된다. 타액의 99.5%는 물이며 0.5%는 용해물이다. 그 용해물 가운데 소화효소, 알칼리성 물질 그리고 다른 여러 가지 무기물이 포함되어 있다.

먹는 음식물 가운데 특히 탄수화물은 타액에 포함된 소화효소amylase에 의해 소화가 빨리 시작된다. 탄수화물의 긴 사슬 모양으로 연결되어 있는 분자들이 소화효소의 작용으로 짤막짤막하게 잘린다. 이렇게 시작된 탄수화물의 소화는 위장으로 내려가서도 입에서 분비된 소화효소에 의해 계속된다.

그리고 그 탄수화물은 십이지장으로 가서 더욱 완전한 소화를 이루며, 소장을 통과하는 동안 완성되고 흡수될 수 있다. 잘 씹지 않고 충분한 소화효소 없이 삼킨 음식물은 소화에 무거운 짐이 될 수 있다. 우리는 음식물을 잘 씹어 먹는 일이 중요함을 여기서 배울 수 있다.

탄수화물의 소화는 입에서 시작되지만, 단백질의 소화는 위에서 시작된다. 지방은 위에서 예비 처리를 받지만 근본적으로 그 소화는 십이지장에서 된다. 탄수화물, 단백질, 지방의 소화는 각기 다른 소화효소에 의하여 달성될 수 있기 때문이다.

　소화효소들은 각기 자기에게 적합한 산과 알칼리의 환경농도 pH가 주어질 때에 작용을 개시할 수 있다. 침에는 탄수화물을 위한 소화효소만이 함유되어 있고, 단백질과 지방을 소화시키는 효소들은 함유되어 있지 않다. 탄수화물 소화효소는 타액이 알칼리성 소화 환경을 조성해 줄 때 소화작용을 시작할 수 있다.

　입에서 잘 씹힌 음식물은 침에 섞여 식도로 넘어간다. 식도로 들어간 음식물은 마치 파도가 지나가는 것처럼, 식도 근육의 수축운동, 즉 연동운동에 의하여 위안으로 운반된다.

위에서 산성 소화액으로 단백질 소화가 시작된다

　위는 속이 비어 공기로 채워졌을 때 J자 형을 한 주머니 모양이다. 위는 그 안에 들어오는 음식물에 따라 여러 가지 모양으로 변형되도록 신축성 있는 고무주머니 같은 기관이다. 약 2~3ℓ의 음식물을 여러 시간 동안 수용하고 견딜 수 있으므로 사람은 매시간 먹어야 할 필요가 없다.

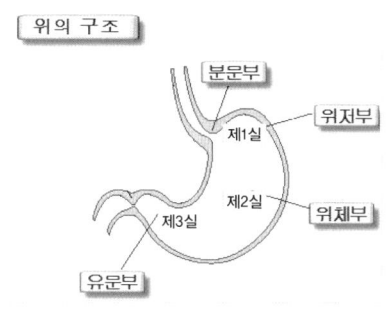

　위는 해부학 상 대개 세 부분으로 나눌 수 있다. 식도와 연결되어 있는 상위부 fundus는 음식물을 받아들이는 저장소라고 할 수 있는데, 이것은 편의상 제 1실이라고 한다. 식도를 통해 운반된 음식물은 바로 제1실에서 마치 샌드위치 층과 같이 먹은 순서대로 차곡차곡 쌓인다.

음식물이 위벽에 접촉되었을 때에 위의 정상 활동을 지배하는 자율신경은 민감하게 그것을 감지하고, 위벽의 점막세포들이 하나의 특별한 호르몬 gastrin을 생산, 분비하게끔 자극한다. 그 호르몬은 자율신경과 함께 위근의 수축작용과 위액의 분비 등 위의 전반적인 소화 과정을 관장, 통제하는 작용을 한다.

음식물이 위로 운반된 지 수분이 지나면 작은 진동이 위의 중위부에서 시작된다. 편의상 중위부 body를 제2실이라고 이름 붙인다. 그리고 십이지장과 연결된 유문이 있는 하위부 pylorus를 편의상 위의 제3실이라고 이름 붙인다.

위의 제2실에서 시작된 그 미약한 파동은 하위부인 제3실 쪽으로 가면 마치 물결이 지나가는 것과 같은 위근의 수축 운동으로 변한다. 시간이 지남에 따라 그 운동은 강력해지는데 제3실에서는 매우 격심하게 된다. 그러나 그 운동의 여파는 제1실에는 미치지 않는다. 이처럼 소화관의 근육을 수축함으로 물결처럼 파급하는 운동을 연동운동이라고 한다. 연동운동은 식도에서 시작하여 위, 십이지장, 소장, 대장까지 소화관 전체에서 필요한 때에 일어나는 생리적 운동이다.

위의 연동운동이 강력해짐에 따라 제1실에 저장되어 있던 음식물의 맨 아래층 일부가 제2실로 밀려 내려오며 거기에 위액이 분비된다. 그런 후에 음식물은 위액으로 반죽이 되며 연동운동에 의하여 제3실까지 밀려간다. 그리고 그것은 다시 제2실로 돌아온다. 이러한 과정이 되풀이되는 동안 식물은 위액과 완전히 혼합되고 위에 처음 들어왔을 때보다 훨씬 더 물러져 물죽이 된다. 그러나 제2실에 저장된 음식물은 아직도 위액과 혼합되지 않은 상태이며 제2실의 작업에 따라 먹은 순서대로 그 아래층의 일부가 제2실로 서서히 옮겨져 간다.

위의 제2실과 제3실이 맡은 주요한 과업은 단백질을 소화시키는 데에 있다. 위의 점막 세포들이 분비하는 위액에는 펩신pepsin이라고 하는 소화 효소가 들어있는데 그것에 의하여 단백질 소화가 시작된다. 무성한 나뭇가지처럼 복잡하게 얽힌 단백질 분자들의 화학적 구조는 펩신에 의하여 보다 단순한 토막으로 잘린다. 이렇게 잘린 단백질 분자들은 아직 흡수 될 수 있는 상태는 아니기 때문에 십이지장으로 가서 더 짧게 잘리는 과정, 즉 더 완전한 소화 과정을 거쳐야 소장의 혈액에 흡수될 수 있다.

그런데 단백질 소화 효소의 작용은 위의 제2실과 제3실의 산성 농도가 상당히 높아졌을 때(pH2)에 시작될 수 있다. 위액의 산성도가 그 정도 되기까지는 보통 45분 내지 한 시간이 걸리는데 그동안에 위벽을 이루고 있던 점막 세포들이 많은 양의 산, 염산hydrochloric acid을 생산해야 하기 때문이다. 이 산은 보통 위산이라 부르는 것으로 젊은 사람은 제시간에 다량으로 생산할 수 있으나, 위의 고장이나 영양실조가 있는 사람, 나이가 많은 사람들에게는 그것이 제대로 생산되지 않는다. 위산이 제대로 생산되지 않으면 단백질의 소화는 불가능하며 이것은 중대한 소화 문제가 된다.

탄수화물의 소화는 위액의 산도가 상승하는 동안 위의 제1실에서 계속되며, 산도가 높아져 단백질의 소화가 개시될 즈음에 그 작용이 중단된다. 탄수화물의 소화효소는 산성 환경에서 작용할 수 없기 때문이다.

사람의 위를 다른 동물 특히 초식동물의 위와 비교, 관찰해보면 사람의 위는 초식동물의 그것과 흡사하다는 것을 알 수 있다.

위에서 단백질 소화 1단계가 끝나면 음식물은 십이지장으로 내려 보내질 준비를 하며, 우선 제3실에서 소화 작업을 마친 부분부터 내보내진다.

완전히 소화작업을 마친 음식물은 거의 물에 가까울 정도로 물러져 액체 상태가 된다. 그 액체 상태의 음식물은 한두 숟가락 정도의 적은 분량으로 위의 아랫 문이라고 할 수 있는 좁은 유문을 통하여 십이지장으로 분출된다. 십이지장의 벽은 위액의 강한 산으로 쉽게 손상을 입을 수 있으므로 감당할 수 있을 정도의 적은 분량이 조금씩 조금씩 내보내진다.

십이지장에서 지방의 소화가 시작된다

소장의 실제 길이는 6~7m이며 소화관 중 가장 긴 기관이다. 소장은 이름과는 달리 음식물의 소화를 완성시키고 그 소화된 음식물에서 영양분을 색출, 흡수하는 큰 역할을 하는 기관으로서 소화관의 주인이라고 할 수 있다. 위에 연결된 소장의 첫 부분을 십이지장+二指腸이라고 부른다. 길이는 약 25cm이며 C자형으로 굽어있다. 길이가 대략 12개의 손가락을 포갠 길이만 하다는 뜻으로 십이지장이라 한다. 십이지장에는 소화보조기관인 담낭과 췌장이 한 지점에 연결되어 있다. 담낭은 간이 생산하는 알칼리성 담즙bile을 저장하는 곳이며, 췌장은 탄수화물, 단백질, 지방을 소화시키는 세 가지 중요한 소화효소와 위산을 중화시키는 알칼리성 물질을 생산, 저장하는 기관이다.

위에서 액체 상태로 된 음식물이 소장으로 들어왔을 때에, 십이지장을 지배하는 부교감신경은 곧바로 그 음식물의 도착을 감지한다. 그리고 세 가지 특별한 호르몬GIP, secretin, CCK을 분비하게끔 장벽을 자극한다. 그 부교감신경은 호르몬들과 함께 십이지장의 전반 활동을 관장, 통제한다. 그들 호르몬 중 하나는 혈액을 통하여 췌장에 이르러, 췌장을 자극해 췌액을 분비하도록 한다. 다른 한 호르몬은 담낭에 이르고, 담낭 근육을 자극시켜 수축작용을 통해 담즙을 분비하게 한다. 십이지장의 신경과 호르몬들은 놀랄 만큼 정확하게 음식물을 분석하고, 소화에 필요한 적절한 양의 담즙과 췌액이 분비되도록 자극한다.

위의 소화 환경이 산성화되기까지는, 위의 소화 작용은 실질적으로 개시되지 않은 상태에 있다고 말할 수 있다. 그러나 제1실에 저장된 음식물 중 탄수화물은 입에서 온 소화효소 혹은 날로 먹은 채소, 과일 속에 있던 효소에 의하여 2시간까지 소화 작용을 계속할 수 있다. 과일과 생야채, 씨앗, 나무열매 등과 같은 유기식물에는 살아있는 소화효소들이 풍성히 들어 있다. 그러므로 우리가 좀 더 많은 유기식물을 주식으로 한다면, 소화를 위한 큰 에너지 소모를 줄일 수 있을 것이다. 소화를 위해 보통 우리 체력의 30% 이상이 소모되는데, 육류를 위해서는 40%까지도 필요하게 된다.

위에서의 단백질 소화는 높은 산성도(pH2)를 요구한다. 다시 말하면 소화효소 펩신pepsin은 고도의 산성 환경 아래서 촉매작용을 개시할 수 있다.

인간의 창자와 육식동물의 창자는 현저하게 차이가 난다

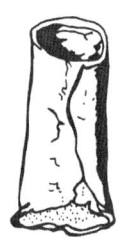 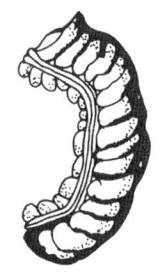

전형적인 육식동물의 창자 일부
(매끄럽고 연통형이라는 점을 주목하라)

전형적인 인간의 창자 일부
(주름과 주머니 모양을 주목하라)

단백질의 세포막과 복잡한 화학적 분자구조가 고도의 산으로 완전히 파괴될 때, 펩신이라는 소화효소의 활동이 가능해진다. 소화 작용이란 참으로 신비스러운 생리현상이라고 생각한다. 사람 몸의 대부분은 중성 아니면 약알칼리성을 이루고 있는데, 특별히 동물성 단백질을 사람의 몸 세포들의 재료로 쓰기 위해서는 강한 산의 처리를 선결조건으로 요구된다.

우리가 보통 위산이라고 부르는 염산은 쇠도 녹인다. 우리가 어떠한 식품을 먹더라도, 즉 채소, 과실, 곡물, 닭고기, 소고기 등을 거의 물이 되기까지 녹일 수 있다. 염산은 그런 위력으로 우리가 먹은 유기체를 완전 소독, 파괴함으로써 거기에 따라온 병균이나 박테리아 등에 위와 소장이 감염되는 것을 사전에 예방한다. 만일 산으로부터 위벽을 보호해주는 점액이 분비되지 않는다면, 위산은 위장 자체도 녹여버릴 것이다.

그러한 강력한 위산이 충분히 분비되었을 때에, 위는 제대로 소화 작용을 개시할 수 있다. 위의 산도가 그 정점 가까이(pH2) 도달하였을 때에, 단백질을 소화시키는 효소pepsin가 작용할 수 있다. 산성도가 그 정도는 아니지만 상당히 올라갔을 때에 우유를 소화시키는 효소가 작용을 개시할 수 있다. 또한 지방을 분해하는 효소도 작용을 시작할 수 있다. 지방의 소화는 십이지장에서 시작되지만, 위에서 염산의 처리를 받으며 십이지장에서의 소화가 준비되는 것이다.

위 전문가들은, 타액과 함께 분비된 소화효소는 위의 강한 염산에 의하여 모두 파괴되고 탄수화물의 소화는 위에서 완전히 중단되는 것이라고 지금까지 믿어왔었다. 그러나 최근에 한 시험들과, 연구 결과 탄수화물의 80%까지도 위에서 소화가 이루어진다는 것이다.

십이지장과 위가 연결된 부위는 특별히 고장 나기 쉬운 장소이다. 만약 다량의 음식물이 위에서 한꺼번에 거기로 쏟아져나온다면, 그 강한 산성 물

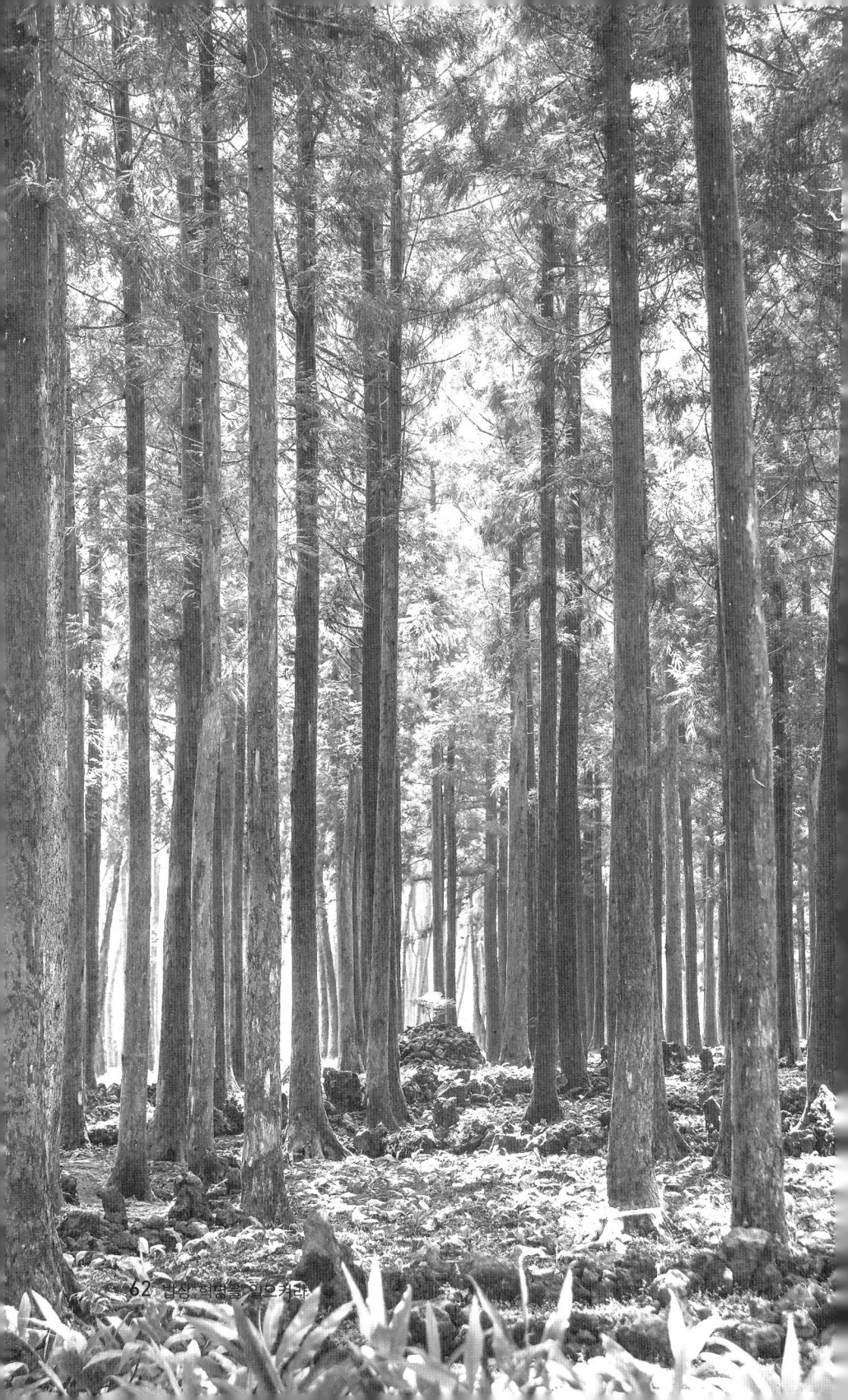

질은 십이지장의 벽을 녹이거나 뚫을 것이다. 이 부위에 궤양이 제일 많이 발생하는 이유가 여기에 있다. 이것을 십이지장 궤양이라고 하는데, 일반적으로 이것과 위벽에서 발생한 궤양을 통틀어서 위궤양, 혹은 소화성 궤양이라고 부른다. 위의 궤양과 십이지장의 궤양은 여러 면에서 특징이 같다.

십이지장에 같은 출구를 가진 담낭과 췌장은 크기가 작은 기관들이며, 특히 췌장은 무제한으로 췌액을 생산할 만한 능력이 없는 작은 기관이다. 그러므로 십이지장은 단번에 많은 양의 음식물을 처리할 능력이 없다. 특히 기름기가 많은 음식물은 더 큰 부담이 되고 문제가 될 수 있다. 과식을 계속하는 사람의 췌장은 스트레스를 받으며 췌액을 충분히 생산, 분비하지 못하기 때문에 여러 가지 병적 증상을 일으키고 건강 문제를 야기할 수 있다.

십이지장의 호르몬은 위를 주관하는 호르몬gastrin과의 관계를 유지하면서 작용하며, 십이지장이 감당할 수 있는 그 이상의 음식물이 위에서 들어오는 것을 억제하고 통제하는 역할을 한다. 그러므로 위에서 음식물이 비워지는 시간은 십이지장의 소화 작업에 따라 상대적으로 좌우된다. 정상적인 경우라면 식사 후 2~6시간 이내에 위는 그 내용물을 모두 십이지장으로 보낼 수 있다. 주로 탄수화물로 된 음식물은 위에 머무는 시간이 제일 짧고, 단백질을 포함한 음식물은 그보다 더 오래가며, 지방을 많이 포함한 음식물은 가장 오랫동안 위에 머문다.

기름기가 있는 음식물이 위에서 십이지장으로 들어오면, 호르몬의 자극에 의하여 담즙이 담관을 통해 십이지장에 분비된다. 담즙이란 간에서 묵은 적혈구가 분해되어 조성된 것으로 짙은 황록색을 띤 알칼리성 액체이다. 그 담즙에 의하여 지방과 지용성脂溶性 비타민(A, D, E, K)이 유화乳化, emulsification된다. 유화된다는 것은 손에 묻은 기름이 비눗물에 의하여 풀어지는 것처럼 음식물의 기름 성분이 풀어져서 수용성水溶性으로 변하는 것을 말한다. 기름기가 있는 음식물은 그렇게 될 때에 소화될 수 있고, 소장에서도 흡수될 수 있다.

십이지장에 들어온 지방 성분이 유화된 후에 또 다른 호르몬의 자극으로 췌액이 십이지장에 분비된다. 그 췌액에는 강한 알칼리성 물질bicarbonate 그리고 탄수화물과 단백질과 지방을 소화시키는 세 가지 중요한 소화 효소들 pancreatic amylase, trypsin, pancreatic lipase이 포함되어 있다. 그 알칼리성 물질(pH 7.1~8.2)은 위장에서 들어온 강한 산성의 음식물을 중화시켜 십이지장의 벽을 보호하며, 알칼리성 소화 환경을 조성하여 췌액에 들어있는 소화효소들의 기능을 활성화시키는 역할을 한다. 췌장에서 분비된 소화효소들은 위에서와는 정반대로 오로지 알칼리성 환경에서만 작용할 수 있기 때문이다.

췌장의 효소들에 의하여 탄수화물, 단백질, 지방이 다음과 같이 분해된다.

복합탄수화물 → 포도당(glucose), 과당(frutose)
단백질 → 아미노산(amino acid)
유화된 지방 → 지방산, 글리세롤(glycerol)

이 시점에 있는 액체 상태의 음식물은 소장에서 흡수되기 직전의 단계까지 분해되었다고 말할 수 있다. 그러나 그중 어떤 물질, 특히 탄수화물은 더 전진해야 하고, 소장의 긴 소화관을 통과하면서 소장액에 들어있는 소화효소들에 의하여 더 완전한 상태로 분해되어야 한다. 그런 후에야 흡수가 가능하다. 그러나 단백질은 십이지장 경내에서부터 흡수되기 시작한다.

담즙을 생산하는 간과 췌장은 십이지장에서의 소화를 위해 그리고 소장에서의 영양소-에너지 흡수를 위해 공동으로 작용한다. 간과 췌장은 소화 작용이나 동화작용metabolism과 같은 에너지를 흡수하는 일뿐 아니라 에너지의 저장과 공급을 조정하는 일 즉 포도당의 저장과 방출을 통제하는 작용에도 협력한다. 혈당이 높아지면 췌장이 인슐린이라는 호르몬을 분비하여 그 수준을 낮추며, 혈당이 낮아지면 간이 글루카곤을 분비하여 그 수준을 높인다.

여기에 간의 중대성이 있다. 간은 1,000종이 넘는 효소의 도움으로 500가지가 넘는 과업을 맡은 중요한 기관이다. 혈액은 하루에 300번이나 간을 지나가며 검진, 제독, 정화된다. 문제는 정제 가공된 식품을 과도하게 섭취할 때에 일어난다. 그러한 경우 간은 과로와 독성물질의 축적, 필수 영양소의 결핍 등으로 중독되며 그 작용이 둔화된다. 그러한 사람들의 혈액은 제독이 안 된 화학물질, 정화되지 않은 당과 아미노산으로 탁해진다. 간 기능 상실은 신체 퇴화 과정의 마지막 단계이다.

음식물의 소화를 완성시키고 영양분을 흡수하는 일이 소장이 맡은 제일의 과업이다. 위에서의 소화작용은 산성 환경이 주어질 때에 일어난다. 그러나 소장에서의 소화 작용은 알칼리성 환경이 주어질 때에 가능하다. 위의 산성 환경에서 활동이 중단되고 억제되었던 어떤 물질이 소장의 알칼리성 환경에 노출되었을 때에 다시 살아나서 활동한다는 사실이 최근에 규명되었다. 위에서 억제되었던 알칼리성 효소들(타액에 포함되었던 소화효소들)이 소장에서 다시 살아나며, 그 작용을 계속할 수 있다. 음식물의 소화 과정이란 알칼리성과 산성 환경이 교차되면서 진행된다는 것이다.

소장의 융모에서 적혈구 모세포를 만드는 장조혈 과정이 일어난다

십이지장에서의 소화 과정이 끝나면 다른 호르몬(VIP)이 분비되며, 그것은 소장의 전반적 소화 과정을 관장한다. 길이가 6~7m에 달하는 소장은 꼬불꼬불하게 감겨있으며, 그 내벽에는 장액을 분비하는 점막 장치가 있다. 여기서 분비되는 장액intestinal juice에 의하여 십이지장에서 시작한 소화 과정이 완성되며 흡수 작용이 시작된다. 장액은 알칼리성(pH7.6)이며 거기에는 소화작업을 마무리지을 소화효소들이 넘쳐난다. 그 장액에 푹 잠긴 음식물은 여러 시간 동안을 꿈틀거리며 꼬고 짜는 장의 처리를 받으면서 느린 속도로 대장 쪽으로 운반된다.

소화 효소 분비와 영양분의 흡수를 위하여 소장 내벽은 최상의 상태로 준비되어 있다. 소장의 내벽은 주름이 져 있으며, 그 표면을 이루는 점막은 높이 1mm미만의 손가락 모양의 돌기물인 융모들villi의 숲으로 이루어져 있다. 그 각 돌기물은 더 미세한 융모들의 숲으로 덮여 있다. 그러한 중첩융모들과 주름으로 소장이 영양물과 접촉할 수 있는 표면의 면적은 실로 방대해지는데, 그것은 두 개의 테니스장을 합친 넓이와 같다.

이러한 돌기물들과 주름 때문에 음식물이 소장을 통과하는 속도가 더욱 느려져 많은 영양분이 흡수된다. 우리가 먹은 음식물의 90%가 소장에서

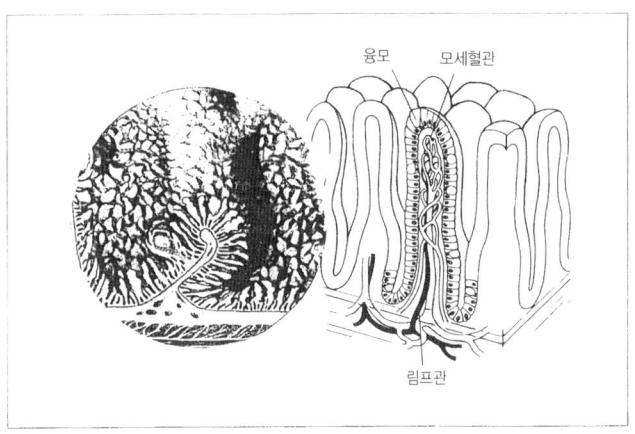

소장의 내벽-소장의 내벽은 푹신푹신한 털과 같은 미세한 융모들의 숲으로 이루어져서 영양물과 접촉할 수 있는 표면을 더욱 넓히고 있다. 그 총 표면적은 테니스장 두 개를 합친 것과 맞먹는다.

흡수되며, 나머지 10%는 위장과 대장에서 흡수된다. 위벽은 몇 가지 물질(물, 전해물, 술, 아스피린과 같은 어떤 약품)을 제외하고는 아무것도 흡수할 수가 없다. 그러나 소장은 식물 영양소를 비롯하여 약품과 유독한 화학물질들을 물과 함께 흡수할 수 있다.

소장의 내벽은 푹신푹신한 털과 같은 미세한 융모들의 숲으로 이루어져 영양물과 접촉할 수 있는 표면을 더욱 넓히고 있다.

이렇게 소장의 융모들에 의하여 흡수된 물질은 그 융모들 내부에 펼쳐져 있는 모세혈관과 림프관으로 흡수되고 간으로 운반된다. 그러나 니코틴, 알코올, 카페인, 살충제, 제초제, 항생제, 약품, 화학물질, 조미료, 정제식품, 커피와 차 등은 소장의 그 미묘하고 섬세한 점막 장치를 손상, 파괴하거나 영양흡수를 방해하기 때문에 여러 가지 건강 문제를 일으킬 수 있다.

길이가 6m 이상인 소장은 세 부분(십이지장, 빈 창자, 회장)으로 구분되는데, 각 부분마다 특이한 기능이 있고 흡수할 수 있는 영양물질이 지정되어 있다. 단백질은 주로 십이지장에서, 다른 영양소는 십이지장으로부터 2.5m이내의 소장에서 그리고 탄수화물은 주로 소장의 다른 여러 부분에서 흡수된다. 장액에는 특히 여러 부류의 탄수화물 소화를 위한 각종 효소가 풍부하게 들어있다. 소장이 대장 가까이 갈수록 장벽의 주름과 융모는 감소하여 평탄해지고 흡수작용은 둔화된다.

지방과 지용성脂溶性 비타민(A, D, E, K)의 대부분은 소장의 모세혈관과 함께 펼쳐져 있는 림프관에 흡수되며, 그것은 혈관을 거쳐서 다른 물질들과 함께 간으로 운반된다. 림프관 몇 가지를 제외하고는 마치 혈관처럼 전신의 각 조직에 뻗쳐 있으며, 각 조직의 세포에서 새어나오는 액체lymph의 수준을 조절하는 역할을 한다. 또한 림프관은 지방과 단백질과 다른 물질을 순환계로 운반하는 일을 하며, 동시에 그것들에 있는 이물들 즉 세균과 암세포 등을 파괴하거나 몸에서 제거하는 역할을 한다.

매일 소장에 주입되는 액체의 총량은 약 9ℓ (물과 음식물 2, 타액 1, 위액 2, 담즙 1, 췌액 2, 장액 1ℓ) 그 중 8ℓ가 소장에서 흡수된다. 그 나머지는 대장에서 흡수되거나 대변으로 배설된다. 소장에서 물은 영양분 용해와 화학반응을 위한 매체로, 영양분이나 독소를 운반하는 귀중한 방편으로 쓰인다. 그런데 우리 몸은 호흡, 땀, 대소변으로 물을 매일 체외로 배설하고 있다. 그러므로 소화관의 작용을 정상적으로 유지하기 위해서 우리 몸은 계속해서 소비한 만큼의 물을 요구한다. 매일 우리 몸은 3ℓ의 액체를 필요로 하는데, 그중 절반은 순수한 물이어야 한다. 그런데 물은 음식물로부터 대부분 공급되며 부족한 것은 호흡과 피부로도 공급된다.

물은 소화관에서 뿐 아니라 다른 신체기관들을 위해서도 반드시 필요한 기본 물질이다. 혈액의 90%가 물로 구성되어 있으며, 혈액의 원활한 작용을 위해 계속 물이 필요하다. 간과 신장은 신진대사에서 부산물로 생기는 노폐물을 제거하기 위하여 일정한 물을 요구하고 있다. 물의 역할을 알기 위해서는 신장의 작용을 알아야 한다.

신장은 복부 후부에 있는 한 쌍의 기관으로서 매시간 혈액을 두 번 거르는 일을 하고 있으며, 그 결과 하루 1.5ℓ의 소변을 생산한다. 혈액에서 물, 염산, 아미노산, 노폐물 등이 걸러지고, 대부분의 물과 영양분은 혈액으로 재흡수된다. 걸러진 염분과 노폐물(주로 단백질 분해에서 생긴 것) 등은 일단 방광에 저축되었다가 소변으로 배설된다. 그 밖에 신장은 혈압의 조정, 적혈구의 생산, 칼슘과 소듐과 혈액의 다른 중요한 물질을 조절하는 일을 돕고 있다. 그리고 세포들의 수분 유지와 혈액의 산, 알칼리성의 균형을 유지하는 중요한 역할을 감당하고 있다.

소장에서 소화 과정은 약 5시간이 걸린다. 그 과정을 거치는 동안 우리가 먹었던 음식물의 대부분은 소화되어 흡수되고, 대장 가까이 이르러서는 처음 먹었던 음식물의 5%만이 남는다. 소장에서 더 이상 소화, 흡수되지 않는 음식물 찌꺼기는 주로 식물성 섬유질인데, 마지막으로 모두 대장으로 보내진다.

위와 소장과 대장은 서로 연결된 한 소화기관이며, 각 부서의 활동은 서로 간 유대관계 속에 진행된다. 한 예로, 위의 활동을 지배하는 특수호르몬gastrin은 소장과 대장의 활동에도 영향을 준다. 소장에서 대장으로 들어가는 밸브가 열리면, 소장의 남은 음식물 찌꺼기는 연동작용에 의해 서서히 대장으로 옮겨진다.

대장에서 섬유질에 의해 청소가 이루어진다

대장은 소장에 T자형으로 연결되어 있다. 대장의 길이는 1.5m이며 직경은 6.5cm로서 소장의 약 3배가 된다. 대장의 내벽은 소장의 내벽처럼 주름이 지거나 융모와 같은 돌기물이 전혀 없으며 파이프의 내벽처럼 평평한 점막으로 되어 있다. 소화작용의 마지막 과정이 대장에서 이루어지는데, 대장의 주요 기능은, 소장이 미처 흡수하지 못한 물과 염분, 알코올, 약성분 등을 마지막으로 흡수하는 일, 비타민을 생성하는 일이며, 마지막으로 대변을 조성하고 체외로 배설하는 일이다.

대장에서 이루어지는 마지막 소화 작용은 대장에 있는 박테리아들의 활동으로 집행된다. 대장의 점막은 점액을 분비하지만 효소들은 전혀 분비하지 못한다. 소장에서는 위산의 영향으로 균들이 거의 없는 상태였으나, 대장에서 그 반대로 산과 알칼리성 그리고 살균적인 효소까지도 없는 상태이

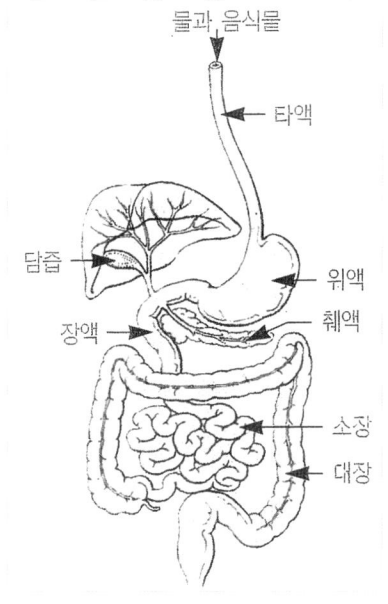

므로 미생물들의 번식처가 되고 있다. 박테리아, 이스트균, 소균류 Fungi, 조류algae 등이 대장에서 번식하고 있으며, 그러한 세균은 400종류가 넘는다.

그런데 대장의 박테리아 가운데는 유익한 것과 해가 되는 것이 있다. 유익한 것을 친구 박테리아라고 하며, 그것은 섬유질과 함께 소장에서 들어온 것이며, 대장에서의 마지막 소화 과정을 돕는 박테리아다. 그러한 박테리아들에 의하여 단백질과 탄수화물이 대장에서 발효되고 마지막으로 분해된다. 그 과정의 부산물로 우리 몸에 대단히 중요한 영양소인 비타민 B군과 K가 생성된다. 그러나 강한 항생제를 복용하는 사람은 나쁜 박테리아뿐 아니라 친구 박테리아까지 죽이는 결과를 초래한다. 그리하여 비타민 B군과 K의 생성에 장애가 생겨 면역기관의 활동 부진으로 병균에 감염되는 등 지장을 받게 된다.

음식물 찌꺼기는 대장에서 약 3~10시간 동안 머물게 되며, 그동안 박테리아의 부식작용에 의해 배설될 대변이 준비된다. 탄수화물이 부식될 때는 가스가 발생한다. 특히 완전 소화되지 않은 단백질의 부식은 고약한 냄새의 가스를 발생시키는 원인이 된다. 정상적으로 소화를 마친 대변은 황갈색을 띤다. 그것은 대장의 박테리아들이 황록색의 담즙 색소를 분해하였을 때에 나타나는 색깔이다. 대변은 물, 무기염류, 박테리아와 그 부산물, 소화되지 않은 음식물 그리고 30% 차지하는 소화관 점막의 퇴락세포 등으로 이루어진다.

대변 색깔은 간, 담낭, 췌장, 위에 관하여 이야기하고 있는 것이다. 어두운 색을 띠고 냄새가 나는 것은 단백질이 제대로 소화되지 않았다는 증거이다. 너무 물기가 많고 거품이 이는 것은 소장의 흡수작용에 문제가 있음을 말해준다. 설사는 대장의 내벽이 병균이나 박테리아에 감염되어 염증이 생기고 물의 흡수가 불가능한 경우에 일어날 수 있다. 또는 정신적으로 스트레스를 받을 때에 혹은 세균들이 위장의 점막 벽을 자극하여 음식물이 소장과 대장을 빠른 속도로 통과하도록 하기 때문에 수분을 흡수하지 못하는 경우에 일어나는 증상일 수도 있다.

변비는 설사와 반대로 음식물이 소화관을 너무 느리게 통과하기 때문에 일어나는 증세이다. 변비의 원인으로는 불규칙한 생활습관, 부적당한 식사, 운동 부족, 긴장된 생활, 약품의 남용 등을 열거할 수 있다. 그러나 그 중에서도 제일 큰 요인으로 섬유질의 부족이다. 대장에서의 소화 과정이 끝날 때쯤 연동운동이 일어나며, 배설 준비가 갖추어진 대변은 항문 쪽으로 밀려 보내진다.

대장의 마지막 부분과 항문 사이에는 두 개의 괄약근이 있는데, 하나는 자율적으로 하나는 타율적으로 움직인다. 하루에 한두 번 정도 특별히 식사 직후에 대장의 강한 수축작용이 일어나며, 그때에 음식물 찌꺼기와 다른 노폐물들이 함께 몸 밖으로 배설된다.

소화불량의 제일의 원인은 과식이다. 소식하는 일이 건강한 위와 소화를 위한 제일의 자연법칙이다. 위산이란 위에서 음식물을 소화시키는 데 불가결한 물질이며 위산이 충분하지 못하면 화학작용이 일어나지 못하여 단백질의 제 1단계 소화를 완성할 수 없게 된다. 제 1단계 소화를 완성하지 못한 단백질은 제 2단계 소화도 제대로 안 되므로 그 단백질은 결국 영양물

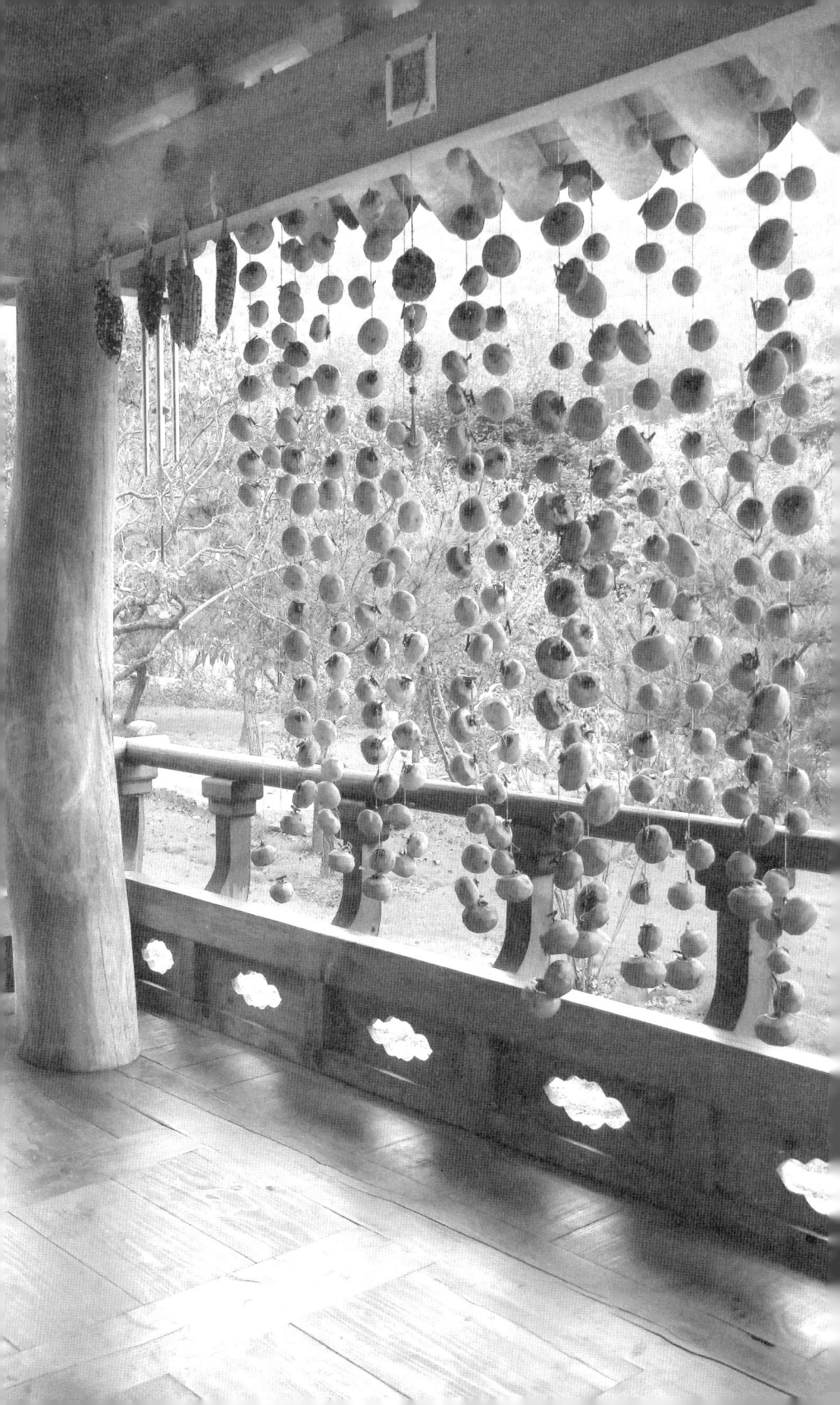

로 흡수되지 않는다.

제 2단계 소화는 십이지장에서 일어나며, 십이지장에서의 소화는 췌장이 소화효소들을 충분히 분비함으로써 가능하다. 위산이 부족했을 때처럼 소화효소들이 부족할 때도 소화작용은 완성되지 않는다. 그 두 가지 중 어느 하나가 결여되어도 소화불량이 일어날 수 있다. 대부분의 경우 소화관 고장의 원인은 우리 몸 밖에서 들어오는 것이 아니고 우리 몸 안에 존재하고 있다.

소화관에 가장 유해한 식사 습관은 밤늦게 식사하는 것이다. 오후 5시가 되면, 소화관은 다른 기관들과 마찬가지로 그 달리는 속도를 늦추기 시작한다. 그것은 밤에 휴식이 필요하다는 것을 의미한다. 밤늦게 한 무거운 식사는 우리의 소화관에 무거운 짐을 지운다. 그리하여 우리 몸은 휴식과 재생, 치유와 회복을 위한 귀중한 시간을 잃어버리게 된다.

기원전 1,000여 년 솔로몬 왕은 "내 아들아, 꿀을 먹어라, 이것이 좋으니라."라고 하였다. 자연산 꿀은 여러 시대를 걸쳐서 의약 목적으로 사용되었으며, 그것은 특별히 소화기관에 유익하다. 자연치유 연구가들은 꿀의 유익이 단당류, 즉 글리코 영양에서 오는 것임을 발견하였다.

위와 소장은 단당류와 단백질로 이루어진 점막에 의하여 보호되는 것이며, 글리코 영양이야말로 점막 형성을 위한 필수 영양임을 알게 되었다. 소화관은 우리가 매일 섭취하는 음식물의 소화, 흡수, 배설작용을 위하여 정밀하게 고안되었고 살아 움직이는 완전한 기계이다. 소화관은 최첨단의 살아있는 완전무결한 기계이다.

건강이란 결코 우연의 소산이 아니다. 섭취하는 음식물이 자연식, 소식, 채식, 생식이어야 하며 그럴 때에 소화관이 최상의 건강 상태를 유지하고 최상의 소화작용을 수행할 수 있을 때에 얻을 수 있는 것이다. 완전하다는 것은 무결하다는 것이다. 인간의 소화관은 완전무결하게 만들어져 있지만, 그러나 그것을 사용하는 사람에 의하여 불완전하게 되고 유결하게 되는 것이며, 건강의 원천이 될 수 있으며 또한 만병의 근원이 될 수도 있다.

효소를 알아야 생명과 건강이 보인다

건강에 대해서, 의학에 대해서, 영양에 대해서 당신이 알아야 하는 참으로 중요한 것은 칼로리를 얻는 것이 아니고 영양소를 섭취하는 것이다. 섭취하는 음식의 탄수화물, 단백질, 지방에 칼로리가 얼마나 있느냐보다는 그것들을 소화시킬 수 있는 비타민, 미네랄, 효소 등의 영양소가 충분히 섭취되어야 한다는 것이다.

곡식의 성장, 과일의 성숙, 사람의 성장, 사람이 일하고 잠자는 일, 숨쉬는 일, 생각하는 일까지도 효소의 작용으로 일어난다. 효소란 생명을 유지하는 물질이며, 사람의 몸에서 일어나는 모든 화학적 반응에 필요한 것이다. 어떠한 무기물, 비타민 혹은 호르몬이라도 효소 없이는 아무 일도 할 수 없다. 우리의 몸을 형성하는 기관과 조직과 세포들은 대사효소들에 의하여 활동한다. 약 십만 종으로 추정되는 효소들은 크게 세 부류로 나눌 수 있다.

1. 소화효소 : 음식물을 소화시킨다.
2. 대사효소 : 신체 조직과 기관의 활동을 유지한다.
3. 식물효소 : 열처리 되지 않은 유기식품에 포함되어 있다.

효소들의 주성분은 단백질로서, 여러 아미노산의 조합으로 만들어진 것이며, 촉매작용catalysis이라고 부르는 특이한 화학적 활동을 한다. 효소는 자신은 소비되지 않으면서 접촉된 물질에 화학반응이 쉽게 일어나게 하고 그 속도를 빠르게 하는 작용을 한다. 효소들이 이러한 작용을 하기 위해서는 단백질이 아닌 물질로 된 조력자들을 필요로 한다. 그 조력자들은 마치 열쇠구멍에 꼭 맞는 열쇠가 따로 있는 것처럼 각 효소에 꼭 들어 맞는다. 어떤 효소들은 조력자로서 비타민과 같은 유기물을 요구하고 어떤 효소들은 아연, 철, 동과 같은 무기물을 요구한다.

효소는 주성분이 단백질이므로 열이나 강한 염분에 손상받기 쉬운 물질이다. 모든 효소는 열에 쉽게 파괴되므로 사람 몸의 체온이 섭씨 43도를 넘어서면 생명을 유지할 수 없게 된다.

식물성 효소는 물의 온도가 섭씨 48~56도일 때에 완전히 사멸된다. 그러므로 열처리한 식물을 먹으면 살아있는 식물효소들을 얻을 수 없게 된다. 온도가 영하로 떨어질 때에는 효소들이 사멸되지는 않지만 불활성 상태로 남고, 온도의 상승을 기다린다. 효소실조는 영양실조보다 더 심각하다. 효소의 동화작용이 제대로 이루어지지 않을 때에 각종 퇴행성 질병, 소화기 질환이 발생한다.

효소를 때로는 소화효소 혹은 식물효소라고도 하며 아래의 세 가지 효소로 가장 많이 알려진 효소가 식물효소들이다. 이 세 가지 효소들은 침과 위와 소장에서 발견되며 그 같은 효소들이 자연 식물들 즉, 가열하지 않은 천연산 과일, 야채, 곡물, 견과류, 씨앗과 해초류에 들어있다.

아밀라아제(amylase) : 탄수화물을 포도당으로 분해시킨다.
프로테아제(protease) : 단백질을 아미노산으로 분해시킨다.

리파아제(lipase) : 지방을 지방산으로 분해시킨다.

이 세 가지 소화효소는 체내에서 각기 최상으로 작용할 수 있는 산과 알칼리의 농도범위가 정해져 있다. 위세포가 분비하는 소화효소 중 하나인 펩신이라는 단백질 분해효소는 위의 산성도가 거의 최정점(pH2)에 이르렀을 때 그 기능을 최고로 발휘할 수 있게 된다. 우리가 음식물을 통하여 얻을 수 있는 프로테아제는 그보다 낮은 산도(pH3~9)에서도 소화작용을 충분히 수행할 수 있다.

사과만 먹어야지 일반 식사와 같이 먹으면 독소가 발생한다

사과를 처음 깨물었을 때에 사과 분자들의 벽은 무너지고, 그 안에 갇혀 있던 효소들이 일제히 와르르 입안으로 쏟아져 들어온다. 더욱 많이 씹으면 씹을수록 음식물의 분자는 더욱 많이 파괴되고 더욱 많은 식물효소 아밀라아제가 입안으로 쏟아진다. 이 사실이 입안에 연결된 부교감신경에 의하여 중추신경에 보고된다. 그리하여 사과의 소화에 필요한 타액을 분비할 것을 명령한다. 소화효소의 적용분비법칙에 따라 사과 소화에 꼭 필요한 양만큼의 소화효소가 타액과 함께 분비된다.

그리하여 사과의 소화 과정은 입안에서 시작된다. 입안의 세 쌍으로 배열되어 있는 타액선들이 침과 함께 소화효소, 특별히 탄수화물을 소화시키는 효소를 분비한다. 이 경우에 사과는 그 자체를 소화시킬 효소들을 지니고 있기 때문에 부가적으로 타액선이 더 많은 효소를 분비할 필요가 없다.

다만 우리에게 요구되는 것은 잘 씹는 일이다. 과일과 채소가 잘 소화되려면 먼저 소화되지 않는 성분인 섬유질이 파괴되어야 하기 때문이다. 그리하여 많은 소화효소의 분비 없이, 사과는 쉽게 입안에서 소화작업의 첫 과정을 마칠 수 있게 된다.

입안에서 첫 소화 과정을 마친 사과는 식도를 통하여 위의 상위부 즉 제 1실로 운반된다. 사과는 거기서 45분에서 1시간 즉, 위벽이 위산을 계속 생산, 분비함으로 단백질 소화를 위한 산성 환경을 조성하기까지 머문다. 이것은 사과를 먹은 다음에 이어서 단백질 음식물을 먹었을 때를 가정해서 하는 말이다. 그럴 경우에 사과는 그 단백질 음식물이 다 소화될 때까지 위에 머물게 된다. 그동안 사과는 입에서 섞인 탄수화물 분해효소들에 의하여 계속 소화가 진행된다. 이때 전분 탄수화물 60~80%가 소화된다.

사과와 같은 과일만 먹고 다른 종류의 음식물을 전혀 먹지 않았을 경우에는 사과는 위에서 오랜 시간 머물 필요가 없게 된다. 사과는 위에서 15~20분 정도 시간을 보낸 다음 바로 십이지장으로 운반된다. 위는 고도의 산성 환경을 조성하여 단백질 소화를 착수하는 것이 그 주요 의무이며, 알칼리성의 타액으로 혼합된 탄수화물은 될 수 있는 대로 빨리 소장으로 내려 보내려고 한다. 이 사실을 우리가 알아야 하며, 그래서 과일은 보통 식사와 같이 해서는 안 된다는 것이다.

십이지장은 알칼리성 환경을 유지하고 있는 소화관이다. 위에서 강한 산과 혼합되어 반죽된 사과(pH4)가 십이지장으로 들어왔을 때에, 십이지장은 첫째로 담즙과 췌장이 분비하는 알칼리성물질 중탄산염으로 산을 중화시키는 일에 착수한다. 그러나 위에 장시간 머물지 않은 사과나 과일들은 아직도 입안에서 섞였던 타액과 소화효소들을 그대로 가지고 있으며 알칼리성에 가까운 상태이다. 따라서 산의 중화작업은 거의 필요 없으며,

췌장은 탄수화물의 소화를 위해 그렇게 많은 소화효소를 분비할 필요 없이 사과의 마지막 소화 과정을 개시할 수 있을 것이다.

그리고 사과는 단당류에 속한 과당이며 많은 화학분해가 요구되지 않는 식품이다. 다시 말하면 쉽게 소화되고 소장에서 흡수될 수 있는 식품이다. 이것은 정상적 소화 과정을 대표하는 것이다. 이 소화 과정에서 소화관은 특별한 스트레스를 받지 않는다. 사과는 소화를 위하여 스스로 소화효소를 지참하였기 때문에, 우리 몸은 소화를 위한 많은 에너지를 저축할 수 있게 된다. 다시 말하면 우리는 사과와 같은 자연식을 함으로 피곤을 느낄 필요가 없어지며, 기분이 상쾌해지는 일까지도 경험하게 된다. 그러나 우리가 불고기를 먹으면 어떤 일이 일어나겠는가?

불고기는 대충 씹고 넘겨도 소화가 된다

왜냐하면 산성식품이므로 입안의 알칼리성 소화액이 필요한 것이 아니고 위의 산성소화액이 필요하기 때문이다. 불고기에는 어떠한 종류의 효소도 존재할 수 없다. 섭씨 118도의 가스불에서 소고기와 채소들을 끓이면 효소들이 일체 사멸하기 때문이다. 불고기는 사과처럼 자기 소화를 위한 효소를 지참할 수 없다. 그러므로 불고기를 소화하기 위해서 우리 몸은 100%의 소화효소를 준비해야 한다. 불고기가 입으로 들어왔을 때에, 그것은 우리 몸에 있어서 이물이므로 소화관과 전신에 일종의 스트레스가 일어나며, 이물에 대한 비상이 걸리게 된다. 불고기는 주로 동물성 단백질인데, 입에서는 단백질 소화를 위한 효소가 전혀 분비되지 않는다.

소고기가 위로 운반되었을 때에, 위는 그 동물성 단백질의 소화에 바로 착수할 수 없으며, 비상한 노력으로 소화 준비 작업을 먼저 갖추어야 한다. 그 소화 작업이 실제로 시작되기까지는 건강한 사람이라면 45~60분이 걸린다. 그러나 건강 상태가 좋지 못한 때나 혹은 나이를 먹은 사람들은 그 준비 시간이 더 오래 연장될 수 있다. 그것은 위의 점막세포가 위산을 생산하는 작업에 시간이 걸리며, 위산의 원재료를 혈액에서 축출해내야 하기 때문이다. 만일 우리의 혈액 가운데서 그 원재료가 충분히 없을 때에는 그 준비 기간이 더 오래 연장된다.

 소화의 핵심적인 기능은 전적으로 혈액의 산과 알칼리의 균형에 의존하고 있다. 우리의 혈액 가운데 위산을 형성하는 원소들이 충분히 있어야만 그 원재료들이 제대로 공급될 수 있다. 그러나 혈액의 균형이 잡히지 않을 때에는 혈액이 그 원재료 공급을 거절한다. 식사를 균형지게 그리고 절도 있게 하지 않으면 정상적인 혈액의 균형을 유지할 수 없다. 제산제antacid를 계속 복용한 사람들은 위를 알칼리성으로 채울 뿐 아니라 그의 혈액까지도 알칼리성으로 만든다.

 혈액이 위산 생산을 원조하지 않을 때에, 소화불량을 위시하여 각종 소화기 질환이 일어나기 마련이다. 위산이 충분히 분비되고 위의 산도가 최고치로 올라가지 않으면 소화효소 펩신은 활동하지 않으며 단백질 소화는 결코 정상적으로 일어나지 않는다. 위액의 산도가 높아지지 않으면 불고기는 소화되지 않은 채 머물게 된다. 불고기가 위에 머무는 시간은 예정 시간을 훨씬 넘게 된다. 다시 말하면, 우리의 위는 그 이물을 제거하기 위하여 여러 가지 갖은 힘을 다하여 고투하며 승강이를 벌여야 하는 것이다.

 위가 무거운 짐을 지고 고투한다는 말은 또한 우리의 정신도 고투한다는 것을 의미한다. 위가 편하지 않으면 정신도 마음도 편해질 수 없다. 많은

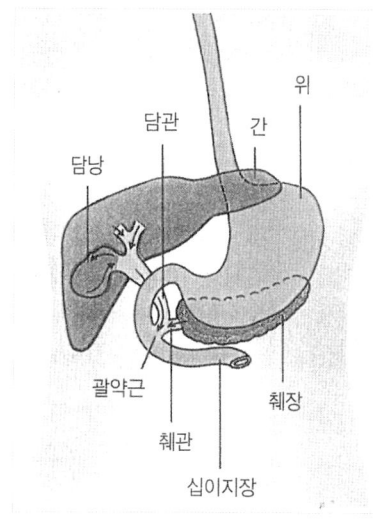

정신적 에너지를 사용하는 사람들이 자기의 위를 다스리는 일은 참으로 중요한 문제임에도 불구하고 이 문제처럼 소홀히 다루어지는 일이 없을 것이다. 정신적으로, 심적으로, 예술적으로 위대한 혼을 가진 사람들이 식욕에 방종함으로, 밥상에 대한 무지로 일찍 생애를 망친 경우가 너무도 흔하다. 위가 혼란 상태에 빠지거나 복통이 일어날 때에, 정신은 절대로 집중되지 않으며, 사상의 혼선과 피로도 뒤따르는 것이다.

불고기가 위에서 여러 시간 승강이를 하다가 위의 아래 문을 겨우 빠져나가 십이지장으로 들어간다. 위에서 많은 시간을 보냈다고 해서 그 불고기가 반드시 완전히 소화된 것은 아니다. 많은 경우에 위에서 예정 시간을 넘긴 식물일수록 완전한 소화를 이루지 못하는 경우가 더 많다. 그러한 음식들은 완전히 소화되지 않은 상태로 소장으로 내려간다.

강한 산성의 위액으로 반죽된 소고기가 십이지장으로 들어오면 십이지장은 산성 환경(pH4)이 된다. 그러나 십이지장은 위와는 달리 항상 알칼리성 환경을 유지해야 한다. 알칼리성 환경에서만 소화 작용을 시작하고 음식물의 마지막 소화 과정을 달성시킬 수 있기 때문이다. 위액으로 반죽된 소고기가 십이지장에 도착하면, 십이지장의 부교감신경은 바로 산성식물을 감지한다. 그리고 그 산성을 중화시킬 알칼리성 담즙은 담낭에서 생산하고, 췌장에 강한 알칼리성 중탄산염을 생산하도록 자극시키는 호르몬들을 분비한다.

　담즙이 분비되었을 때에 불고기의 지방성분은 유화되기 시작한다. 또한 강한 알칼리성 중탄산염이 췌장에서 분비됨으로 지방의 소화 과정이 준비된다. 그 중탄산염은 췌장의 세포에서 생산되는 것인데, 그 원재료 역시 위산처럼 혈액에서 채취되는 것이며, 혈액이 충분한 원재료 공급을 허락할 때에 그 일이 가능하게 된다. 그런데 우리의 혈액 성분이 정상치를 떠나서 산성 과다일 때에는, 혈액은 췌장에게 줄 중탄산염의 원재료 공급을 거절한다. 소화란 실로 우리의 피의 진액으로 달성할 수 있는 신비스러운 생명활동인 것이다.

　담즙과 중탄산염으로 산성의 불고기 반죽이 중화되었을 때에, 이제 마지막 소화 과정으로 췌장이 분비하는 소화효소들인 아밀라아제, 프로테아제, 리파아제 등에 의하여 탄수화물, 단백질, 지방의 소화가 진행되며, 소화가 완성된 소고기의 단백질 성분은 십이지장과 소장의 첫 부분에서 흡수된다. 그리고 어떤 영양소는 소장으로의 여행을 통하여 더 완전한 소화를 이루고 거기서 흡수된다. 이러한 소장의 소화 작용에 있어서, 췌장이 맡은 과업은 참으로 막중한 것이며, 소화 작용 전체를 대표할 수 있는 것임을 우리는 기억해야 한다. 그러므로 췌장을 위장의 통제센터라고 할 수 있는 것이다.

　췌장은 작은 기관이며, 많은 경우 소홀히 취급되기 쉬운 기관이다. 췌장은 보통 크기 이상으로 큰일을 해내는 기관이며, 우리가 먹은 음식물을 처리하기 위하여 매일매일 큰 의무를 수행하고 있는 기관이다. 그러나 그 기능은 무한정한 것이 아니며, 의무를 감당할 수 있는 한계선이 있다. 자기 능력 이상의 과업이 계속 지워졌을 때에, 그것은 확장되고 비대해지는 증상을 나타낸다. 우리가 먹은 불고기가 불행하게도 췌장이 감당할 수 있는 능력 이상의 짐이 되었을 경우에, 췌장비대증이라는 질환으로 발전할 수 있다.

췌장 비대증은 불고기나 정제된 식품을 먹을 때 발생한다

정량 이상의 소화효소 분비가 요구되면 췌장이 확대된다. 위가 확장되었다 또는 심장이 비대해졌다는 말은 잘못되어 병적으로 나타나는 현상을 표현하는 말이다. 만일 동맥이 콜레스테롤로 막혀있다면, 심장은 혈액을 그 동맥으로 통과시키기 위하여 과잉 수고를 해야 한다. 그때 심장비대증이 일어나며 그와 같은 일이 췌장에서도 일어날 수 있다.

정제 과정이나 가공 과정에서 식물효소들을 완전히 제거한 식품을 섭취하였을 때에 사람의 췌장은 과도한 짐을 지게 되고, 소화효소 생산의 막대한 요구 때문에 확대되는 것이다. 알코올 중독이 때때로 췌장의 활동을 불가능하게 만들고, 정제된 식품, 방부제, 화학조미료, 화학첨가물질 등에 의해서 제일 먼저 충격을 입는 신체기관이 바로 췌장이다.

췌장이 정상적으로 작용할 때에 그것은 적응 분비원칙을 따르게 된다. 다시 말하면 췌장은 수요에 따라 효소를 생산, 분비한다. 음식물의 양과 종류에 따라 분비될 효소의 종류와 양이 결정된다. 예를 들면 사과와 같은 과당류이며 스스로 소화효소를 지참한 식품에는 거의 다른 효소 분비가 요구되지 않는다. 그러나 불고기나 정제된 식품을 섭취하였을 때에는, 그 식품에 효소가 전혀 없으므로 소화에 필요한 100% 혹은 췌장의 최대한의 효소 분비가 요구된다. 그 요구가 췌장의 생산 용량의 한계선을 넘었을 때에 췌장은 병적으로 확장된다.

사람의 췌장이 다른 포유동물의 췌장에 비해 월등히 크다는 것이 발견되었다. 64kg의 성인의 췌장은 약 90gr이다. 그런데 38kg의 양의 췌장은 19gr밖에 되지 않는다. 양이 사람에 비해 췌장이 작은 것은 초식, 고 효소 초식을 하는 날것을 먹는 동물이므로 췌장의 도움이 적게 필요한 것이다. 사람의 치아나 장의 구조를 보면 그것은 육식이 아닌 채식을 위하여 고안되었다는 사실을 알게 될 것이다. 모든 생물 가운데 오로지 인류만이 식물의 생명을, 다시 말하면 식물효소의 생명을 죽여서 먹는 존재이다. 여기에 사람의 췌장이 확장되고 질병이 발생하는 원인이 있는 것이다.

췌장이 과잉으로 자극을 받을 때는 첫째, 알칼리성 물질인 중탄산염을 생산하는 기능이 방해를 받아 생산이 중단된다. 단백질은 오로지 소장의 알칼리성 환경에서만 소화를 완성시킬 수 있는 것이며, 충분한 중탄산염 없이는 소화가 불가능하다. 이것은 심각한 문제이다.

둘째, 췌장이 과잉으로 자극을 받고 확장되었을 때에 소화효소들을 생산하는 기능은 타격을 받는다. 탄수화물이 소화되지 않을 때에 가스 발생, 배가 불러오는 증세, 위염, 설사, 복통 등의 문제가 일어난다. 단백질이 아미노산으로 분해되지 않는다면 새 효소들이 만들어지지 않을 것이다. 효소는 여러 아미노산으로 만들어진 것이며 우리 몸의 고체의 4분의 3은 단백질인데 그것은 아미노산으로 형성되어 있고 아미노산을 계속 요구하고 있다.

관절염이 생기는 이유는 무엇인가? 심장병과 골다공증은 어떻게 생기는가? 피부병과 알레르기 증세가 일어나는 원인은 무엇인가? 두통과 권태증은 왜 계속 일어나는가? 그것은 췌장에 문제가 있고 중탄산염과 소화효소들이 제대로 생산되지 못해서 일어나는 질병들이다. 많은 급성과 만성 질환이 소화효소들과 중탄산염의 결여로 인한 소화불량 때문에 발생한다.

백혈구 증가증은 9백 식품, 과식, 과음으로 일어난다

  셋째, 식물효소가 없는 식품을 섭취함으로 췌장이 확장되었을 때에 소화기 문제 이상으로 일어나는 또 하나의 건강문제는 백혈구 증가이다. 그것은 혈류의 백혈구 수가 급증하는 병이다. 정제가공식품의 백혈구 증가증은 다음과 같다.
  생이거나 냉장한 식품: 백혈구 증가가 일어나지 않는다.
  보통으로 요리한 음식물: 약한 백혈구 증가가 일어났다.
  압력요리와 통조림 식품: 온전한 백혈구 증가가 일어났다.
  극도로 정제한 가공식품(탄산음료, 알코올, 백설탕, 백밀가루): 극도의 백혈구 증가가 일어났다.
  싱싱한 자연식품을 섭취하였을 때에는 백혈구 수가 증가하지 않는다. 그러나 정제, 가공한 식품을 먹었을 때에는 백혈구 증가증이 일어나며 특히 폭음, 폭식하면 췌장이 큰 스트레스를 받고 전신에 비상이 걸린다.
  정제, 가공한 식품이 어떻게 백혈구 증가의 원인이 될 수 있는가? 첫째로 정제, 가공한 식품에는 효소들이 결여되어 있기 때문이다. 그러한 음식물을 먹었을 때에 우리의 췌장은 그 결여된 식물효소의 자리를 메울 효소를 100% 그 자체의 저장고에서 찾아야 한다. 작은 저장고에서 충분한 효소를 얻지 못하는 것은 당연한 일이며, 췌장은 불가불 효소의 원재료 공급원인 백혈구 세포들에게 원조를 구하게 된다.
  백혈구란 원래 박테리아, 병균, 이물들로부터 우리 몸을 보호해주는 백색혈구이다. 그 백색혈구의 효소들은 혈류와 함께 이동하며, 박테리아나 이물을 구렁으로 몰아넣고 소화시키는 역할을 한다. 췌장은 인류의 화식습관으로 확장을 계속하여 상당히 커졌다고 하지만 아직도 작은 치수(15cm)를 가진 기관이며, 그 소화효소의 자원을 계속 백혈구에서 구하고 있다. 췌장이 소화문제로 비상이 걸리면, 백혈구들은 췌장의 위기를 극복하기 위하여 총동원된다. 그리하여 혈액 가운데 백혈구가 급증한다.

 백혈구 증가증이란 단순히 췌장 문제만으로 일어나는 증세는 아니다. 출혈, 발열, 감염, 염증 등이 있을 때에도 일어날 수 있는 증세이다. 우리가 정제되고 가공된 식품을 먹었을 때에, 우리 신체는 그것을 박테리아, 병균, 알레르기성 물질 등과 같은 이물 침범으로 간주하고 비상을 내리게 된다. 췌장이 충격을 입고 비대해진다는 것은 우리 몸이 위기에 직면했다는 것이며, 그것을 바로잡기 위한 생리적 현상 즉 항상성homeostasis 현상으로 백혈구 증가증이 나타나는 것이다. 백혈구 증가는 우리의 식사 패턴에 문제가 있음을 직접 우리에게 경고하는 증세인 것이다.

 질병이란 언제나 우리의 면역체계가 최저로 떨어졌을 때에 일어나는 현상인 것이다. 우리는 정제된 식품을 먹을 때마다 우리 몸의 귀중한 면역 에너지를 탕진하고 우리 몸을 위태로운 지경으로 이끌어 가고 있다는 사실을 명심해야 할 것이다. 반면에 우리 몸의 효소 수준을 높이는 식생활을 하려고 노력하면 할수록 우리는 더욱더 건강하고 장수하며 활력에 넘치는 생활을 할 수 있을 것이다. 우리들 앞에 건강과 질병, 축복과 재난의 선택이 놓여있다. 우리가 선택하는 식품의 종류에 따라 그것은 우리 몸을 수리하고 치료하고 살리는 양약이 되거나 혹은 질병과 죽음으로 이끄는 독이 될 수도 있다.

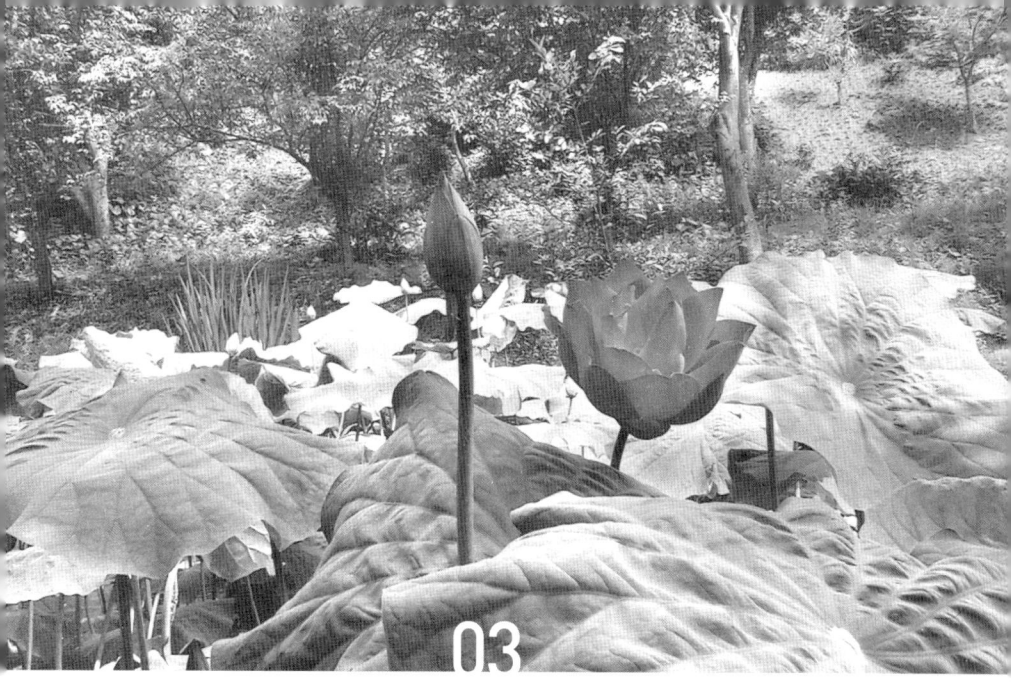

03

불량한 9白 식품을 물리쳐라

●
무엇인가 값있는 것의 최악의 적은 악한 것이 아니다.
악덕이라고 해도 그것대로 가치가 있다.
가장 나쁜 것은 상투적인 것이다.
그것은 수세대부터 전해 내려온 잘못된 식습관이다.
인의예지신충효제(仁義禮智信忠孝悌)의 고정관념이다.
혼외 가장 큰 해악을 끼치는 것은 나날의 피폐이다.

03

불량한 9白 식품을 물리쳐라

일상적으로 먹는 9白 식품이 만성퇴행성 질환을 가져온다

우리는 오래전부터 내려온 식생활 습관을 막연히, 생각 없이, 관습에 의해서 그대로 답습하고 있다. 가공식품과 육식의 위험성과 피해는 이미 우리가 어느 정도 알고 있고 심각한 문제다. 그러나 흰 쌀밥, 흰 밀가루 음식, 흰 설탕, 흰 소금, 흰 조미료, 흰 두부, 흰 우유, 흰 치즈, 흰 닭고기의 위험성은 잘 모르고 있는 것 같다. 우리가 가장 많이 먹고, 거의 매일 섭취하듯이 하고, 우리의 밥상에 제일 많이 차려지는 하얀 음식인 아홉 가지 음식의 피해는 등한시하고 있다.

현미는 거칠고 소화가 잘 안 된다며 싫어하고, 부드럽고 입을 달콤하게 하는 백미를 먹고, 요리할 때에 미각을 자극하고 입에 살살 녹는 맛있는 음식을 만든다고 정제하여 만들어진 흰 설탕, 흰 소금, 흰 조미료 등을 넣으므로 입맛이 당기어 탐닉에 빠진다.

밀기울을 벗겨낸 흰 밀가루로 만들어진 부드러운 빵, 국수, 라면, 과자 등을 먹으려 하고, 성장발육에 좋다고 화학약품이 가득한 흰 우유, 흰 치즈를 일상적으로 마시고 먹는다. 대부분이 수입된 유전자 조작된 콩으로 만든 흰 두부를 건강식품으로 생각하고, 붉은 살코기가 아닌 흰 살코기인 닭고기는 항생제, 성장촉진제 등의 화학물질이 잔뜩 들어있는데도 기름에 튀긴 닭 또는 삼계탕 등을 일상적으로 먹고 있다.

우리 몸을 망가지게 하는 조병식품인 아홉 가지의 하얀 식품을 9白 식품이라고 말하겠다. 대부분 거의 매일 섭취하듯이 하고 있고 우리의 밥상에 제일 많이 차려지는 9백 식품의 피해는 등한시하고 있다는 것이다. 실제로 흰 쌀밥만 먹어도 우리는 고혈압, 당뇨, 골다공증 등에서부터 피부병까지 각종 질병이 발생할 수 있으며, 결국 그로 인해 정상적인 생활이 불가능해지고 일찍 세상을 떠나게 된다.

건강을 지키는 밥상에서 중요한 것은 항상 가장 큰 비중을 차지하는 주식이다. 주식이 먼저 올바르고 제대로 되어야 하며, 그다음에 부식이 올바르게 되어야 한다. 생식을 하지 않고 화식을 하는 것도 문제이지만, 그 화식도 껍질을 벗기거나 깎아낸 정제된 식품이 문제인 것이다.

병에 걸리게 되는 첫 번째 원인은 세균이나 바이러스 때문이 아니고, 병에 걸리게 된 사람의 잘못된 식생활 습관과 육체적 정신적 긴장, 즉 스트레스에 의해 저항력이 약해진 까닭이다. 세균이나 바이러스는 그 최후의 단계에서 자연의 질서의 한 부분으로서 살 수 없게 된 유기체를 다시 흙으로 환원시키기 위해서 등장하는 것에 불과한 것이다.

하얀 쌀밥은 조병식품이다

찹쌀이 독이 있다고 하여 멥쌀을 먹는 사람이 있다. 우리가 먹는 곡식은 찹쌀이든 멥쌀이든 콩, 조, 팥, 수수 등이든, 또한 모든 견과류, 과일, 채소에도 소량의 독소가 있다. 어느 자연식품이든 생명체는 자신의 몸을 썩지 않게, 산화하지 않게 하려는 보호물질이 있으며 그것이 인체에 유해한 면, 유익한 면도 있다. 그러나 그 식품을 껍질까지 먹는 전체 식을 하면 식품 자체에 존재하고 있는 물질로 해소가 되며, 또 우리 몸의 소화기관과 간에서 해독을 시키게 되므로 걱정할 것이 아니다. 민속의학자가 그런 잘못을 말하기도 한다.

백미를 먹던 사람이 멥쌀 현미를 먹으면 껄끄럽고 소화가 잘 안 된다고 하기 때문에 부드럽고 고소한 찹쌀현미를 먹으라고 한다. 그래야 현미식을 쉽게 받아들일 수 있기 때문이다. 찹쌀과 멥쌀의 영양상의 차이는 없으며 단지 찹쌀이 더 차지다는 것뿐이다. 건강을 위해서 현미를 먹게 되지만 오래되면 이제는 건강문제보다는 백미가 맛이 없어서 먹지 못하게 된다. 우리의 고정관념, 습관만 바뀌면 우리의 건강도 바뀌어진다.

병원에서 신장이 나쁘다고 하면 칼륨이 문제라고 현미, 고구마, 과일을 먹지 말고 채소도 삶거나 데쳐서 먹으라는 말을 한다. 의과대학에서 영양학 공부를 제대로 하지 못해서 생기는 괴이한 일이다. 칼륨의 문제는 그것이 무기칼륨인 경우에는 인체에 유해하지만 자연식품에 함유되어 있는 유기칼륨일 경우에는 전혀 문제가 되지 않는다.

인체에 철분이 필요하다고 무기물인 쇳가루를 먹으면 유해하듯이, 시금치 등에 들어있는 철분은 비타민, 미네랄, 효소 등이 유기적으로 결합되어 있는 유기철분이므로 인체에 유익한 것과 마찬가지 이치이다. 만약 자연식품에 있는 어떤 미네랄이 인체에 유해하다는 말을 하는 사람이 있다면, 그는 의인이 아니고 악인일 것임이 분명하다. 무지한 의사가 사람 잡는다.

동양인의 주식은 쌀이다. 쌀의 겉껍질이 왕겨이며, 왕겨만 벗겨낸 것이 현미이고 현미를 도정하여 속껍질인 쌀겨와 씨눈이 제거된 것이 백미다. 한문에서 박柏자는 빈껍데기 박이며 파자 풀이를 하면 백미白米이며, 정력의 정精자는 푸르스름한 쌀을 뜻하는 현미를 의미하는 글자다.

현미는 좋은 영양성분이 많이 있어서 쌀벌레가 빨리 생기지만, 백미는 영양가 없는 빈껍데기이므로 쌀벌레도 잘 생기지 않으며 벌레도 잘 안 먹는 쌀이다. 현미와 백미의 영양 비교에서 보듯이 현미에는 건강 유지에 필수적인 식물성 단백질, 지방, 당분 등이 풍부하므로 식원병의 원인이 되는 동물성 단백질과 지방, 설탕을 따로 섭취할 필요가 없다.

현미와 백미의 영양 비교(100g 당)

	영양소	현미	백미		영양소	현미	백미
1	단백질	7.2g	6.5g	12	니코친산	5.1mg	1.5mg
2	지질(지방)	2.5g	0.4g	13	판토텐산	1.2mg	0.4mg
3	당질(당분)	76.8g	77.5g	14	피오친	4μg	2μg
4	회분	1.2g	0.5g	15	엽산	15μg	10μg
5	섬유	1.3g	0.4g	16	비타민B6	1.0mg	0.5mg
6	칼슘	41mg	24mg	17	이노시톨	120mg	10mg
7	인	284mg	147mg	18	코린	110mg	60mg
8	철	2.1mg	0.4mg	19	P아미노산	32mg	14mg
9	마그네슘	120mg	50mg	20	비타민K	10mg	1mg
10	비타민B1	0.54mg	0.12mg	21	비타민E	1.0mg	0.2mg
11	비타민B2	65mg	33mg	22	휘친산	2.4gr	41mg

* 농촌진흥청 식품분석표와 일본식품 표준분석에 의거한 것임

위의 비교표에 있는 백미의 영양분은 도정 직후의 것이며, 시일이 경과함에 따라 백미 속으로 잡균, 곰팡이 등이 침투하여 영양 손실이 되므로 도정 후 1개월 이상 지난 백미는 비타민, 미네랄, 휘친산 등이 거의 소실된 빈껍데기에 불과하다. 이에 비해서 현미는 단단한 속껍질인 쌀겨와 쌀의 생명인 씨눈이 있기 때문에 살아있는 곡식이 되며 생명을 살리는 음식인 것이다.

현미와 백미의 수은량 비교

	현미	백미
수은 총 함유량	0.09ppm	0.04ppm
배설물의 수은량	0.075ppm	0.001ppm
수은 배설률	83.3%	2.5%
몸속에 남아있는 수은	0.015ppm	0.039ppm

현미의 씨눈에 있는 휘친산이 중금속 해독제다. 현미에는 농약이 많아서 몸에 해롭다고 알고 있어 현미밥 먹는 것을 거부하지만 현미에는 섬유질과 휘친산이 풍부하므로 수은과 같은 중금속이 거의 다 배설되어 버리며, 남은 것은 간에서 해독되기 때문에 위의 표와 같이 오히려 백미에 수은 잔류가 더 많은 것이다.

실제로 오랫동안 현미를 먹은 사람과 백미를 먹은 사람의 머리카락에 있는 수은 함유량을 비교하면 백미식이 현미식보다 열 배 이상 높다는 것이다. 현미의 씨눈에 휘친산 등의 모든 영양소가 집결되어 있으며 씨눈이 있으므로 생명력이 있는 살아있는 곡식이 된다.

특히 곡물의 씨(배아)에는 건위健胃, 정장整腸, 보간補肝 작용을 하므로 위, 장, 간이 튼튼해지고 피로감이 없어지며 고혈압, 당뇨, 심장병, 골다공증 등 모든 병에 좋은 것이다.

현미에 비해 백미는 단백질과 지방이 적으므로 맛이 싱거우며 과식하게 되고 특히 지방이 너무 적기 때문에 고기를 먹고 싶게 한다. 고기를 먹으면 물을 마시고 싶어지며, 술과 담배를 원하게 된다. 현미는 양질의 식물성 지방이 풍부하므로 콜레스테롤 문제가 있는 동물성 지방 섭취가 필요 없게 된다.

어떠한 음식이든 씹어야 침이 나와서 음식물을 소화시킨다. 그러나 정확히 말하면 채식은 꼭꼭 씹어야 되지만, 육식은 대충 씹고 넘겨도 소화가 된다. 왜냐하면 채식은 입속의 침인 알칼리성 소화액이 필요하지만 육식은 위에서 산성 소화액으로 처리된 후 십이지장, 소장에서 소화, 흡수되기 때문이다.

그러나 씹을 때 나오는 타액의 양에 비례해서 위액도 분비되므로 어느 정도는 씹을 필요가 있다. 침은 우리가 먹는 음식물의 50% 이상을 소화시키며 곡식의 경우는 70% 이상을 소화시키므로 꼭꼭 씹어서 먹어야 한다.

물도 사실은 씹어서 먹어야 소화가 되며 위장에 부담을 주지 않는다. 그러나 꿀과 감식초를 탄 물이나 매실 효소를 탄 물의 경우는 씹지 않아도 자체에 비타민, 미네랄, 효소가 있으며 당화되어 있으므로 쉽게 소화흡수되는 것이다. 그러므로 물은 필요 없이 많이 마시면 안 되지만 꿀물이나 효소 물은 많이 마셔도 괜찮은 것이다. 그러나 어느 것도 지나치면 안 된다.

씹는 운동은 어떠한 운동보다도 좋은 운동이다. 그것은 치아와 턱의 발달을 좋게 하며 머리와 전신에 진동을 주기 때문이다. 그러므로 부드럽고 살살 녹는 음식은 피하고 거칠고 단단한 음식을 섭취해야 저절로 오래 씹는 과정이 일어난다.

부드럽고 입에 살살 녹는 백미밥은 변비, 당뇨로부터 시작하여 모든 병의 원인이 되는 조병식품이다. 식이요법으로 우리 몸을 치유할 경우, 가장 중요한 것은 주식을 현미로 바꾸는 것이며 그다음에 간장, 고추장, 된장, 과일, 채소 등을 선택해야 한다.

조선인은 으레껏 흰 찹쌀보다는 잡곡밥이 좋고, 정월 대보름 날에 오곡밥 먹는 풍습을 자랑하고 있으나, 사실은 별로 좋은 일이 아니다. 도정된 흰쌀에 콩, 율무, 수수, 조 등을 조금 넣은 잡곡밥은 안 넣은 것보다는 좋겠지만, 현미 한 가지만 섭취하는 것과는 비교가 되지 않을 정도로 영양이 부족하다. 그리고 현미에다 잡곡을 섞는 것도 좋은 것이라 할 수 없다. 왜냐하면 효소 공부를 해서 이제는 알겠지만 한 가지 식품에는 한 가지 효소만이 작용하므로 한 번에 여러 가지 곡식이 섭취되면 소화가 잘 되지 않고 위장에 가스가 찬다는 것이다.

한 번에 여러 가지 과일을 먹어서는 안 되는 것과 마찬가지로, 한 번에 여러 가지 곡식을 섭취하면 소화가 제대로 안 되고, 결국 소화가 안 되면 불완전 소화가 되며, 불완전 소화물은 독소가 되어 신체를 공격한다. 마찬가지로 오곡밥은 보름날이나 한 번쯤 재미로 먹으면 좋을 것이다.

정월 대보름에 호두나 잣 같은 견과류를 먹을 때에 오곡밥 먹고, 부럼 먹고, 과일을 먹으면 당신의 뱃속은 난리가 난다. 평소에 견과류를 조금씩 먹어야 좋은 것이지 보름날 한꺼번에 많이 먹으면 꼭 가스가 찬다. 혁명이란 것도 자연식을 하는 민주화 혁명은 좋은 것이지만 성질이 전혀 다른 여러 가지 음식을 한꺼번에 먹어 뱃속이 난리가 나는 군사혁명을 일으켜서는 안 된다. 그래서 명절이나 보름날에는 화장실을 들락날락하게 되는 것이다.

먹지 마라는 것이 아니다. 아무리 자연식품이라도 먹는 방법과 순서가 있다. 밥상 혁명도 순서가 있다. 이 문제는 중요하므로 뒤에서 자세히 설명할 것이다. 오래전부터 내려온 전통이나 관습도 이제는 변화되어야 한다.

전통이라는 것은 고수하라는 것이 아니고 시대에 맞게, 현실에 맞게 변화되어야만이 그것의 의미가 살아난다.

현미밥을 오래 먹다 보면 꼭 건강을 위해서 억지로 먹는 것이 아니고, 이제 백미밥은 맛이 없어서 싱거워서 먹을 수 없게 된다. 현미가 거칠고 씹기가 안 좋다고 불평하는 것을 보면 사람이 얼마나 나약하고 가련한 동물인지 다시 생각하게 된다. 현미 생쌀도 아닌 익힌 현미밥 씹는 일을 거부하는 사람이 정말 온전한 양식을 가진 자인지 의심스러운 것이다. 아무리 사회적으로 높은 지위에 있고 지성인, 지식인, 예술가, 의사, 목사, 스님일지라도 도정하여 벌레도 잘 안 먹는 빈껍데기 백미밥을 먹는 사람은 나약하고 가련한 사람에 불과하다.

무엇인가 값있는 것의 최악의 적은 악한 것이 아니다. 악덕이라고 해도 그것대로 가치가 있다. 값있는 것의 최악의 적은 상투적인 것이며 관습적인 것이다. 우리의 삶의 활력을 떨어뜨리는 것은 일상의 관습적인 생활양식이다. 이제는 현미자연식을 하라. 백미밥을 먹는 사람이 생명, 사랑, 자유, 평화, 민주, 생태, 환경, 유기농 운동의 기차를 들고 다닌다면 그 사람은 말잔치만 늘어놓은 빈껍데기 박柏이라고 해도 크게 어긋난 표현이 아닐 것이다.

하얀 밀가루는 썩지 않는다

너무나 많은 사람들이 자신들이 행하는 악에 대해서는 생각하지도 않으면서 남이 행하는 악에 항의하는 것만으로 만족하고 있다. 너무나 많은 사람들이 자신들이 만들고, 팔고, 먹는 밀가루 제품의 악에 대해서는 생각하지도 않으면서 남이 고속도로 휴게소에서 불량식품을 팔거나 학교급식에 저질 재료를 사용하는 것들에 항의하는 것만으로 만족하고 있다.

종합병원 로비에 가면 화려한 인테리어의 빵집, 도넛가게, 영문자의 고급스런 커피점, 인스턴트 식품가게가 병들어 아픈 사람들을 먼저 맞이하고 환영하고 있다. 설탕과 유지가 듬뿍 들고 섬유질은 전혀 없는 썩지 않는 수입 밀가루로 제조한 불량식품만 가득 진열한 가게들이 아픈 사람들을 치료한다는 병원과 평화롭게 공존하고 있는 현실은 희극일까? 비극일까? 국민의 건강을 염려한다는 의료 관련 당국과 공직자, 병원장, 의사들은 지금 어디에서 무슨 생각을 하고 있으며 무엇을 먹고 있을까?

쌀을 주식으로 하는 조선인의 식탁에 이제 수입밀가루와 고기가 점차 그 자리를 넓혀가고 있으며 쌀의 소비량이 줄어들고 있다. 그래서 남는 쌀로 쌀 막걸리, 쌀 과자, 쌀 피자, 쌀 음료수, 쌀 식빵이 상품화되어 팔리고 있다. 밀에도 쌀과 마찬가지로 겉껍질, 속껍질, 씨눈이 있으며 겉껍질만 벗겨낸 것이 통밀이며, 통밀에서 속껍질과 씨눈을 제거하여 가루로 만든 것이 흰 밀가루다.

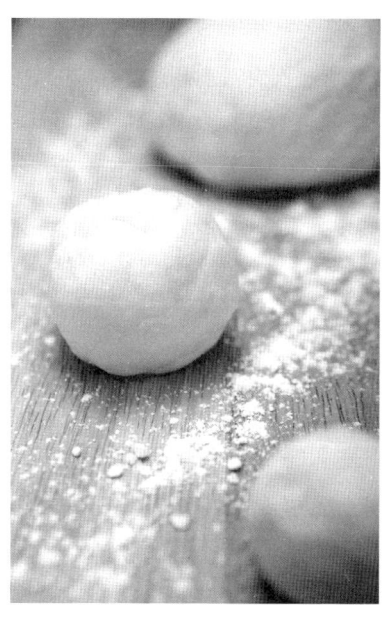

속껍질과 씨눈이 있는 것이 밀기울이라고 하며 밀기울을 제외한 나머지 것이 내배유라고 하는 백밀이다. 밀가루는 밀의 내배유 부분을 가루로 만든 것이며 밀의 종류

와 글루텐 함량에 따라 강력분, 중력분, 박력분으로 나누어진다.

수입 밀이 조선에 입국한 것은 50년이 되었으며 우리 밀은 수입 물량의 0.01%만이 생산되고 있는 실정이다. 밀은 한자로 소맥小麥이라고 하며 보리를 대맥大麥이라고 하는데, 맥麥이라는 말은 겨울冬을 딛고 일어난來 의지의 에너지를 갖고 있는 것을 의미한다.

밀에는 점성이 강한 특수한 성분인 글루텐이 있으며, 이것이 겨울의 시련을 감당해온 인내의 성분이므로 글루텐으로 만든 음식을 먹게 되면 겨우내 이겨낸 밀의 인내의 파장을 받아들이는 것이다.

추운 겨울을 지내므로 병충해가 없고, 농약을 거의 사용하지 않는 것이 밀의 좋은 점인데, 수입 밀의 문제가 되는 것은 미국이나 호주에서 밀 재배 시부터 자국 내에서도 금지된 농약을 수출되는 밀에 살포하고 있으며, 조선에서 사용 금지된 농약인 마라치온, DDT, 파라치온메틸도 사용하고 있는 것이다.

또한 장기 저장과 원거리 수송 과정에서 발생할 수밖에 없는 바구미, 쌀도둑, 대나무좀, 각종 나방, 진드기 등의 피해를 막기 위해 밀 수출국에서는 수확 후 농약 처리를 하게 된다.

미국이나 호주에서는 수확 후 농약을 합법적으로 사용하는 제도가 있어 다음과 같이 20여 종을 사용하고 있으며, 이 중에서 16종은 일본에서는 사용이 금지된 농약이다. 마라치온, 아레스린, 시안화칼슘, 피페로보뷰틱사이드, 피레스린, 청산, 인화알루미늄, DDVP, 인화마그네슘, EDB, 아유화탄소, 사염화탄소, EDC, 글로르파크린, 클로로포름, 염화메틸렌, 프로피온산, 초산, 비소, 포름알데히드가 그것이다.

조선 정부가 15년 전에 수입 밀에 대한 농약 잔류기준 완화조치를 실시하게 된 사유는 미국산 밀의 농약 잔류사건이 그 배경이다. 미국산 밀에서 강력한 발암물질인 MBC(카벤다짐)가 132배 검출되었다고 보사부에서 발표하였는데, 제분공업협회가 한국 과학기술원에 재검사를 의뢰한 결과 MBC불검출이라는 상반된 검사결과가 나와 사건이 터진 것이다.

이 사건이 터졌을 때 우리 국민들은 반송 조치해야 한다는 쪽으로 여론이 모아졌지만, 그러나 곡류무역관행상 반송이 안 된다는 사실이 뒤늦게 밝혀져 식량이 얼마나 큰 무기인가를 인식하게 되었다.

곡물 수출상들은 수입국의 검역 과정에서 통과불허 판정을 받아도 곡류무역관행상 책임지지 않는다는 조건하에서 계약을 맺기 때문에 미국 검역기관인 ODA의 적합 판정을 받아 수입한 밀은 클레임을 제기할 수 없도록 되어있다는 것이다. 이처럼 줄 것 다 주고 사오는데도 그 권리조차 제대로 행사할 수 없는 불평등 계약으로 조선은 일방적인 피해자가 되는 것이다.

정백 가공에 의한 자연 식품의 영양 손실률(%)

영양소 식품	회분	칼슘	철	마그네슘	크롬	아연	망간	셀레늄	구리	비타민 B6	비타민 E
백미	54	80	64	83	75	75	45	86	26	100	100
소맥분	75	60	76	85	40	78	86	16	68	72	96
백설탕	80	98	96	98	93	98	89	100	83	100	100

농약 범벅이 되어 있는 밀에서 도정을 하게 되면 속껍질과 배아가 있는 밀기울이 없어지고 빈껍데기 밀가루만 남게 된다. 위의 표에서 보듯이 도정한 밀가루에는 칼슘, 철, 마그네슘, 셀레늄, 비타민 등 열한 개 영양소가 거의 다 소실되어 버린다.

그러나 위의 표는 도정 직후 분석한 것이므로 한 달 이상 지난 밀가루라면, 밀가루는 백미와는 달리 가루 상태로 되어있어 더 쉽게 변질되므로 우리 몸에 중요한 비타민, 미네랄은 완전히 없어진다.

오래전에 일본 주부가 이사 가기 위해 지하실 정리를 하던 중 수입 밀가루가 있어 자세히 살펴보니 30년이 지난 것인데 썩지도 않고 조금도 변하지 않은 것에 경악하여 비디오 고발을 한 사건이 있었다.

썩지도 않는 밀가루를 사용하여 만드는 식품은 빵, 국수, 라면, 과자, 자장면, 햄버거, 피자 등 종류가 다양하다. 그런데 이러한 먹을거리를 만들 때에 제조공장에서는 다시 다양한 식품첨가물을 넣는다.

케이크는 계란, 설탕, 유지의 덩어리다

다른 사람들이 자기와 같은 생각을 품고 있지 않다고 해서 그들의 생각이 틀렸다고 주장하는 것은 어처구니없는 일이다. 자기의 도덕과 자기의 믿음의 불굴의 규칙을 다른 사람들에게 강요하려고 드는 것은 우스운 것이다. 다른 사람들이 계란, 설탕, 유지, 밀가루로 만들어진 부드러운 케이크를 좋아한다고 해서 그들의 의식이 나쁘다고 주장하는 것은 어처구니없는 일이다. 자기의 자연식과 채식의 신념에 대한 불굴의 규칙을 다른 이들에게 강요하려 드는 것은 우스운 일이다. 자신은 자기 자신으로, 다른 이들은 그들 자신으로 존재하도록 놓아두라. 그것이 가장 현명한 길이다.

전에는 관심 있는 것이 많아서 직장 다닐 때에 야간에 요리학원 3개월 과정, 제과제빵학원 6개월 과정을 다녔으며, 퇴직 후에 파리바게뜨 빵집을 2년 동안 운영해 보아서 빵 만드는 재료에 대해서 잘 알고 있다. 믹서에서 수입 밀가루, 계란, 유지, 설탕, 우유 등으로 혼합한 끈적끈적한 덩어리는 성형하고 발효시켜 오븐에서 구워낸다.

그러면 고소하고 향기로운 냄새와 스폰지처럼 부풀어 오른 갈색의 빵은 정말 천사의 볼처럼 멋지다. 그런데 그것이 입안에서 씹고 넘기어 위장에 들어가게 되면, 결국 그 멋진 빵은 끈적끈적한 밀가루 반죽 덩어리로 바뀌어 버리고 만다.

처음의 밀가루 반죽물을 먹으면 될 것을 괜히 쓸데없는 장난만 친 것이다. 결국 씹고 넘기면 위장에서는 끈적끈적한 밀가루 반죽물이 될 뿐이다. 이러한 물질을 당신의 위장에 집어넣고도, 당신은 삶과 사랑과 예술을 위해서 열정과 신념을 가질 수 있겠는가? 위장은 이러한 물질을 소화시키기 위해 혼신의 힘을 다하였으며, 그러고 나면 더 이상 기력과 열정, 신념은 남게 되지 않을 것이다.

빵도 문제이지만, 특히 케이크는 주원료인 밀가루보다는 계란, 설탕, 유지의 양이 더 많으므로 부드럽고 입에 살살 녹는다. 그래서 씹어지지 않고 그냥 목으로 넘어가게 되므로 문제가 생긴다.

앞에서 소화작용을 공부하였듯이, 탄수화물은 입에서 꼭꼭 씹어야 소화가 되지만 단백질은 위에서 위산으로 소화가 시작되고, 지방은 십이지장에서 소화가 시작된다. 그런데 케이크는 탄수화물인 밀가루와 설탕, 단백질인 계란과 우유, 지방인 유지와 크림이 섞여진 물질이다. 케이크는 소화관의 기능을 무시한 제품이다. 결국 당신의 소화기관은 그 물질을 소화시키지 못하고 가스를 발생하며 위장을 쓰레기로 쌓이게 만든다.

우리의 위장 내의 물질과 강바닥에 쌓인 검은 슬러지는 어떤 차이가 있는가? 그 질문에 대한 답, 만일 당신이 케이크 같은 쓰레기 식품을 즐겨 먹는다면 그 차이는 거의 없다 라고 할 수 있다는 것이다.

미각은 음악의 감지방식과 마찬가지로 경험에 의해서 길러지고, 경험은 결국 연습의 일종이라는 것을 우리는 알아야 한다. 인식은 저절로 일어나는 작용인 것처럼 보이나 실제로는 학습된 현상이다. 몸이 겪은 경험을 포함하여 우리가 살고 있는 세계는 우리가 배운 인식방법에 의해 조종되고 있다. 자신의 인식을 바꾸면 자신의 몸과 세계에 대한 경험도 바뀐다.

당신이 지금까지의 미각과 의식을 가지고 쓰레기 같은 케이크를 집어 든다면, 당신의 몸과 세계는 바뀌지 않는다. 이제 케이크 문화는 버려야 한다. 그것이 롤케이크든, 파운드케이크든, 생일케이크든, 당신의 생일날에 케이크 대신 여러 가지 과일들로 아름답게 장식하여 올려놓고 촛불을 켜라, 그 빛으로 위험한 밥상이 아닌 사랑의 밥상으로 혁명을 일으켜라.

당신이 세상을 바꿀 수는 없어도, 세상을 보는 눈을 바꾸어 보아라! 그러면 어느 날 세상도 바꾸어질 것이다.

설탕은 세상에서 가장 달콤한 독이다

가장 포악한 것은 빈궁이나 질병이 아니다. 인간 상호 간의 잔혹성이다. 그 잔혹성이 보여지고 알려지면 우리는 그것을 물리치고 피해갈 수 있다. 그러나 자기도 모르게 저지르는 해악, 무지에 의해서 저지르는 해악에 대해서는 우리는 둔감하다. 자신이나 자신의 가족에게만 아니면 어떠한 행위도 가책을 느끼지 않는 경우다. 그것이 자신의 이념에 의해서일 수도 있고, 자신의 이익을 위해서일 수도 있으며, 선의에 의해서도 저지를 수 있는 해악이다. 그것은 정치, 경제, 종교 문제에 의해서일 수도 있으며 식품에 의해서일 수도 있다. 서서히, 은밀히 그 피해가 우리의 건강을 좀먹게 하고 우리의 삶을 파괴하는 그 잔혹성을 우리는 간과하고 있다.

달콤한 사랑과 같이 세상에서 가장 달콤한 설탕이라면 당신은 그 유혹에서 쉽게 헤어나오지 못할 것이다. 지금 당신이 식후의 여유를 즐기며 마시는 한 잔의 커피, 애인과 함께 벤치에서 손에 들고 사랑의 눈길과 함께 핥아 먹는 아이스크림, 엄마의 애정 어린 눈과 손으로 젖먹이 아이에게 물려주는 젖병, 직장과 업무의 스트레스를 연기와 함께 길게 뿜어내는 한 개피의 담배, 퇴근 후 동료들과 어울리며 정치와 경제에 신랄한 비판을 하며 뜯는 숯불갈비, 열을 올리며 먹는 뜨거운 매운탕, 이 모든 것들 속에 「늑대와 함께 춤을」이라는 영화 속의 백인 주인공이 인디언에게 건네주는 그 설탕이 들어있다는 것이다. 백인이 가져온 가장 저주받을 물건이 바로 세상에서 가장 달콤한 독이라는 하얀 설탕이다.

식품은 언제 식품이며, 언제 독이 되는가에 대해 1957년 윌리엄 코다마틴 박사의 연구 내용을 보면 독이란 "의학적으로 신체에 사용되었거나 섭취된, 또는 체내에서 생성된 병을 유발하거나 유발할 가능성이 있는 모든 물질이며, 물리적으로는 촉매의 활동을 억제하는 모든 물질을 가리키는데, 촉매란 보조물질로서 반응을 활성화시키는 화학물질이나 효소를 말한다."고 한다. 사전은 독을 더 폭넓게 정의하고 있다.

즉 "유해한 영향을 끼치거나 자연적인 상태를 교란시키는 것"이다. 마틴 박사는 정제된 설탕을 독으로 분류하였는데, 그 이유는 정제된 설탕은 자체의 생명력과 비타민과 무기질이 고갈되었기 때문에 남은 것은 순수한 정제된 탄수화물로 구성되었고, 몸은 이 고갈된 단백질, 비타민, 무기질들이 없으면 정제된 전분과 탄수화물을 이용할 수 없다는 것이다. 정백가공에 의한 자연식품의 영양 손실률에서 보듯이 설탕은 비타민, 미네랄이 거의 소실된 화학약품인 것이다. 설탕은 체내의 비타민과 미네랄을 고갈시킨

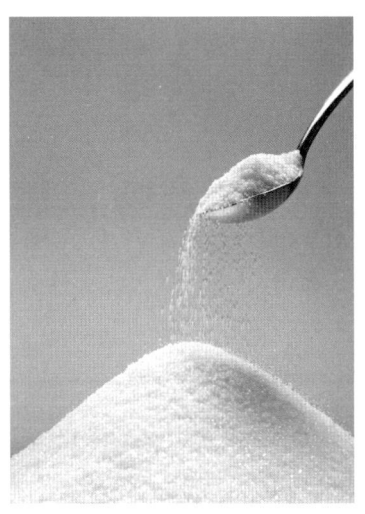

다. 정제된 설탕은 영양학자들이 텅 빈 또는 벌거벗은 칼로리라고 부르는 것이므로 사람이 먹었을 때 치명적이다. 정제된 설탕은 사탕무나 사탕수수에 들어있는 천연의 무기질들이 결핍되어 있으며, 설탕은 소화, 해독, 배설 과정에서 체내의 귀중한 비타민과 미네랄을 고갈시켜 버리는 성질을 갖고 있다.

매일 섭취되는 설탕은 지속적인 산(酸) 과잉 상태를 초래하며, 이러한 불균형을 바로잡기 위해서 신체의 깊은 곳으로부터 더욱더 많은 무기질들을 요구하게 된다. 그리고 마침내 혈액을 보호하기 위해 뼈와 치아로부터 너무 많은 칼슘이 빠져나가 부식 및 일반적인 약화현상이 시작된다. 과량의 설탕은 결국 신체의 모든 기관에 영향을 미친다.

처음에 설탕은 포도당(글리코겐)의 형태로 간에 저장된다. 그런데 간의 용량은 한정되어 있으므로 매일 계속되는 정제된 설탕 섭취는 곧 간을 풍선처럼 부풀게 만든다. 간이 최대 용량까지 차고 나면 여분의 글리코겐은 지방산의 형태로 혈액으로 되돌아간다. 그리고 이것들은 신체의 구석구석까지 운반되고 가장 비활동적인 부분들인 복부, 엉덩이, 가슴, 허벅다리에 저장된다.

이러한 비교적 무해한 장소들이 완전히 차고 나면 지방산들은 활동적인 기관들, 예를 들면 심장이나 신장과 같은 장기들에 분포된다. 이러한 장기의 활동이 느려지고, 마침내 그 조직들은 퇴화되어 지방으로 변한다. 신체 전체가 이들 기관의 활동 저하에 영향을 받게 되고, 혈압이 비정상적으로 된다.

부교감신경계가 영향을 받게 되며 소뇌처럼 부교감신경에 의해 조절되는 기관들이 비활동적으로 되거나 마비된다. 순환계와 림프계로 침범당하며, 적혈구의 질이 변하기 시작한다. 백혈구가 너무 많아지고 조직 형성 과정이 느려진다. 우리 몸의 내성과 면역력은 더욱 위축되어 그것이 추위든, 더위든, 모기든, 세균이든 불문하고 극한 공격에 제대로 반응하지 못한다.

과다한 설탕은 두뇌의 기능에 강력한 악영향을 미치게 된다. 체계적인 두뇌기능의 핵심적 요인은 글루타민산인데, 이것은 많은 채소의 주요 성분이다. 비타민 B군은 뇌 속의 촉진이나 억제반응을 일으키는 상반되면서 동시에 보완적인 역할을 하는 화합물들로 글루타민산을 분해하는 데 주된 역할을 한다.

또한 비타민 B군은 인간의 장에 공생하는 박테리아에 의해서도 제조된다. 그런데 정제된 설탕이 매일 섭취되었을 때 이러한 박테리아들은 위축되어 죽어버리며, 우리 몸의 비타민 B군 비축량이 매우 적어진다. 과량의 설탕은 사람을 졸리게 하고 계산과 기억 능력을 잃어버리게 만든다.

그건 독약이에요, 난 설탕을 먹지도 않고 집에 두지도 않아요

설탕으로 인한 모든 육체적, 정신적 질환을 슈거블루스sugar blues라고 이야기한 뉴욕 포스트 수석기자 윌리엄 더프티가 설탕에 대해 아무것도 모르고 어수룩했던 때 당시의 유명한 여배우 글로리아 스완슨을 맛났을 때의 일이다.

그때 나는 뉴욕 변호사협회의 5번가 사무실에서 열린 오찬 모임 겸 기자간담회에 가게 되었다. 조심스럽게 간담회장에 들어설 때만 해도 별다를게 없었다. 그 방에 있던 어느 누구보다 명민하고 사려 깊던 글로리아 스완슨은 옆자리에 놓인 자기 가방을 치우고 내가 앉을 자리를 마련해 주었다. 스크린 밖에서 그녀를 한 번도 본 적이 없었던 데다가, 거기서 그녀를 보리라곤 생각지 못했기 때문에 나는 몹시 당황했다. 음식을 맡은 요식업체의 직원이 양념한 훈제 쇠고기를 얹은 검은 호밀 빵, 살라미소시지를 얹은 거친 호밀 빵, 고급의 일회용 잔에 담긴 커피, 각설탕 등 간단한 먹거리를 내왔다.

뉴욕의 유수 일간지에서 온 동료들은 음식을 서빙받는 중에도 여전히 이야기를 주고받고 있었다. 나는 샌드위치 포장을 벗기고 커피잔 뚜껑을 열고는 각설탕 하나를 집었다. 각설탕 포장을 막 벗기려 하는데 글로리아 스완슨이 단호한 어조로 속삭였다.

"그건 독약이에요. 난 설탕을 먹지도 않고 집에 두지도 않아요." 나는 벼랑 끝에서 끌어당겨진 사람처럼 그녀를 쳐다봤다. 그녀는 눈을 크게 뜬 채 가지런한 흰 이를 보이며 미소 짓고 있었다. 그녀는 사악한 럼주에 반대하는 캐리네이션, 금십자가를 바라보는 윌리엄 제닝스 브라이언, 다진 돼지고기 요리를 받아든 모세 같아 보였다. 쿠키통에서 한 줌 쿠키를 꺼내다 걸린 아이처럼 나는 그만 각설탕을 떨어뜨리고 말았다. 그녀는 우리가 먹는 어떤 음식도 잡지 않았고 대신 직접 준비해 온 점심식사를 들고 있었다. 아마도 나무에서 자연스럽게 익은 어떤 농약도 치지 않은 그런 것이었을 것이다. 그녀는 내게도 조금 권했는데 내 평생 그보다 맛있는 것을 먹어보지 못했다고 그녀에게 말했다.

그녀의 독특한 건강식에 대한 전설은 익히 알려진 바이며, 노화를 거부하는 듯한 그녀의 외모에 대해서도 여러 편의 시가 쓰여졌다. 그녀가 무언가 아주 옳은 일을 하고 있다는 것을 믿지 않을 수 없었다. "독극물을 먹고 있는 사람들을 보면, 난 아주 기분이 나빠져요. 사람들은 자신을 위해 바른 길을 찾아야 해요. 힘든 일이긴 하죠. 사람들이 내 앞에서 풀을 뜯어먹는다 해도, 독약을 먹어대는 것에 비하면 놀랄 일도 아니에요. 하던 거 계속 하세요." 그녀는 내게 속삭이면서 커피에 설탕을 타도록 내버려 두었다. "흰 설탕을 드시는 건 자살행위예요. 내가 신경 쓰는 건 그거랍니다." 그녀는 다시 한 번 흰 이를 빛내며 미소 지었다.

치질과 간염, 대상포진, 눈병 등의 종합병원이 된 윌리엄 더프티는 어느 날 부엌에서 설탕을 모두 내다 버리고, 설탕이 든 식품, 시리얼과 통조림 과일, 수프와 빵을 버렸다. 그리고서 3일간 엄청난 고통과 메스꺼움, 깨질 것 같은 편두통을 겪었다. 그러나 다음날 아침에는 뜻밖의 일이 일어났다.

탈진 상태에서 땀을 흘리고 온몸에 경련을 일으키며 잠을 잤지만, 아침에는 새로 태어난 기분으로 일어난 것이다. 곡물과 야채는 마치 신들이 보내온 선물과도 같은 맛이었다. 이어지는 며칠 동안 기적이 계속해서 일어났다. 항문의 출혈이 멈추었고, 잇몸의 출혈도 멎었으며 피부가 깨끗해지기 시작하고, 퉁퉁 부은 살에 묻혀있던 손과 발의 뼈가 드러났다. 아침이면 침대에서 벌떡 일어났고, 머리가 다시 작동하는 것 같았다.

더 이상 어떤 문제도 없었으며 셔츠와 신발이 헐렁해졌다. 그리고 어느 날 면도를 하다가 내게도 턱이 있다는 사실을 깨달았다. 5개월 후 92kg에서 61kg으로 날씬하게 살을 뺏고, 그 결과 새 몸과 새 정신, 새로운 삶을 얻게 되었다는 것이다.

설탕은 치과의사의 기쁨이다

양심적 설탕 거부자는 외롭다. 온종일 사는 것이 술 취한 사람이 지뢰밭을 용케 걸어가는 것만큼이나 조마조마하다. 내용물이 불분명한 것들이 입속으로 매순간 들어가고 있다. 자식을 키우는 엄마들은 아이들이 밥을 먹고 나서 또는 잠자기 전에 양치질을 했는지에 매일 신경을 곤두세우고 있다. 치과의사 또는 구강관리를 얘기하는 사람이나 광고에서는 3*3*3 양치를 하라고 한다. 하루에 3번, 식사 후 3분 이내에, 3분 동안 이를 닦아야 한다고 한다. 치약에 설탕이 들어있는지 의심해 본 적은 있는지? 불소치약은 충치예방에 정말 효과가 있으며 다른 문제를 야기하지 않는가 생각해 본 적은 있는지?

치약을 만드는 재료가 무엇인지 알아보면 정말 치약이 이를 건강하게 하고 충치를 예방해주고 다른 피해는 전혀 없는지 판단할 수 있을 것이다. 그러나 내용물이 정확히 표기된 치약은 없다. 조그맣게 쓰여진 글씨를 보더라도 도무지 무슨 말인지 알 수가 없다. 대부분의 치약은 불화나트륨, 설탕, 향료, 색소, 계면활성제, 돌가루, 표백제 등이 들어있는, 말 그대로 화학약품일 뿐이다.

이러한 물질들은 우선 당장은 치아를 희고 깨끗하게 하며 입냄새를 없애 주는 효과가 있겠지만 장기간 사용 시는 이러한 명백한 화학물질들이 이를 상하게 만드는 요인인 것이다. 그것도 3*3*3식의 양치질을 한다고 하는 것은 이를 망치게 하는 가장 확실하고 효과적인 방법이라고 할 수 있을 것이다. 이를 건강하게 하는 방법은 육식, 유란제품, 9백 식품을 피하는 올바른 식생활에 의해서 유지되는 것이지 피부가 나쁘다고 하여 아무리 화장품을 바른들 좋아지지 않는 것과 같은 것이다. 충치를 만드는 가장 큰 요인은 설탕의 섭취로 인한 것이며 설탕은 치과의사의 기쁨이다.

1974년 3월 일본군 장교 히로 오노다 중위는 태평양전쟁 종전 사실을 모른 채 필리핀 섬에 30년간 숨어 지낸 후 밀림에서 벗어났다. 섬의 밀림에서 숨어살던 그는 마침내 도쿄의 집으로 돌아갔다. 의사의 검진 결과 건강에 이상이 없었으며 충치가 없는 건강한 치아를 가지고 있었다. 밀림의 섬에는 치약도, 불소도 없었다. 분명한 것은 설탕을 안 먹었기 때문이다. 그 당시 오노다 중위와 같은 군인들은 일본 영토에서 생활하는 동안 치아가 거의 다 망가져 있었다.

1975년 6월, 16세 이상 스코틀랜드인의 44%는 이를 모두 뽑았다고 보도했다. 조사 대상의 단지 2%만이 건강한 이를 지녔다고 한다. 기사의 결론은 의미심장하다. "스코틀랜드인은 세계에서 설탕을 가장 많이 먹는 사람들이다. 한 사람당 매년 55kg씩 먹는다."

치아 연구를 위한 국제 치의학 연구협회의 시카고 회의에 제출한 보고에서 스타인만과 레오노라 박사는 설탕으로 야기된 가장 주된 변화는 치아 내의 액체운동의 변화라고 보고했다. 호르몬과 같은 화학성 물질이 상아질의 미세한 통로를 통해 치수로부터 외부의 법랑질에까지 전달된다. 치아에 저항력이 생기려면 몸 전체가 건강해야 한다. 왜냐하면 치아의 건강을 유지 보존하기 위해 복잡한 생리학적 공정이 일어나기 때문이며 다음은 두 연구진이 알아낸 사실이다.

* 설탕을 많이 먹는 식생활은 불과 일주일 만에 호르몬 수송 속도를 2/3까지 느리게 만든다.
* 치아 내의 활성도가 느려지면 충치 발생률이 높아진다.
* 뇌하수체에서 방출된 어느 호르몬은 이하선과 침샘에서 2차성 호르몬을 방출하도록 한다. 이러한 2차성 호르몬은 치아 내의 체액의 흐름을 촉진한다.
* 설탕을 많이 먹는 식생활은 호르몬의 균형을 깨고 치아 내 체액의 흐름을 억제한다. 따라서 치아가 약해지며 충치가 발생하기 쉽다.
* 치아가 건강해지면 구강 내에 상존하는 미생물이 치아를 상하게 하지 않는다.

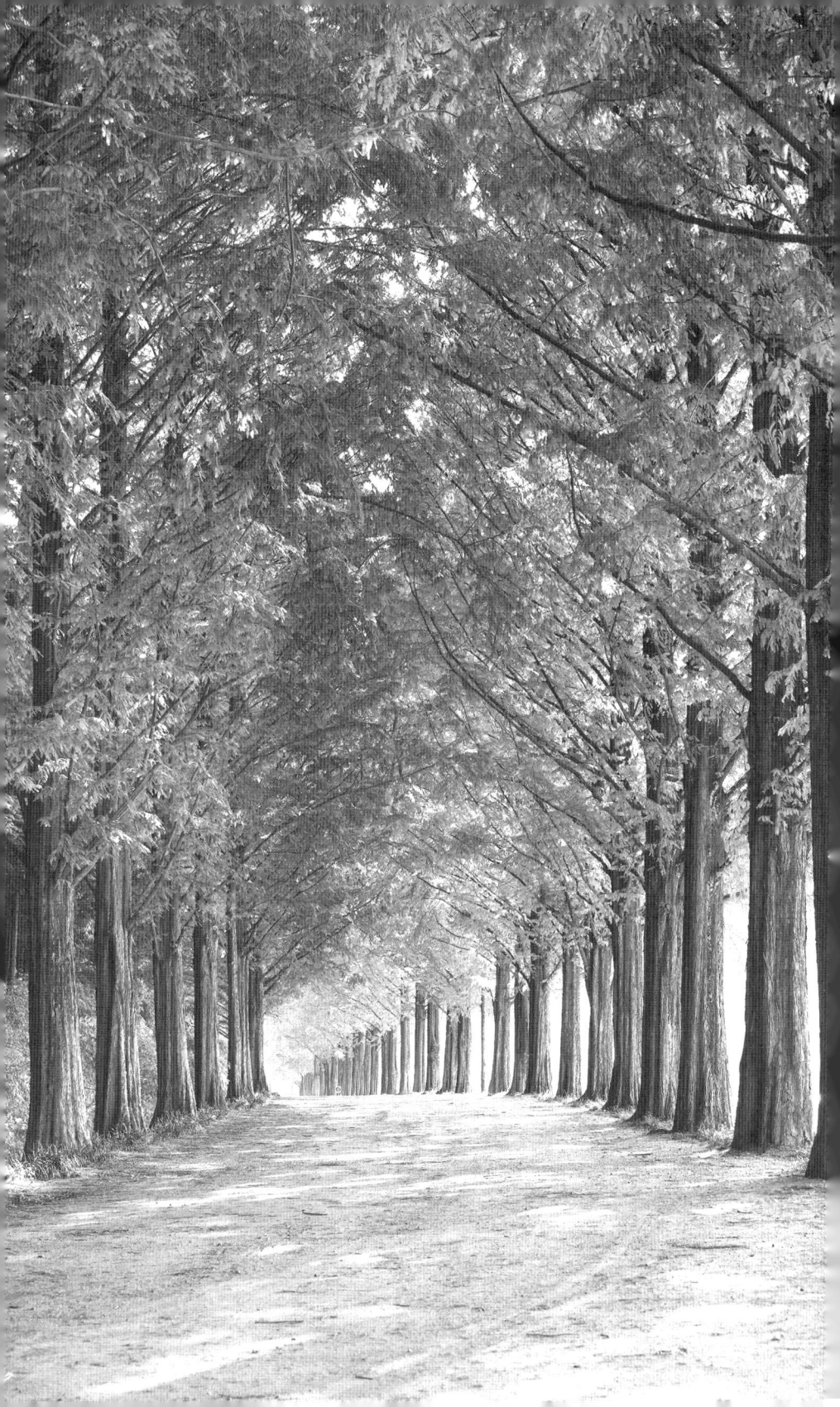

설탕은 여성에게 생리통을 유발시킨다

당 대사에 문제가 있는 사람은 술의 종류도 문제가 된다. 위스키, 맥주, 포도주는 알코올보다 당이 많다. 설탕 함유량은 매우 다양하다. 듬뿍 든 설탕에 알코올이 더해지면 두뇌로 가는 알코올 양이 증가한다.

더 무서운 사실은 알코올 중독자의 대부분은 저혈당증, 즉 고인슐린 혈증의 희생자로 혈당치가 낮다는 점이다. 황설탕, 흑설탕, 생설탕의 제조공정은 모두 같다. 즉 모든 백설탕에 당밀을 입힌 것이다. 황설탕은 가면을 쓴 백설탕이다. 원당을 생 설탕에는 5%, 황설탕에는 12%, 흑설탕에는 13% 넣는다. 자연산처럼 보이는 이유는 결정화 공정에 특별히 신경을 써 미용 효과를 낸 덕분이다.

가족이란 같은 피가 흐르는 집단이다. 어머니는 새로운 생명이 시작되면 처음 몇 개월 동안 자신의 피와 젖으로 키운다. 이때부터 아기는 가족과 함께 음식을 먹으면서 매일 새로운 피가 만들어진다. 가족은 같은 음식을 매일 함께 먹음으로써 그 피가 같아진다. 태어나서 첫 며칠 동안 아기가 먹는 것은 엄마 젖 대신 병원에서 만든 것이며, 그 후에는 설탕이 든 분유를 먹는다. 기어다니기 시작하면 설탕이 들어간 간식을 상으로 받으며 눈으로 보지도 손으로 만져보지도 못한 소의 젖과 과일의 냉동즙을 마신다. 길에서는 설탕이 잔뜩 든 아이스크림을 팔며 생일잔치 등에는 피자, 아이스크림, 콜라, 치킨, 가공식품 등으로 상이 차려지고 문방구점, 패스트푸드점, 학교 매점, 노점상에는, 설탕이 잔뜩 든 음식이 널려있다.

설탕을 탐닉하는 여성들은 한결같이 생리통과 심한 불쾌감이 일어나므로 정상적으로 생리를 하는 것이 어떤 것인지 모르고 있다. 설탕을 많이 먹는 습관 때문에 기미가 생기며 설탕을 끊으면 자외선 차단제를 바르지 않아도 일광욕 후 화상을 입거나 피부가 벗겨지지 않는다. 부엌바닥의 설탕에 개미와 곤충이 꼬이듯이 사람 핏속의 설탕이 모기와 세균, 기생충을 유혹하며 설탕을 먹지 않으면 모기나 곤충 걱정 없이 해변이나 산에서 뒹구는 기쁨을 누릴 수 있다. 설탕을 먹어야만 하는 친구와 함께 놀러 갔다면 나란히 누워 모기가 누구에게 가는지 보아라. 1년 이상 설탕을 먹지 않으면 당신에게도 모기가 가까이 오지 않는다.

아연이 부족한 식생활이 설탕을 더욱 요구하게 된다

알코올의 과잉은 동맥경화를 일으키며, 당분 과잉은 당뇨병을 일으킨다. 동맥경화가 일어나면 글로뮈glomus가 변질되고 개방되어 이상을 일으키며, 이렇게 되면 뇌일혈이 일어나는 것이다. 당뇨병 역시 글로뮈를 소실, 연화軟化위축시켜 마침내 사람을 혼수상태에 빠뜨린다. 알코올과 당분이 모두 지나친 사람은 마침내 중풍에 걸리게 된다. 글로뮈는 신경과 혈관의 두 가지 구조를 갖고 있으며, 그 기능은 모세혈관과의 상호작용이다. 모세혈관이 수축하면 이 선이 열리고, 모세혈관이 열리면 이 선은 닫힌다.

즉, 이 선은 모세혈관의 옆길by pass을 이루고 있다. 글로뮈는 생후 2~3개월 이후부터 생기기 시작하여 대개 21세에 완전한 형태를 갖추고, 40세까지는 그 상태를 유지하지만 늙을수록 점차 감소하게 된다. 건강이 순조롭게 유지되면 사람은 100세까지 살아갈 수 있으나, 일반적으로는 생활의 잘못으로 인해 40세부터 급격히 노쇠하기 시작하여 50~60세에 끝나는 경우도 있다. 그러나 자연식, 소식, 채식, 생식을 지속적으로 실천하면 120세가 되어도 여전히 40세 못지않은 젊음을 누릴 수 있을 것이다.

알코올이나 설탕 때문에 소실된 글로뮈를 다시 재생시키는 방법은 단식이나 생식을 실천하는 것이며, 그렇게 하면 글로뮈를 재생시키거나 그 기능을 회복시킴으로써 건강을 재건할 수 있다. 당뇨병 환자의 정력 감퇴는 글로뮈의 소실 때문에 일어나므로 단식이나 생식 또는 등산을 실행하면 글로뮈가 재생되어 회춘할 수 있을 것이다.

아연이 부족한 식생활이 설탕을 더욱 요구하게 되는 현상이 일어난다. 아연이라면 도금을 한 수도관이나 습진 또는 화상에 바르는 하얀색 연고를 연상하게 한다. 수도관은 아연도금으로 하얗게 보이는 것이고, 연고는 산화아연을 바셀린에 용해한 것이다. 아연이 신체 내에서 작용하는 것 중의 하나는 아연이 미각의 열쇠를 잡고 있다는 것이다.

아연이 부족하면 미각은 아주 둔해진다. 그런데 이상하게도 둔해진 혓바닥이 설탕이라든지 인공 감미료와 같은 것에는 아주 민감하여 몹시 달게 느껴진다는 것이다.

음식물에 인공을 가한, 아연이 부족한 식생활을 계속하게 되면 더욱더 단것을 찾게 되어 자연히 설탕의 노예가 된다. 다시 말해서 현대적 미각의 정체는, 그 배후를 살펴보면 잘못된 식생활을 함으로써 생긴 악순환의 결과라는 것이며, 이러한 악순환은 특히 아연 부족으로 인한 것이 주가 되고 있다.

정백 가공식품은 정제 과정에서 아연이 대부분 제거되는데, 예를 들면 백미는 75%, 소맥분은 78%, 백설탕은 98%의 아연이 제거된다. 아연이 풍부한 식품으로는 현미, 녹황색 야채, 과일, 양파, 밀기울 등이 있으며, 우유나 가공식품 등에는 거의 없다. 아연 부족을 해소하면 자연히 설탕을 덜 찾게 되므로, 설탕에 매달리지 못하게 리하게 단속하느니 차라리 아연에 매달리는 식생활 혁명을 일으키는 쪽이 현명할 것이다. 아연에는 혓바닥의 미각신경을 정상화시킬 뿐만 아니라, 대뇌의 미각중추를 정상화시키는 작용이 있다고 한다.

설탕은 아이가 태어나자마자 주입된다

생명이 탄생하는 것은 자연의 신비이며, 그 탄생 과정은 아이의 생애를 좌우하는 이루 말할 수 없이 중요한 시기이다. 거의 모든 아이들이 병원의 분만실에서 태어나며, 태어나자마자 밝은 조명이 비치는 신생아실에 격리되어, 포대기에 덮이게 되며 수입 분유에 물과 설탕을 혼합한 젖병의 고무 꼭지를 입에 문다. 이제 모든 사람들은 이러한, 아이가 태어나고 양육되는 일련의 과정을 지극히 당연하고 정상적인 것으로 간주하고 있다.

아이가 태어나면 태어난 후 1시간 40분 동안에는 심장의 난원공이 막혀 있지 않으므로 폐의 순환이 충분하지 못하다. 그러므로 이 사이에 태아는 피부로 가스 교환을 하므로 태아가 태어나면 1시간 40분 동안 벌거벗긴 채 평상 위에 올려놓지 않으면 안 되는 것이다.

분만 직후에 목욕을 시키거나, 옷을 입히고, 또는 추울 것이라고 이불이나 옷가지를 덮어 가스 교환을 방해할 때는 난원공의 폐쇄작용이 순조롭게 진행되지 않고 혈액의 순환이 제대로 이루어지지 않아, 이른바 유아 황달을 일으키거나 심장 판막증을 일으키게 될 수도 있다. 자연은 피부로 하여금 폐와 같은 작용을 하게 하며, 그 사이에 정상 순환을 준비하기 위해

난원공을 폐쇄하는 것이며 난원공의 폐쇄작업은 피부가 공기에 노출되어 있는 것을 이용하여 이루어지는 것이다. 그러므로 아이가 태어나자마자 옷을 입히고 포대기를 덮으면 안 된다. 모든 생명체의 태어나는 장소는 조용하고 어두운 은밀한 곳이어야, 그 어미가 방해받지 않고 안정될 수 있는데 분만실은 밝은 조명이 비치고, 신생아실에 격리되는 것은 어미와 아이의 유대감, 정신적 안정 등에 크게 영향을 미치게 되며, 결정적으로 아이의 시력감퇴의 원인이 되는 것이다.

모유가 아이가 태어난 후 72시간이 지나야 분비되는 것은, 그 사이에 아이의 장 속에 남아있는 태변을 보라는 자연의 신비다. 모태 안에서 탯줄로 영양을 공급받는 과정에서 태아의 장에 찌꺼기, 독소, 이물이 끼게 되므로 태어난 후 3일간 단식하는 과정을 거치게 되며 태변이 나오게 되는 것이다.

그런데 태어나자마자 젖병을 물리게 되어 태변이 나오지 못하게 되면 아이의 장이 문제가 되어, 그 이후의 생애에 큰 문제를 야기하는 것이다. 신생아실에서는 모유가 아닌 소의 분유에 설탕물을 혼합한 젖병을 고무 젖꼭지로 주입한다. 송아지가 먹어야 하는 소젖을 먹이고, 엄마의 젖꼭지가 아닌 고무 젖꼭지를 빠는 아기의 기이한 모습은 인간의 비극이다. 드디어 지극히 자연스럽게, 도덕적으로 설탕 중독이 시작된 것이다.

먹이사슬의 정점은 젖먹이 아기이다

출산 시에 산모의 분만통증을 없애기 위해 합성호르몬계의 분만 마취약과 이산화질소가스 마취제를 흡입하게 되면, 그 화학약품은 아이에게 그대로 전달되며, 그 어머니에게서 태어난 아이들은 그 후 마약중독자가 될 가능성이 통계적으로 높다는 것이다. 출산이라는 것은 항시 의료의 관리 하에 두어야 할 신체적 문제가 아니라, 성행위와 마찬가지로 출산은 극히 사적인 것이다.

　누군가에게 보여지고 있다는 느낌이 없는 상태, 타인의 눈을 의식하지 않아도 좋은 상태에 있을 때 산모는 안정감을 얻을 수 있으며, 출산을 맞을 때 안심감을 얻기 위해서 옛날부터 여성은 인종에 관계없이 고향집으로 돌아가 아기 낳기를 해왔다. 산모는 친정어머니의 보살핌 속에서 안심감에 싸여 아기를 낳았다.

　그런데 출산의 진행 상황을 계속적으로 기록하는 분만 감시 장치를 작동시키면, 산모는 당연히 끊임없이 신체를 감시당하고 있다는 기분을 갖게 되며, 그렇게 되면 대뇌피질이 자극되고 난산이 될 수 있다. 모자를 구하기 위한 의료기구가 모자母子를 위험에 빠뜨리는 일이 발생하는 것이다.

　산모가 진통을 통과하는 좋은 자세 중의 하나는 사지를 방바닥에 대고 고개를 아래로 향한 채 양쪽 팔에 머리를 껴안은 자세이며, 이 자세는 산모 자신에게는 아무것도 보이지 않는다는 것으로, 기도하는 자세와 같다는 것이다.

　막 태어난 아기는 눈을 크게 뜨고 동공도 크게 열린다. 막 태어난 아기를 껴안고 그 얼굴을 보는 어머니는 크게 뜬 아기의 눈에 끌려들어가 서로 눈을 맞추게 되며, 이 눈맞춤이 아이 투 아이 콘텍트eye-to-eye contact라고 불리는 것이다. 사람의 경우 아이 투 아이 콘텍트가 모자관계에 비상하게 중요한 역할을 한다고 한다. 탄생 직후의 한 시간은 모자간의 애정 형성에, 그리고 그 후의 건강과 행동에 매우 중요한 영향을 미치는 시간이며, 그 순간은 곧 지나간다.

　유감스럽게도 이 지나간 시간을 되돌릴 수는 없다. 탄생 직후의 시간이 과연 누구의 것인가 확실히 생각해 두어야 할 필요가 있다는 것이다. 엄마가 섭취하는 음식물에 살충제, 항생제, 성장촉진제, 식품첨가물 등이 들어 있다면, 결국 모유를 먹는 아이에게 그 모든 것들이 농도 짙게 축적되어 전해지는 것이다. 사람이 먹이사슬의 맨 꼭대기를 차지하는 것이 아니라, 젖먹이 아기들이 최상부에 있다는 것이다.

아기들의 탄생 과정이 위험하다

1982년 캘리포니아주는 범죄와 폭력의 근본 원인에 관한 일찍이 보지 못한 대규모의 연구를 완성하였다. 그 결과, 범죄와 폭력의 제 1원인은 병원에서의 출산, 즉 아기들의 탄생 과정에 대한 의료적 간섭이라는 것이 밝혀졌다. 아기들이 태어나는 과정은 수많은 세대에 걸쳐 이루어져 왔고, 인체에 가장 큰 경이로움의 하나다.

일찍이 숨을 쉬게 된 모든 인간은 한 여성의 자궁을 통해서 이 지상에 당도하였다. 아이를 낳는 신성한 자연분만을 배제하고 제왕절개수술을 하게 되는 것은 사고가 생길 경우 문제가 발생되는 것을 막기 위해서, 또는 제왕절개로부터 훨씬 더 많은 돈이 생기기 때문이다.

갓 태어난 아기들이 신생아실로 보내져 산모와 격리되며, 간호원들이 조제분유를 먹이는 것은 모유수유의 어려움이 발생하며, 어머니에게는 거리감이 생기고, 자신감의 저하가 일어날 수 있으며, 좀 더 큰 문제는 이렇게 일찍 어머니와 떨어져 있게 되면 접촉에 굶주린 아이가 되어 나중에 아동학대와 부모 버리기라는 현상이 발생할 확률이 높다는 것이다.

분만 시에 산모가 등을 바닥에 대고 누워있는 자세는 가장 나쁜 자세라고 연구자들이 이구동성으로 확인하고 있음에도 불구하고, 아직도 산모가 그렇게 누워있기를 원하는 병원들이 있다. 이것은 중력의 법칙을 무시하는 처사이며, 등을 바닥에 대고 누워있으면 엄마의 자궁과 아기에게로 가는 혈액과 산소의 흐름이 약화되고, 분만수축운동이 감소되고 통증이 증가되며 태아에게 상당한 정도로 피해를 입힌다.

　침대에 누워있는 자세는 해부학과 생리학의 기본원리와 정면으로 상충된다. 공중에 다리를 든 채 드러누워서 배변을 시도해 본 적이 있는지? 병원에서 누워있게 하는 한 가지 이유는 때때로 들어와서 자기들의 손을 산모의 질 속으로 밀어넣는 의료진의 편의 때문이다. 수직의 자세로 있으면 자궁 입구가 더 빨리 열리고, 통증이 줄고, 약을 쓸 필요가 적어지고 아기가 태어나기 더 나은 상태가 되는 것이다.

　진통 기간 동안 음식을 먹지 못하게 하는 이유는 병원이 갑자기 제왕절개를 하여야 할 필요에 대비하여 취할 행동을 준비하고 있기 때문이다. 진통 중에 먹고 마시는 여성들의 경우 체력이 저하되지 않으며, 통증완화제나 기타 약물에 대한 요구가 더 적고 진통 기간이 보다 짧고 건강한 아기 출산의 확률이 더 높다는 것이다. 산부인과 의사들은 분만을 유도하거나 진통 속도를 증가시키는 데에 몸에서 나오는 분만촉진 호르몬인 옥시토신을 흉내낸 합성 호르몬인 피토신을 처방한다. 그러나 이 합성 호르몬은 부작용이 있으며, 그것은 때로 산모나 아이가 견디기 어려울 만큼 격렬한 자궁수축을 유도하며, 그 수축은 갑작스럽고 돌발적으로 일어나는 고통이므로 아무리 약물 없는 출산을 원하는 산모라도 결국 진통제를 달라고 애걸하게 만드는 것이다.

　제왕절개를 하지 않을 경우 대부분의 병원에서는 회음절개수술을 시행한다. 회음절개수술을 할 때 의사는 근육과 신경을 자른다. 이 수술이 시행되지 않았을 때는 설령 회음부에 파열이 일어난다 하더라도, 그것은 가장 저항이 적고 쉽게 아물어지는 곳에서 일어나게 되는 것이다. 회음절개수술을 겪은 여성들은 심각한 열상裂傷의 고통을 겪을 확률이 50배나 높으며, 회음부가 여러 해 동안 마비되어 성적 쾌감을 항구적으로 상실할 수도 있다는 것이다.

정제된 백설탕과 흰 밀가루, 캔디, 청량음료, 많은 의약품, 정제가공식품들은 모두 산을 형성하는 식품이다. 이러한 식품류는 무기물질이 결여되었기 때문에 물질대사metabolism를 위해서는 우리 몸의 조직들로부터 무기물질을 도적질해야 한다. 백설탕 두 숟가락만 해도 우리 몸의 무기물질의 균형을 깨뜨리기에 충분하다. 모든 무기물질은 서로 관계를 유지하면서 일하고 있는 것이므로, 그러한 관계가 깨진다는 것은 어떤 무기물질이 요구될 때에 얻지 못한다는 것을 의미한다.

당신이 식별력을 가지지 않고 형편과 기분에 의존해 커피, 아이스크림, 청량음료, 담배 등을 당신의 몸에 집어넣는다는 것은, 결국 당신의 무덤을 파는 일이 될 것이다.

하얀 정제소금은 화학약품이다

살아있는 생명체에는 항상 일정량의 염분을 지니고 있으며, 염분이 결핍되면 존재할 수가 없다. 동물이든, 식물이든, 곡식, 과일, 채소 등에는 일정량의 염분을 가지고 있다. 그러나 자연식품을 열을 가하여 익히면 유기염

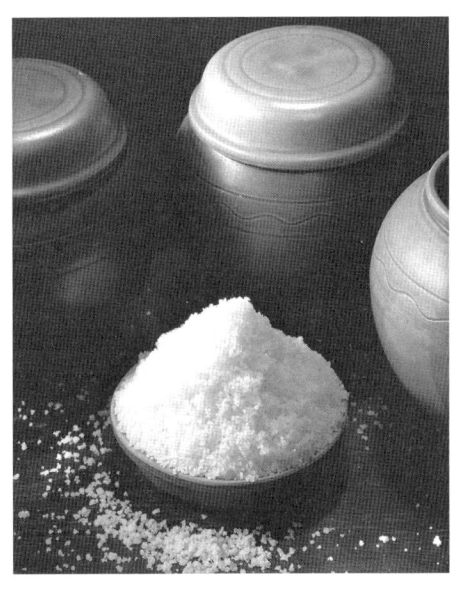

이 무기염으로 변화되며 염분도 소실된다. 어떠한 자연식품이라도 생식을 하면 우리 인체에 필요한 염분이 충족되지만 화식을 하면 문제가 발생한다. 그래서 음식물을 불로 익히는 조리 과정에서는 염분을 첨가해야만 한다.

  소금은 자연상태의 천일염이 좋으며, 그것을 하얗게 보이기 위해 표백제를 첨가하는 가공염, 정제염은 나쁜 것이다. 죽염이란 천일염을 대나무에 넣고 황토로 밀봉하여 소나무 장작불로 1,000°C 이상에서 9번을 구워 만든 것이다. 죽염은 고온에서 가열하고 황토와 대나무, 소금, 소나무 기운이 합성하여 만들어낸 신약이라고 하며 만병통치약처럼 과대평가를 하고 있다. 천일염을 센 불로 가열하면 자체에 섞여있는 독소가 분해되어 없어지므로 좋은 소금이 되지만 기타 여러 가지 미네랄이 자연적으로 함유된 유기염과는 성질이 다른 것이다.

자연염과 정제염의 성분 비율(%)

성분 품명	유산칼슘 (CaSO4)	유산마그네슘 (MgSO4)	염화마그네슘 (MgCl2)	염화칼륨 (KCl)	염화나트륨 (NaCl)
자연염	0.88	1.19	1.75	0.55	95.63
정제염	0.01	0.08	0.09	0.02	99.80

위의 표에서 보듯이 자연염은 염화나트륨 95.63%로서 나머지는 유산칼슘, 유산마그네슘, 염화마그네슘, 염화칼륨의 무기질이 있으므로 건강식품이 되지만, 정제염은 염화나트륨 99.80%로서 좋은 영양소가 다 소실된 독성이 강한 화학약품이 되는 것이다. 마그네슘은 칼슘과 더불어 천연의 정신 신경안정제로 알려져 있으며, 심장근육 운동의 열쇠는 칼슘, 마그네슘, 칼륨의 세 가지 미네랄이다. 그중에서도 마그네슘이 특히 중요한 역할을 하고, 마그네슘은 푸른 잎 야채와 해조류, 그리고 천연소금 등에서 얻을 수 있다. 그러므로 화식을 하는 경우에는 소금을 기피하면 안 된다.

소금은 위액의 위염산이 주성분이므로 소금이 없으면 소화력이 떨어진다. 또한 적혈구는 세포들에게 영양분과 산소를 공급하고 노폐물을 배출시키는 역할을 하는 것인데, 적혈구의 주성분은 철분이다. 철분은 미역, 다시마, 김과 같은 해조류나 깨에 많이 있으며 철분을 소화시키는 것이 위염산이므로 소금이 부족하면 빈혈이 된다. 고혈압은 식품 속에 포함되어 있는 염분을 과잉 섭취하기 때문에 일어나는 것이 아니고 정제염의 섭취와 칼슘 섭취량이 부족한 원인이다. 자연염의 칼슘은 0.88%인데 정제염은 0.01%로서 정제염이 고혈압의 원인인 것이다. 익힌 음식을 먹는 인간에게는 자연염이 필요하므로 무조건 소금이 나쁜 것이 아니며 소금을 간장, 된장이나 김치 등의 발효식품으로 만들어 섭취할 경우는 유익한 것이 된다.

죽염은 치료약이 아니며 건강식품일 뿐이다

살아있는 생명체에는 항상 일정량의 염분을 지니고 있으며, 염분이 결핍되면 존재할 수가 없다. 등불이든 식물이든, 곡식, 과일, 채소에도 일정량의 염분을 가지고 있다. 그러나 자연식품을 열을 가하여 익히면 유기염이 무기염으로 변화되며 염분도 소실된다. 어떠한 식품이든 생식을 하면 인체에 필요한 염분이 충족되지만 화식을 하면 문제가 된다. 그래서 음식을 불로 익히는 조리 과정에서는 꼭 염분을 첨가해야 한다. 신장염이 있는 사람도 무조건 염분이 나쁘다고 무염식, 저염식을 하라고 하지만 그것은 잘못된 것이다. 신장질환자에게도 좋은 염분은 꼭 필요한 것이다.

광물질을 구워서 금을 만들 수 없듯이 소금은 아무리 구워도 소금이며 독소가 사라진 소금이고 치료약이 아닌 식품이다. 신비의 효능이 있다는 100년 묵은 산삼을 먹어도 만성 퇴행성 질환인 고혈압, 당뇨, 골다공증을 치료할 수 없듯이 죽염도 그러한 병을 완치할 수는 없다. 십이지장 궤양으로 오랫동안 고생하고, 세상의 모든 치료를 다 받아보았지만 해결이 안 되었는데 아연가루로 만들어진 정제를 복용하고 나서 단 며칠 만에 완치가 된 사례도 있다. 잘못된 식생활로 인해 아연이란 미네랄 결핍이 된 것이므로 자연식품을 섭취했으면 해결될 일이었으나, 가공식품, 육식을 계속한 것이 원인인 것이었다. 다행히 특별히 결핍된 영양소인 아연이라는 것을 섭취함으로써 해결된 특별한 경우다.

그러나 다시 잘못된 식생활을 하면 다시 십이지장궤양이 발생하게 되며, 그때 다시 아연정제를 먹는다고 해서 완치될 수 있는 것이 아니다. 십이지장 궤양뿐만 아니라 신체의 모든 부분이 문제가 되기 때문이다. 어떤 특별한 식품을 섭취했을 경우, 다행히 그 물질이 신체에 결핍된 영양소를 공급해주면 해결이 되는 것이며, 그것은 부분적이며 일시적인 방법일 뿐이다. 그런데 일반적으로는 그 물질이 모든 병에 항상 적용되는 만병통치약이 되는 것처럼 착각하는 것이다.

대체의학이라고 하는 침이나 뜸, 부황, 물리치료, 카이로프락틱, 정골요법, 황토찜질, 게르마늄찜질, 냉온요법, 온열요법, 관장, 반신욕 등이 다 같은 경우라고 생각하면 된다. 그것이 나쁘다거나 적용이 안 된다는 것이 아니라 특별한 경우에 응급조치 효과가 있으며, 부분적이며 일시적인 치료 효과만 있다는 것이다. 만성퇴행성 질환은 오랫동안 잘못된 식생활, 스트레스, 운동부족, 환경 등이 원인이 된 것이며, 신체 전반에 걸쳐서 문제가 된 것이므로, 그것을 한 번에 특별한 기술적인 방법으로 해결할 수 없는 것은 당연하다. 대체의학이나 민간요법은 근본적으로 부분적이고 일시적인 기술적인 치료법이지 만병통치 방법이 아닌 것이다.

우리가 가지고 있는 현재의 지식은 과거의 경험과 학습을 반영한다. 우리가 판단하고 인식하는 모든 것은 자연의 원리나 법칙에서 나오는 것이라기보다는 자신이 과거에 경험하고 학습한 것에 국한된다는 것이다. 우리는 진정으로 진실 속에 살고 있지 않다. 건강에 대한 전문가라고 하는 사람들마다 소금에 대해서 서로 상반되는 말을 할 경우, 자신의 올바른 판단력이 없으면 어떤 것이 진실인지 구별할 수 없게 된다. 그럴 때에는 어느 경우이든지 자연의 원리나 법칙을 기준하여 판단하라. 그것이 가장 올바른 방법이며 그러면 진실이 드러날 것이다.

하얀 조미료는 석유화학제품이다

인간은 신의 능력을 나타낼 수 있는 유일한 존재다. 또한 인간이야말로 신의 능력을 나타낼 수 있는 유일한 매개체이다. 인간 자신의 결정에 따라 스스로 고귀한 존재가 될 수도 있고 비천한 존재가 될 수도 있다. 당신이 성스러움을 선택하면 당신은 고귀한 존재가 된다. 당신이 석유화학물질을 당신의 신체에 들여보내는 것을 선택한다면 당신은 시커먼 타르와 같은 비천한 존재가 될 수 있다.

인간은 스스로 자신을 건설하기도 하고 파괴하기도 하는 존재다. 식물이나 다른 동물들은 스스로 고통을 가할 줄 모르지만 인간은 자신에게 스스로 고통을 가한다. 인간은 스스로 자해행위를 하거나 자살을 하기도 하는 유일한 생명체이다. 스스로 자신의 정신과 의식과 영혼을 알코올과 마약으로 흐리고 취하게 하는 유일한 생명체이다. 왜 그토록 생에 괴로워하며, 무엇에 짓눌려 살아야 하는가? 정이란, 사랑이란 무엇이기에 생사를 가름하는가? 신이 되지도 못 하고 그렇다고 동물이 되지도 못 하는 인간만의 유일한 한계인가?

음식을 맛있게, 영양을 보충하기 위해 음식에 자연적인 조미료를 넣는 것은 이해할 수 있는 일이지만, 맛이 없는 음식을 먹게 하기 위해 기름보일러나 자동차의 연료에나 사용하는 석유화학물질을 음식에 넣는다는 것은 인간만이 가지고 있는 유일한 능력인가?

하얀 조미료는 석유에서 추출하는 글루타민산 나트륨, 구아닐산 나트륨, 이노신산 나트륨 성분으로서 말 그대로 화학약품이다. 화학조미료가 나쁘다는 것은 누구나 알고 있어 가정에서는 사용을 자제하고 있으나, 일반

대중음식점에서는 필수적으로 사용하고 있다.

김치, 나물, 찌개, 갈비, 매운탕 등 거의 모든 음식에 지나치게 많은 양을 사용하고 있으므로 가족들끼리, 친구들끼리 기분낸다고 외식하는 것은 비싼 돈 주고 화학약품을 식사하는 격이 된다. 음식점에서 김치를 담을 경우에 맛을 내고 쉽게 맛이 변하는 것을 막기 위해 화학조미료를 쏟아부어버리는 실정이다.

어떤 다른 경험보다도 먹는 행위는 자연과의 충만한 관계 속으로 우리를 이끈다. 그 행위 자체는 미각, 후각, 촉각, 청각, 시각의 완벽한 구현을 끌어낸다. 우리는 음식을 섭취하는 다양한 방식을 통해 자연을 이해한다. 먹는 행위는 인간과 자연 사이에 맺어지는 가장 기본적인 관계이다. 우리가 음식을 먹을 때면 우리 자신과 음식에 직접적인 동일화가 이루어진다. 자연에 있는 신선한 곡식, 과일, 채소를 먹는다면 그 자연의 아름다움과 기운이 당신과의 동일화가 이루어질 것이다.

하얀 우유는 송아지가 먹는 젖이다

우유는 자연의 가장 완벽한 식품이라고 생각하여 성장기의 어린이들뿐만 아니라 어른들에게도 주요한 영양 공급원이 되어 엄청나게 소비되고 있다. 우유가 정말 완전한 식품인지는 젖소가 어떠한 환경에서 어떠한 음식을 먹고 자랐으며, 젖소에서 짜낸 우유에 어떠한 물질이 들어있는지를 알고 나면 정체가 드러날 것이다. 우유의 포장용기에는 저 푸른 초원에서 신선한 풀을 한가롭게 뜯어 먹는 소의 그림이 그려져 있다.

젖소는 자기 새끼들을 헌신적으로 돌보고 조용히 먹이를 찾아 반추하며 자연의 순리에 따라 살아가는 동물이지만 오늘날 낙농업계에서는 우유 포장 용기에 그려져 있는 것과 같이 그런 목가적인 분위기와는 전혀 다른, 배설물이 잔뜩 쌓인 콘크리트 바닥의 철제축사 안에서 오직 우유만 생산하는 네 발 달린 우유펌프, 이윤창출 우유생산기계로 낳아지고, 길러지고, 투약되고, 교미되고, 처리되는 동물로 전락해 버린 것이다. 세상의 어느 젖소도 저 푸른 초원에서 한가롭게 풀을 뜯어먹는 목가적인 환경 속에는 존재하지 않는다는 것이다.

우유 생산을 위해 연이은 새끼 낳기와 운동할 여지가 없는 환경으로 신경계가 망가져버린 소는 긴장하고 과민하여 진정제를 먹어야 하며 우유 생산을 늘리기 위해 호르몬제가 주입된다. 우리들의 의식 밑바닥에는 우유가 자연의 가장 완벽한 식품이라는 낙농업자가 우리에게 몰래 심어놓은 신념이 자리하고 있다. 사실 우유는 송아지라는 네 개의 위를 가진 동물에게는 47일 만에 체중을 두 배로 늘려주는 가장 완벽한 자연식품이다. 그러나 송아지가 먹어야 하는 소젖을 인간이 먹을 경우에는 어떠한 일이 일어날까?

동물의 모유 내 단백질 함량 비교

	사람	말	소	염소	개	고양이	쥐
총 열량 중 단백질 비율(%)	5	11	15	17	30	40	49
몸무게가 두 배가 되기까지 걸리는 시간(일)	180	60	47	19	8	7	4
평균 수명(년)	80	30	25	17	15	14	3

어떠한 동물들도 어느 정도 성장을 하면 더 이상 그 어미의 젖을 먹지 않는다. 왜냐하면 그 젖 속에는 영양분이 아무리 많아도 성장소는 아주 유아적인 것이며 더 이상 성장하는 데에는 장애를 가져오기 때문이다.

사람도 마찬가지로 태어나서 1년 정도 기간만 모유를 먹으며, 그 이후에는 이유식을 하고 젖을 떼게 된다. 그런데 사람이, 그것도 다 큰 성인이 엄마 젖도 아니고 소젖을 빨아 먹는다는 것은 비극일까? 희극일까? 나이가 들면 우유를 분해하는 효소도 없어지게 되는데 설사가 난다고 하면서도 억지로 적응시켜 먹고 있다는 것이다.

짐승의 젖은 아무리 변화를 시켜도 자기 새끼를 위한 것이며, 그 속에는 짐승의 새끼를 위한 무언의 메시지도 농축되어 있다. 우유는 송아지의 유전자 깊은 곳에서 어미소다운 모습으로 살아가라는 염원이 깃들어 있지, 인간다운 염원이 깃든 것이 결코 아닌 것이다. 슈퍼마켓에서 상품화된 우유를 아무 생각 없이 사먹고 있지만 실상은 지저분한 젖소 밑에 기어들어가 입으로 젖소의 젖을 빨아먹는 것과 다름없다는 것이다.

동물들의 모유 내 단백질 함량 비교표에서 보듯이 우유의 단백질은 사람의 젖 단백질의 세 배이며, 따라서 몸무게가 두 배 되는 성장속도도 세 배나 빠르다. 조기 성장하면 조기 사망하는 것이 자연의 법칙이듯이, 세 배나 빠르게 성장하여 세 배나 빠르게 단축되고 만다. 우유의 단백질 함량이 높아 요즘 아이들이 조기 성장하고 키도 커지는 것이며, 결국은 수명이 단축되는 비극이 일어난다는 것이다.

모든 우유는 저온이든 고온이든 살균하여 판매되며 열을 가한 우유는 그 주요 성분 속에 자리잡고 있어야 할 근원적인 파장이 뒤틀리고 변형되므로, 우유를 먹게 되면 인간의 생체리듬이 많은 혼란을 겪게 되는 것이다. 생체리듬이 교란되면 뇌파가 혼란되어 쉽게 짜증을 내고 신경질을 부리며 호르몬 분비의 이상이 생기게 된다.

특히 불임이나 생리 이상 증세가 생기기 쉽고 체내의 자율신경이 실조되어 입으로 먹는 것과 몸이 처리하는 것이 조화가 맞지 않아, 우유를 오래 먹을수록 소화불량, 장 무력증에 시달리게 된다. 또한 소를 사육할 때 많은 우유 생산을 위해 다량의 촉진제와 호르몬제가 투여되며, 이러한 성분은 그 호르몬제의 특수성으로 인해 결국은 여성들의 유방암과 자궁암을 일으키는 요인이 되기도 한다.

우유 생산을 증가시키기 위해 젖소들은 각종 성장촉진제와 호르몬제, 신경안정제 등을 상시 맞고 있으며, 제초제, 농약 등으로 잔뜩 버무려진 화학물질을 먹고 살아가므로 25년을 사는 젖소들이 절반도 못 살고 질병으로 죽게 된다. 동물의 몸에 축적된 화학물질은 젖에서 가장 농도가 짙게 검출되며, 항생제가 녹아있는 우유를 먹게 되면 그 양이 적더라도 우리 몸의 병균에게 항생제의 내성을 갖게 하는 문제가 생긴다.

우유나 치즈, 요구르트, 버터, 아이스크림 따위의 유제품을 너무 많이 섭취하면 철분 결핍 현상이 일어나게 된다. 철분을 가장 많이 함유한 식품들은 대부분 채소들이며 케일에는 같은 칼로리의 소고기 스테이크보다 14배나 많은 철분이 있고, 신선한 과일과 야채 속에 많이 들어있는 비타민 C는 몸의 철분 흡수력과 활용력을 크게 높여준다.

육식을 그만두는 대신 단백질을 충분히 섭취해야 한다는 강박관념 때문에 유제품을 많이 섭취하면, 필요한 곡물 및 야채와 과일의 섭취가 그만큼 줄어드는 경향이 있다. 그런데 우유는 철분 함량이 워낙 낮아서 시금치 한 접시에서 얻는 만큼의 철분을 우유에서 얻으려면 무려 100되에 달하는 우유를 마셔야 한다는 것이다. 유제품을 과잉 섭취했을 때 철분이 부족해질 수 있는 또 하나의 주요한 이유는 유제품은 철분 함량이 낮을 뿐 아니라 그것의 흡수까지도 방해한다는 것이다.

일반 식품의 철분 함량(100칼로리당 mg)

채소	시금치 11.3 오이 6.0 배추 4.0 피망 3.3 버섯 3.0 콩 2.7	육류와 생선	등심스테이크 1.9 참치 0.9 다진돼지고기 0.9 닭가슴살 0.8 베이컨 0.6 갈비구이 0.6
	토마토 2.4 당근 1.8	유제품	치즈 0.1
	양파 1.4 고구마 0.6		저지방요구르트 0.1
과일	딸기 2.7 레몬 2.0 복숭아 1.3 자두 1.0		전유 0.1
	바나나 0.8		
곡류 및 콩류	호박씨 2.0 해바라기씨 1.4		아이스크림 0.1
	밀 1.0 호두 0.9 아몬드 0.8		버터 0.0

 모유를 먹은 아기들은 우유를 가공한 분유를 먹은 아기들보다 분유에 첨가된 여분의 철분에도 불구하고 철분흡수율이 높다는 것이다. 야채만큼 많지는 않지만 고기도 약간의 철분을 제공하며, 고기는 그동안 자라면서 계속 의지해온 철분의 주요 공급원이므로 유제품의 과잉섭취로 철분이 부족해진 채식가들은 문제의 근원이 유제품의 과잉섭취라는 것을 깨닫지 못하게 될 수 있는 것이다.

우유는 최악의 불완전식품이다

TV, 신문, 잡지 또는 학교에서도 건강을 위해서 하루 석 잔 이상의 우유를 마시도록 권하고, 겸손하게도 "우유는 자연이 준 최고의 완전식품이다."라고 제시하는 영양학 교육자료가 과학적 연구 성과의 결실이라기보다는 낙농업자가 제공한 정보에 불과하다는 사실을 모른다는 것이다.

사실 대다수 사람들에게는 거의 모든 유제품이 과잉섭취일 수 있다. 태어나서 만 네 살이 지나고 나면 유당분해 효소인 락타제를 더 이상 합성하지 못함으로써 우유에 들어있는 탄수화물 유당(락토스)을 소화할 능력을 상실하게 되었기 때문이다. 유제품을 먹었을 때 설사가 나고 가스가 차며 위가 뒤틀리는 듯한 증상이 일어나는 이유가 락토스과민성이라고 알려진 현상 때문이다.

20세에서 50세 사이에 발생하는 다발성 경화증은 몇 년에 걸쳐 뇌와 척수 및 신경계를 공격한다. 다발성 경화증은 신경계를 심하게 손상시키거나 무력감과 현기증, 멍함, 때로는 실명까지 일으키는 발작이다. 동물성지방을 많이 섭취하게 되면 결국 신경계에 두터운 포화지방층이 형성되어 발생하게 되는 것이다. 또한 우유를 먹으며 자란 아이가 모유를 먹고 자란 아이보다 성인이 되었을 때 다발성 경화증에 훨씬 취약하다는 것이다. 우유는 모유에 비해 리노레익산을 1/5밖에 포함하고 있지 않고, 탈지유의 경우는 이 중요한 영양소가 아예 빠져있다.

리노레익산은 인간의 신경계에 필수적인 영양소인데, 다발성 경화증이 발생하는 부위가 바로 이 신경계다. 우유 같은 동물성 식품에서 지방을 섭취하는 아동들의 신경계는 신경계의 발달 단계에서 가장 중요한 시기에 리노레익산이 결핍됨으로써 후에 다발성 경화증에 훨씬 더 취약해진다. 우리가 지방에서 섭취해야 할 유일한 영양소는 바로 이 리노레익산이다. 그런데 동물성 지방인 새플라워(잇꽃)기름 1티스푼은 버터 1컵 반만큼의 리노레익산을 공급하고, 소고기 지방 두 컵보다 많은 리노레익산을 공급한다.

이처럼 모유 대신 우유를 먹이는 데서 시작하여 계속해서 동물성 지방을 많이 섭취하는 식생활은 다발성 경화증의 토양이 된다. 다발성 경화증이 최악으로 진행된 경우에도 극도의 저지방식, 저단백식을 하는 완전 채식 식단으로 치유된다는 것이다.

소화성 궤양은 위의 분비물로 인해 위나 십이지장의 점액질막이 문자 그대로 헐어서 발생한다. 위액이 강산성일 때 이렇게 되는 것이다. 궤양이란 질환은, 그것이 산을 많이 만들어내는 음식물 섭취로 인한 것이어서 저섬유소, 고지방의 식생활을 하는 사람들에게 가장 빈번하게, 또 가장 고통스럽게 발생한다는 사실을 우리가 모르길 바라는 사람들의 강력한 이해관계가 걸려있기 때문이다. 육류와 생선과 달걀은 모든 식품들 가운데 가장 산성이 강한 식품이며, 섬유소 또한 전혀 갖고 있지 않다. 이들 식품은 거의 예외 없이 고지방 식품이다.

소화성궤양을 치료하는데 서양의학은 우유와 제산제를 처방하고 있으나 이것은 오히려 상황을 악화시키는 것이다. 우유는 칼슘을 포함하고 있어서 이것이 위산을 중화시키는 작용을 하므로 일시적으로는 고통을 완화시켜 준다. 그러나 우유가 자연산을 오히려 증가시켜 십이지장과 위장 내벽을 더욱 헐게 만든다는 것이다.

다행스럽게도 궤양환자들에게는 산을 더 생산하기 위해 신체를 자극하지도 않고, 심장마비의 위험을 증가시키지도 않으면서 과도한 위산을 중화시킬 식품들이 있다. 특히 양배추, 브로콜리 그리고 좀 더 강력한 것으로

겨자잎, 순무잎, 케일과 콜라드 등이 궤양 치료에 매우 효과적인 성분을 포함하고 있어서 "비타민 U"라고 불리운다. 인간의 침은 강알칼리성이기 때문에 음식을 꼭꼭 씹어 먹는 것도 궤양을 치료하고 예방하는 데 상당히 중요하다. 침은 소화기관의 내벽이 강산성이 되는 것을 방지하여 십이지장과 위장을 보호하는 일종의 중화제 역할을 한다. 육식동물의 소화기관은 인간의 소화기관과 달라서, 해부학적으로 강산성에 맞게 설계되어 있어서 음식을 씹지 않고 삼켜도 궤양을 일으키지 않는다. 인간의 침 성분이 강알칼리성인데 비해 그들의 침은 강산성이고, 소화액도 인간의 소화액보다 훨씬 더 강산성이기 때문에 먹이의 뼈까지 녹여버릴 수 있는 것이다.

식량이 부족하고, 영양이 결핍된 시대에는 우유는 좋은 식품이 된다. 그리고 풀만을 먹은 소에서 나온 우유를 이용하여 버터, 치즈, 요구르트 등을 만들어 먹는 것도 유용한 일이며 그러한 것을 부정하는 것이 아니다. 그러나 이 시대의 우유는 사람들이 먹어서는 안 되는 식품이며, 태어나자마자 신생아실에서 어린아기에게 싸구려 수입 분유에 설탕물을 넣은 젖병을 물리는 장면은 비극의 탄생이라는 무대극의 서막이 되는 것이다.

우유 대신 두유를 아기에게 주면 될 것이다. 두유는 국산콩을 불려서 물을 넣고 믹서로 갈아서 소금과 천연꿀을 가미하면 되며, 만들고 나서 바로 먹이지 못할 경우에는 감식초를 몇 방울 떨어뜨리면 부패방지 효과가 있다. 콩의 칼슘, 단백질 성분은 그 어떤 육류 성분보다도 훌륭한 성분을 갖고 있으며 땅콩, 견과, 밀 등 각종 곡류, 종실류 등으로부터 더 좋은 단백질 성분을 넘치게 얻을 수 있고 미역이나 다시마, 김, 파래 등으로부터 우유와는 비교할 수 없이 우수한 칼슘을 섭취할 수 있다.

산양유는 우유의 단백질보다 인체에 더 좋으며 화학약품의 피해에 대해 보다 안전하다고 하여 비싸지만 먹는 사람도 있다. 몇 년 전에 산양을 키워서 산양유를 몇 집 배달해보았다. 아침에 산양을 데리고 풀이 많은 곳에 5m 줄을 매놓고 오후에 가면 5m 반경의 풀을 다 먹어치워 깨끗해진다. 6마리를 키우다 보니 넓은 골짜기의 풀이 남아나지를 않았다. 50마리 이상의 산양을 전문적으로 키울 경우에는 사료 없이는 불가능하므로 결국 산양유도 화학약품의 피해에서 벗어날 수 없으며, 산양유에는 새끼가 먹어야 하는 성분이 존재하고 또한 너무 많은 영양분으로 인해 문제가 된다.

치즈, 요구르트도 원유가 문제다

조선의 음식이 서구화되면서 치즈가 들어가는 피자, 치즈햄버거, 치즈돈가스, 치즈오리고기, 치즈안주에 이르기까지 많은 치즈식품이 자연스럽게 번지고 있다. 콩을 발효시켜 만드는 간장, 된장, 청국장 등과 같이 우유를 발효시켜 만드는 치즈나 요구르트도 원래는 좋은 식품이었다. 그러나 현대의 공장식 축산에서 생산되는 화학약품이 잔뜩 들어간 사료가 문제되는 원유이기 때문이다. 그래서 집에서 만들어 먹는 요구르트도 불량식품인 것이다.

어느 식품이든지 자연적인 과정을 거치는 것은 이상이 없지만 그것을 상품화시키는 과정에서 원가 절감, 생산성 향상, 품질관리를 위해 불건강한 기술과 양심이 개입되기 때문이다. 최악의 불완전식품인 우유를 원료로 하여 만들어지는 치즈, 요구르트는 불량식품이다. 불량청소년이란 환경이 문제될 수도 있지만 사실상 대부분의 요인은 불량한 음식을 많이 먹기 때문이며, 그래서 행동이 거칠어지고 불량해진다.

불량청소년이 보호소에 있으면서 자연식품을 섭취하게 되면 성격이 차

분해지고 이상 행동을 일으키지 않는 것이 확인되었다. 불량한 식품인 술, 담배, 우유, 치즈 그리고 육식을 많이 하는 사람은 은연중에 자신의 내부에 불량한 심성이 자라게 되며 자신만 아는 이기주의자가 되고 결국 불량한사람, 불량한 어른이 된다는 것이다.

하얀 두부는 조병식품이다

두부는 콩으로 만든 자연식품이라고 하여 모두들 좋은 건강식품으로 추천하고 있지만 대부분의 콩은 유전자 조작된 수입 대두이며 농약 처리된 것이므로 먹어서는 안 되는 식품이다. 국산콩으로 만든 두부일지라도, 두부는 콩을 삶아낸 후 갈아서 짜낸 콩물에 소금의 간수를 넣어 응고시켜서 만들고 있으며, 정말 우리 몸에 좋은 섬유질이 많은 콩비지는 가축 사육에 사용되고 있다. 사람이 먹게 되는 두부는 비타민, 미네랄, 효소, 섬유질이 사라진 부드러운 죽은 단백질만 남게 되므로 먹지 않는 게 더 좋다.

얼마 전 당뇨가 있다는 의사가 아침식사 대신 두부만 먹는다고 하여서 섬유질이 소실된 두부는 당뇨를 더 악화시키는 요인이 되므로 차라리 현미밥을 먹으라고 하였다. 부드럽고 몰랑몰랑하고 입에 살살 녹는 음식을 사람들은 칭찬하지만 그것이 어떠한 재료로 만들어진 것일지라도 사람을 병들게 하는 조병식품이라고 생각하면 될 것이다.

단백질은 건강을 위하여 절대적으로 필요하지만 필요 이상으로 섭취되었을 때는 문제가 된다. 그것도 우리가 충분한 육체적 활동을 하지 않으면서 과잉의 단백질이 섭취되면 상황이 더 악화된다. 지금까지의 영양학은 고기나 콩에 있는 단백질의 중요성을 지나칠 정도로 강조하여 왔으며 우리는 교육 받아왔다. 그러나 과잉의 단백질 섭취는 결석, 신장질병 그리고 칼슘의 손실로 골다공증을 유발하는 등 많은 질병의 원인이 되고 있다.

현대인들은 소위 문화생활에 젖은 사람들이 되었으며, 그래서 때로는 비자연을 자연으로, 자연을 비자연으로 오인할 때가 있다. 그러므로 조리하는 일을 당연시하고 자연적인 일이라고 생각하고 날로 된 자연식을 시도하는 사람들을 괴벽한 사람으로 단정하고 비웃을 때가 있다. 열을 가하면 자연식품에 포함된 효소들, 호르몬, 비타민, 미네랄, 천연당 등 영양소의 85%가 파괴되거나 쓰이지 못할 물질로 변질되는 것이다. 우리 콩으로 만든 두부일지라도 익히고, 갈고, 거르고, 응고시켜서 만든 죽은 단백질에 불과한 것이다.

이 지상의 모든 생물이 자연에서 발견되는 생명력이 넘치고 있는 식품을 그대로 섭취하는데, 오로지 소위 문화를 가진 인류만이 자연식품을 열처리로 생명을 죽인 다음에 먹는 이유가 진실로 무엇 때문일까? 단백질이 조리되었을 때에 그것은 비자연화된다. 변질된 단백질은 소장에서 부패되고 각종 건강 문제의 원인이 된다. 가열하였을 때에 자연식품에 포함된 섬유질의 분량은 크게 줄어든다. 예를 들어 300g의 시금치 샐러드가 가진 섬유질은 조리한 것으로 채우기 위해서는 1,200g의 시금치가 필요하듯이 날콩에 있는 섬유질이 두부를 만들게 되면 거의 남아있지 않게 된다.

열은 영양소들을 고갈시키는 것이지만 칼로리에 영향을 주지 않는다. 그러므로 채식가라고 하지만 조리한 것만을 섭취하는 사람들은 탄수화물을 과잉으로 섭취할 수 있는 것이며 당뇨병이나 비대증에 걸릴 수 있다. 가열된 자연식품은 위의 소화효소들을 파괴한다. 그러므로 뜨거운 순두부백반, 뜨거운 두부찌개 등이 소화에 지장을 준다. 콩을 섭취하는 방법은 날콩가루를 섭취하거나 콩을 갈아서 콩비지찌개를 하거나 콩국수 또는 콩조림, 콩나물을 하는 것이 좋을 것이다.

날로된 자연식품인 콩에는 그 자체를 소화시킬 수 있는 소화효소들과 우리 몸의 에너지와 치료를 위해 필요한 탄수화물, 단백질, 지방, 섬유질, 비타민, 미네랄 등이 있다. 특별히 감사할 일은 날콩에는 우리 몸의 생화학적 활동을 가능하게 하는 살아있는 물질들을 모두 포함하고 있다. 그러나 죽어버린 단백질 덩어리인 두부는 우리가 피해야 할 식품이다.

하얀 닭고기는 닭암에 걸린 병든 시체다

붉은 살코기가 아닌 하얀 살코기인 닭은 공장의 조립 라인의 비좁고 더러운 우리 속에서 성장촉진제와 항생제가 상시 주입, 투약되고, 고기와 노른자가 건강해 보이는 노란색을 띠도록 염료가 첨가되어 길러진다. 도살 직전의 닭의 몸은 90% 이상이 닭암이란 레우코시스에 걸려있다. 그러한 닭의 살과 알을 섭취하는 것은 그들의 질병과 비참함과 공포들을 우리 몸속에 집어넣는 것이 된다. 그들의 살과 알을 우리 몸속에 받아들이는 것은 그들이 참고 살면서 몸속에 쌓여진 분노와 한까지도 삼키는 것이 된다.

닭이 길러지고 있는 더럽고, 냄새나는 축사의 실상을 보면 누구도 닭고기를 먹고 싶은 마음이 사라질 것이다. 우리는 그저 슈퍼마켓의 조명아래 신선하고 멋지게 포장된 우리의 건강에 좋을 듯한 단순한 하나의 식품으로 보일 뿐이다.

병아리를 1년 가까이 길러야 삼계탕이나 프라이드 치킨에 쓰일 닭이 되는데 현대의 공장식 축산에서는 원가절감, 생산성 향상을 위해 성장촉진제인 합성 여성호르몬 에스트로겐을 상시 주입하여 4주 만에 제조해낸다. 특히 어느 가축보다도 성장촉진제가 가장 많이 투입되는 것이 닭이다. 여자아이들의 초경이 빨라지는 것도, 남자아이들의 성격이 불안정하게 되는 것도 과잉의 여성호르몬 섭취 영향이 큰 것이다. 성장촉진제인 여성호르몬이 다량 주입된 닭고기나 계란, 장어 등을 자주 먹으면 남성은 정력이 효과적으로 저하될 것이며 여성화되어 동성애의 성향으로 변화될 것이고, 여성은 여러 가지 성기능 장애를 일으키는 요인이 될 것이다.

수백 마리의 닭을 실은 닭장차가 지나가면 고약한 냄새와 철망에 갇힌 닭들의 비참한 모습을 볼 수 있다. 그러한 닭을 털을 벗기고, 목과 발을 자르고, 내장을 꺼내고 남은 몸통에 양념을 넣고 튀기거나, 인삼을 넣은 삼계탕이나, 감자와 함께 익힌 닭도리탕, 닭고기를 찢어서 넣은 닭칼국수, 고추장 양념의 닭강정을 당신의 아름답고 신성한 입속에 집어넣는다. 고기에 양념을 넣고 기름에 튀기는 닭고기를 남녀노소 누가 좋아하지 않을까?

닭고기 음식 중에서도 특히 나쁜 음식이 삼계탕이다. 삼계탕은 한국인들의 여름철 복날에 기운을 내고 영양을 보충하라고 하는 보양식이다. 그 날이 되면, D-day가 시작되면 닭의 비명소리가 전국에 울려 퍼지며 남녀노소 많은 사람들의 몸속으로 들어간다. 닭고기도 문제지만 인삼 또한 닭고기와 대등한 화학약품이 투입되어 재배된다. 일반 작물은 한 계절에 농약을 치면 재배되지만 6년근 인삼은 6년 동안 농약을 치어 농축되며, 그동안 땅을 한 번도 갈아엎지 않을 뿐더러, 햇빛, 바람, 비 등을 막는 차광막으로 덮여있어 음습한 환경이라 더더욱 농약이 분해되지도 않는다.

도라지가 한곳에서 3년이 지나면 썩어지듯이, 재배 인삼은 4년 이상 한곳에서 재배가 곤란하다. 그래서 4년에서 5년근이 될 때에 10~20%가 죽게 되어 더 많은 농약을 치게 되며 5년에서 6년근이 될 때에 20~30%가 또

죽게 되므로 또 더 많은 농약을 치게 된다는 것이다. 인삼의 효능은 사포닌이라는 성분인데 실제 실험결과 5년, 6년근보다 4년근이 사포닌 성분이 가장 많다고 하며 4년근 가격이 5년근, 6년근보다 훨씬 저렴하다고 한다. 인삼이 최고의 약초라고 하지만 재배 인삼이 아닌 100년 묵은 산삼을 먹어도 고혈압, 당뇨, 골다공증, 암이 치료되지 않으며, 도라지나 무와 비슷한 자연식품의 효과와 별 차이가 없는 것이다.

그러한 농약 인삼을 성장촉진제와 항생제 닭고기와 같이 탕을 만들면 독성궁합이 잘 맞는 농약, 촉진제, 항생제가 적절히 배합된 삼독탕이 될 것이다. 삼계탕은 여름철 복날에 기운을 내라는 보양식이 아니라 독소를 투입하는 보독식이 될 것이다.

단백질이 조리되었을 때에 그것은 비자연화된다. 변질된 단백질은 소장에서 부패되고 각종 건강 문제의 원인이 된다. 조리된 육류 음식물은 소화를 어렵게 한다. 많은 사람이 고기를 소화시키는 데 충분한 위산과 췌장효소들을 가지지 못하고 있으며, 따라서 불완전하게 소화된 것은 염증과 알레르기와 같은 건강문제의 원인이 된다.

암세포는 단백질로 되어있기 때문에 단백질이 많으면 암이 되기 쉽고 암세포에 원료를 공급해서 증식을 촉진한다고 할 수 있다. 또한 단백질이 체내에서 분해되면서 만들어지는 아민이라는 물질은 발암물질인 니트로사민이 원료가 되는데, 이것은 위장 내에서 아질산염과 반응하여 만들어진다. 아질산염은 가공육이나 어육연제품 등에 식품첨가물인 발색제로 첨가하고 있다. 동물성 단백질에 풍부한 아미노산인 트립토판은 크산투렌산이라는 중간 대사 산물을 생성하게 되며, 이 물질은 인슐린을 분비하는 췌장의 베타세포를 파괴하는 독작용을 한다. 그러므로 동물성 단백질의 과잉섭취는 당뇨병을 유발하거나 악화시킬 수 있다는 것이다.

남자들의 근육을 강화시키는 데에 닭의 가슴살이 좋다고 한다. 정말 그럴까? 사람들이 맛이 없어 잘 먹지 않기 때문에 장삿속으로 만들어진 말일 뿐이다. 옛날에 사료를 먹이지 않고 토종닭을 키울 때는 곡식과 풀, 벌레만을 먹고 자라서 닭의 살이 질기고 특히 닭이 다리 운동을 많이 하기 때문에 닭다리 살이 질기고 쫄깃쫄깃하고, 고소하고 맛있어 누구든 먼저 닭다리를 들고 싶어 눈치를 보았다. 그래서 부모는 자식에게, 상대방에게 먼저 권하고, 사양하는 좋은 시절이 있었다. 그런데 현대의 닭고기는 사료와 성장촉진제로 속성으로 키워서 닭다리 살도 질기지 않고, 더구나 닭가슴살은 푸석푸석하여 잘 먹지도, 잘 팔리지도 않기 때문에 닭 생산업체들이 TV광고 등에 인기 연예인들을 동원하여 닭가슴 살을 찢으며 맛있게 먹는 장면을 보이고, 사람의 근육 강화에 아주 좋은 것이라고 거짓 광고를 한 것이다.

전에 이곳 골짜기에서 닭을 키워보았다. 봄부터 가을까지는 모이를 주지 않으니 닭들이 들판, 풀숲을 다니면서 풀, 벌레, 씨앗 등을 먹게 되고 종일 헤매고 다니니 근육이 발달할 수밖에 없었다. 묶어 놓은 개가 잘못되어 풀리면 닭을 물어 죽이고, 살쾡이도 닭을 물어가고, 닭 몇십 마리 키우는데 축사 청소, 물, 모이 주는 닭 머슴 노릇만 하는 꼴이 되어 다 치워버렸다. 그래서 그 닭을 읍내 닭 잡는 가게에서 잡아서 아내에게 가져다주니 전화가 왔다. 압력솥으로 푹 끓였는데도 도저히 질겨서 아무도 안 먹는다고 한다. 집에 가서 먹어 보니 정말 생 고무줄 같아 씹기가 어려웠다. 요즈음의 닭고기는 스폰지 같은데도 푸석푸석한 닭고기 맛에 길들여져 그게 오히려 맛있다고 하며 조금 질겨도 못 먹겠다고 한다. 관습이 우리의 운명을 만들듯이 식성의 관습이 우리의 입맛도 바꾸어버린다. 어떠한 작은 관습일지라도 그것이 우리의 삶을 바꾸는 놀라운 작용을 한다는 것이다.

계란은 콜레스테롤 함량이 가장 높은 식품이다

계란은 9白 식품에 들어가야 하는 것인데 다행히 계란의 겉모습이 하얗지 않아 끼어들지 못했으나 그 어느 9백 식품 못지않게 우리 몸에 해악을 입히는 식품이다.

일반 식품의 콜레스테롤 함량(100칼로리당 mg)

동물성 식품	달걀 550, 소고기콩팥 375, 소고기간 300, 버터 250, 굴 200, 크림치즈 120, 라드 95, 비프스테이크 70, 양고기 70, 돼지고기 70, 닭고기 60, 아이스크림 45
식물성 식품	모든 곡류 0, 모든 야채류 0, 모든 견과류 0, 모든 씨앗류 0, 모든 과일류 0, 모든 콩류 0, 모든 식물성기름 0

위의 표에서 보듯이 콜레스테롤 함량에서 계란은 550mg으로 단연 최고치를 기록하고 있다. 동맥경화란 일종의 혈관경화이며 다시 말하면 혈관이 좁아지는 혈관흡착이라고 할 수 있다. 동맥경화는 단순히 노화현상이 아니고 포화지방과 콜레스테롤이 다량 함유된 음식의 섭취가 원인인 것이다. 지방을 비롯한 끈적끈적한 점착물들이 혈관 내벽에 점착되어 혈액의 흐름을 막게 하는 것이 동맥경화이며, 관상동맥이 응고된 혈액으로 막혀서 심장에 혈액이 공급되지 않으면 심장마비가 일어난다.

우리가 고 콜레스테롤의 식사를 하고 안하고 간에, 우리 몸은 간과 소장, 그리고 전체 세포가 콜레스테롤을 생산한다. 결국 외부로부터 섭취되는 계란과 동물성 지방으로 인해 과잉 콜레스테롤이 고혈압, 심장마비의 원인이 되는 것이다. 우리 몸의 모든 세포는 콜레스테롤이 필요하다. 그러므로 콜레스테롤은 혈액을 통하여 전신에 순환되어야 한다. 콜레스테롤은

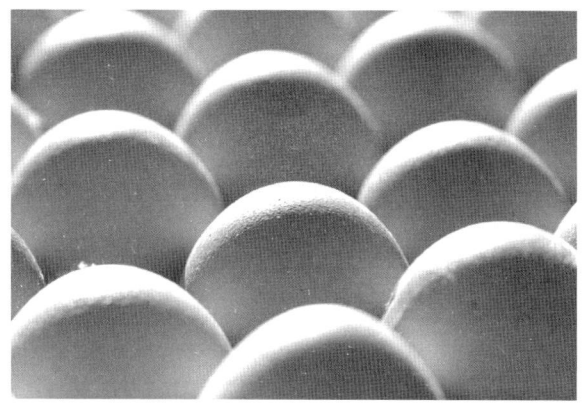

성호르몬, 신장호르몬, 담즙, 비타민 D 생산에 필요하며, 뇌와 췌장에 5%, 간에 1% 포함되어 있다. 콜레스테롤이 없으면 우리 피부는 건조해진다.

콜레스테롤은 혈관을 강하고 부드럽게 만들며, 혈액이 혈관벽을 마모시키거나 손상시키는 일 없이 원활하게 흘러내려갈 수 있게 하는 것이다. 콜레스테롤 자체가 우리의 혈압을 높이고 심장마비를 일으키는 진범이 아니다. 콜레스테롤은 우리의 혈관을 수리하고 보호하는 혈관의 건강 유지를 위하여 절대적으로 필요하고 유익한 물질이다. 그러나 섬유질과 다른 영양소들이 결여되었을 때에 콜레스테롤은 원래의 작용을 할 수 없게 되며, 오히려 혈관을 손상시키고 혈압을 높이며 심장병을 일으키는 악영향을 유도하는 물질로 돌변한다.

그러므로 섬유질과 다른 영양소가 결여된 상태에서 다만 콜레스테롤 수준만을 낮추려고 노력하는 일은 결코 성과를 얻을 수 없다. 심장마비와 사망률을 예방하고 낮출 수 있는 최상의 방법은 생활 양식 전체를 바꾸고 콜레스테롤을 낮추는 식생활을 단행하는 일이다. 콜레스테롤을 높이는 음식이 계란과 9백 식품, 알코올, 커피, 음료수들이다.

사실 수십 년 전 영양이 부족한 시대에 그리고 자연식, 채식을 하던 시절에는 계란은 좋은 영양식품이었다. 서양인들이 심장마비를 일으켜 쓰러지는 것은 결국 그들의 식생활이 계란, 9백 식품, 육식, 우유, 버터, 치즈를 상식하기 때문이다. 안타깝게 마더테레사도, 레이첼 카슨도, 게오르그숄티도, 조오련도 심장마비로 돌아가게 된 것을 우리는 다시 한 번 생각해 봐야 될 것이다.

저혈당증은 육류와 9백 식품이 원인이다

 가벼운 저혈당으로 인한 어려움은 보편적이어서 대부분의 사람들은 그것을 정상이라고 생각한다. 자신들이 경험하는 무력감, 현기증 혹은 어지럼증이 혈당치가 낮아서라는 것을 모른다. 그래서 이런 증상이 자신들이 섭취한 음식물이 만들어낸 결과라는 것도 알지 못한다. 저혈당증은 사람들이 육류와 설탕, 지방을 많이 소비하는 곳이라면 어디서든 발견된다. 저혈당증의 주요 증상을 보겠다.

1. 마음이 공허할 때가 자주 있다.
2. 건망증이 심하다.
3. 집중력이 없어진다.
4. 감정을 제어하기 힘들다.
5. 흥분하기 쉽다.
6. 인내력이 없다.
7. 초조하고 가슴이 울렁거린다.

8. 긴장되면서 사지가 떨린다.
9. 침착하지 못하고 기분이 잘 변한다.
10. 얼굴이 창백할 때가 많다.
11. 배가 고플 때면 참을 수 없다.
12. 식은땀이 자주난다.
13. 가벼운 두통이 자주 있다.
14. 갑자기 일어나면 어지럽다.
15. 흥분하면 손에 땀이 밴다.
16. 근육이 굳어질 때가 가끔 있다.
17. 이따금 심장의 고동이 빨라진다.
18. 햇빛에 눈이 부시고 어지럽다.
19. 식사 시간이 한참 지나면 어지럽고 손, 다리가 떨린다.
20. 스태미나가 떨어진다.

이 밖에도 원형 탈모증과 두통, 가슴이 울렁거린다든가 어깨가 뻐근하거나 편두통, 위통 등 여러 가지 증상이 한꺼번에 일어나며 의사도 눈치채지 못하는 저혈당증이기 때문에 다른 병으로 진단되고 어쩔 수 없이 해당되지 않는 약을 복용하게 된다.

이러한 증상으로 병원에 가서 저혈당증일지 모르니 혈당검사를 해달라고 하여도 "당신은 정상입니다."라는 말을 듣게 된다. 저혈당증의 혈당곡선은 식후 5~6시간 정도 경과한 뒤라야 비로소 급격히 내려가는데 식후 1~3시간 사이에 혈당검사를 하면 나타나지 않기 때문이다. 저혈당증은 당뇨병을 비롯하여 정신분열증에 이르게 하는 출입문이다. 저혈당증은 당뇨병과 마찬가지로 약으로는 치료되지 않고 비타민, 미네랄, 섬유질 등의 식생활

개선으로만 치유되는 것이다.

　저혈당증은 당뇨병의 경우와는 반대로 혈액 중의 당분(포도당)의 양이 지나치게 낮아지는 병인데, 그러한 현상은 인슐린이 한꺼번에 지나치게 분비되어 버리기 때문에 일어나는 것이다.

　설탕이나 흰 밀가루 그리고 백미 등의 정백 가공식품은 소화흡수의 속도가 빠르게 이루어져 장점막에서의 흡수가 일시에 빨리 되므로 당분이 한꺼번에 혈액 속으로 흘러들어간다. 그러므로 그 속도에 맞추어 췌장의 랑겔한스섬에 있는 베타세포에서는 혈액 중에 갑자기 불어난 당분을 처리하기 위하여 한꺼번에 인슐린을 쏟아내기 마련이다. 인슐린은 혈액 중의 당분을 세포 안으로 밀어넣는 작용을 할 뿐만 아니라, 일반적으로 당분의 대사, 단백질의 대사 등에 광범위하게 작용하기도 한다. 인슐린이 한꺼번에 지나치게 나와 혈액 중의 당분을 세포 안에 가두어버리게 되므로 혈액 중에는 갑자기 당분의 농도가 떨어져 결국 저혈당증을 초래하게 되는 것이다. 췌장의 베타세포도 역시 한꺼번에 많은 인슐린을 분비해야 하는 과중한 노동을 해야 한다. 이러한 일이 자주 되풀이되다 보면 췌장의 베타세포는 곧 기능이 쇠퇴되어 정상적으로 필요한 양의 인슐린마저도 만들어내지 못하는 신세가 되고 만다. 이렇게 되면 결국 인슐린의 작용이 부족하게 되고 따라서 당뇨병이 되는 것이다.

　저혈당증은 특히 섬유질 부족이 주요인이다. 사과를 어떻게 먹느냐에 따라 혈액 중의 당분의 농도에 영향을 미치게 된다는 것이다. 1. 그대로 씹어 먹는다, 2. 강판에 갈아서 먹는다, 3. 주스로 만들어 즙을 마신다. 실험에 따르면 주스의 경우에는 혈당치가 갑자기 올라갔다가 갑자기 내려가며, 이것은 일시에 갑자기 당분이 체내에 흡수되기 때문이며, 따라서 혈당치 곡선은 기복이 심한 예리한 곡선으로 나타난다. 그대로 씹어 먹는 것이 가장 부드러운 완만한 곡선을 나타내고 있다.

　이와 같은 사실은 주스는 섬유질이 있기 때문에 설탕이나 흰 밀가루와 같이 혈당이 급격히 올라갔다가 급격히 내려오는 곡선을 나타내는 것이고, 그냥 씹어서 먹는 것은 섬유질이 많다는 것이며, 강판에 갈아서 먹을 경우는 섬유질은 있지만 그것이 부서져있기 때문에 그냥 씹어 먹는 것과 주스로 마시는 것의 중간쯤으로 나타났다. 그러므로 무가당의 과일주스라도 주스는 역시 저혈당증이나 당뇨병을 유도한다고 할 수 있다.

　저혈당증을 얻기 원하거나, 이미 저혈당증을 체험하고 있는데 그것을 악화시키고 싶다면 지방과 설탕, 동물성 단백질, 유제품과 정제된 음식을 많이 섭취하고 신선한 채소와 도정하지 않은 곡식을 멀리하면 되는 것이다. 또 흡연과 육류가 건강에 나쁘다고 말하는 자료들을 믿지 말고, 비타민과 무기질을 굳이 음식에서 얻으려고 애쓰지 말고 언제라도 탄산음료와 비타민제를 먹으면 될 것이다. 커피는 각성제이고 술은 휴식으로 가는 길이며, 공포에서 자유로워지는 길이라는 것을 기억하라. 그리고 신이 금지한 것이니 운동은 하지 말고 지금까지 얘기한 식품을 충분히 섭취하라. 이 정도의 처방이면 저혈당증으로 가는 길을 틀림없이 보장해줄 것이다.

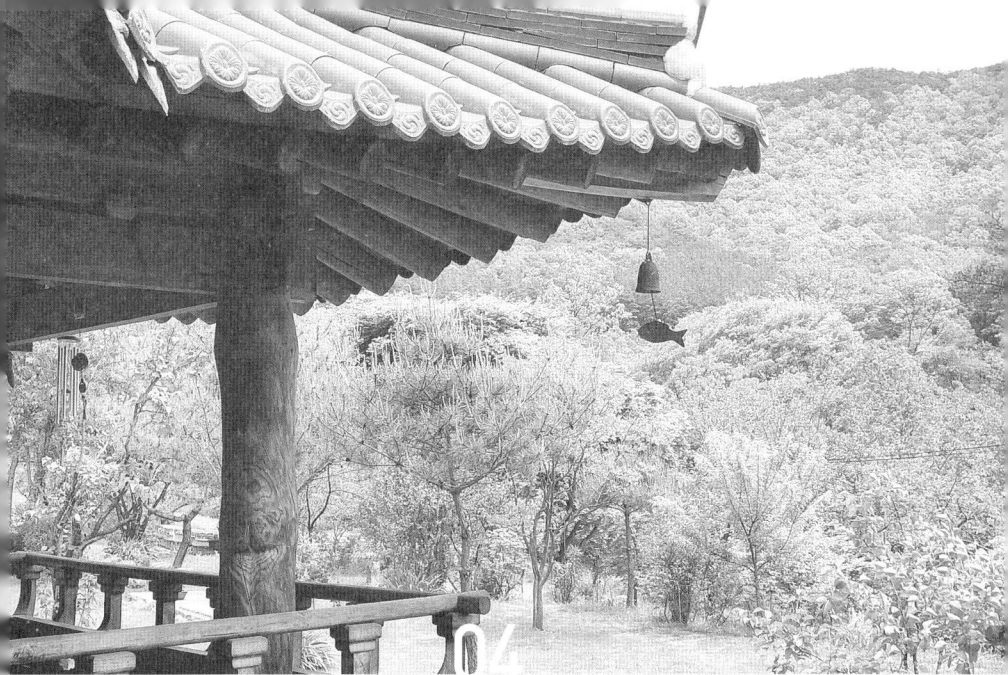

자연식, 소식, 채식
생식이 혁명의 무기다

●

당신과 빛 사이를 그 무엇도 가로막게 하지 마십시오.
자연과 하나 되어 교감하는 산책을 하십시오.
영화관에 가려면 표를 사야지만 자연의 중심에 들어가는 데에는 어떠한 비용도 들지 않습니다.
내가 사람들과 멀어진 이유는 자연과 가까워졌기 때문입니다.
내가 가진 재산은 무한합니다.
그것을 생각하면 자꾸만 미소가 지어집니다.
내 은행 잔고는 아무리 꺼내 써도 다 쓸 수가 없습니다.
나는 자연과 고독만큼이나 친해지기 쉬운 벗을 아직 찾지 못했습니다.

04
자연식, 소식, 채식
생식이 혁명의 무기다

인체의 생화학 작용은 의식의 산물이다

나는 왜 존재하는가? 존재하므로 존재하는 것이지, 왜 존재하느냐는 의문일 수밖에 없다. 생명력이 왕성하고 삶에 사랑, 감사, 기쁨이 있으면, 누구에게 억압받고, 상처받지 않으면 그러한 의문은 나오지 않는다. 고뇌, 근심, 걱정, 두려움이 당신의 삶을 억누르면, 누군가로부터 억압받고 학대받으면, 심각하고 무거운 병이라면 그때에 당신은 인생에 회의를 느끼고 존재의 의미를 잃어버린다.

그러나 그러한 것들은 문명사회 속에서, 조직사회 속에서, 자본주의사회 속에서 존재하기 때문이지, 당신이 야생에서 살고 있다면 생존을 유지하기 위해 진력하며, 끊임없이 몸을 움직이게 되고 그래서 생명력이 항상 충만하게 되면, 왜 존재하느냐는 의문은 발붙일 곳이 없을 것이다.

당신이 야생에서 살면, 자연 속에서 살면 건강에 대한 근심, 걱정, 두려움이 사라질 것이지만 허상의 자본주의 물질 문명사회 속에서 존재하므로 모든 문제가 일어난 것이다. 지금 당장 허상의 문명사회를 벗어날 수는 없다. 세상을 바꿀 수는 없다. 세상을 보는 눈을 바꾸어라. 이미 일어난 일, 지나간 일, 어쩔 수 없는 것을 괴로워하며 시간 낭비하지 마라. 당신의 현재의 삶에 집중하라. 집중하라는 것은 다시 시작하라는 의미이다.

과거에 대한 기억을 잃어버린다면 어떻게 미래에 대한 희망을 가질 수 있겠는가? 그 기억을 상처로 받아들이지 않고 도약의 기회로, 거듭나는 기회로, 사랑의 기회로, 사랑을 다시 할 수 있는 기회로 받아들여라. 미래에 대해서 당신이 할 수 있는 것은 예견하는 것이 아니라, 그것을 가능케 하는 것이다. 지금 당신이 할 수 있는 가장 아름다운 일은 무엇인가? 사랑이다! 그것은 같은 포유동물일 수도, 초목일 수도, 음악일 수도, 나 자신일 수도 있다. 사랑이 그토록 강조되는 것은 그것 없이는 생명체가 존재할 수 없기 때문이다.

때로는 세상은 너무나 가혹하고, 잔인하고, 무자비한 일을 자행한다. 그것은 자신도 모르게 남에게 상처 주는 일일 수도 있고, 계획된 음모일 수도 있다. 그것은 자신의 부와 권력을 유지하기 위해, 지위와 위치를 다지기 위해서 남을 희생시키는 일일 수도 있다. 그렇다고 우울해하고 절망하지 마라. 당신이 할 수 있는 일만을 하라. 그 이상의 것은 신의 뜻에 따라야 한다. 축복이란 받는 것이 아니고 스스로 만들어내는 것이다.

지금 여기에서 당신과 나누고자 하는 것은 밥상 혁명에 대한 사색이다. 교육의 목표는 가르치는 것이 아니라, 사색하는 것을 가르치는 것이다. 가르치고 가르침을 받는 것은 기술자와 직공이 할 일이다. 밥상 혁명은 의식 혁명, 생활 혁명이 따를 때 온전히 이루어질 수 있다. 이제는 스스로 사색하고 변화되어야 할 시간이다.

60세가 넘었다면 생활비를 벌기 위한 직업을 버리고 실직자가 되어야 할 시간이다. 남이 주는 밥을 주는 대로 먹지 말고 이제 스스로 자유롭게 챙겨서 먹어라. 앞으로의 삶을 유지하기 위해 직업을 가져야 할 것이 아니라, 지금 당신이 좋아하고 원하는 가슴 뛰는 삶을 살아라. 축구공을 쫓아서 운동장을 뛰듯이 가슴 뛰는 삶을 살아라.

그것이 사진작가가 되어 자연을 헤매는 일이든, 그림을 그리려고 타히티섬에 가든, 자원봉사를 위해 동사무소에 가든, 자연과 조화로운 전원생활이든, 황홀한 연애소설을 쓰는 작가이든, 당신의 삶을 불태우는 열정을 품은 당신만의 가슴 뛰는 삶을 살아라. 자신을 발견하고 찾을 수 있는 자연에 집중하고 사색하라. 축복이란 받는 것이 아니고 스스로 만들어내는 것이듯이, 축복이란 가슴 뛰는 삶을 사는 것이다.

당신의 의식을 바꾸면, 세상을 보는 눈을 바꾸면, 인식을 바꾸면 자신의 존재의미가, 자신의 몸과 마음이, 건강이 바뀌어질 것이다. 인식이란 학습된 현상에 불과하며, 인체의 생화학 작용은 의식의 산물이다. 신념, 생각, 그리고 감정이 모든 세포 속의 생명을 지탱하는 생화학 반응을 일으킨다. 인식은 저절로 일어나는 것처럼 보이지만 실제로는 학습된 현상이다. 몸이 겪은 경험을 포함하여 우리가 살고 있는 세계는 우리가 배운 인식 방법에 의해 조종되고 있다. 자신의 인식을 바꾸면 자신의 몸과 세계에 대한 경험도 바뀐다.

자연식, 소식, 채식, 생식에 대한 당신의 의식을 바꾸고, 이제 새로운 인식을 해야 할 시간이며, 그것은 당신이 건강하게 살아갈 수 있는 절체절명의 과제다. 야생에서는, 자연 속에서는 자연식, 소식, 채식, 생식이라는 단어가 존재할 이유도, 의미도 없을 것이지만 당신이 문명사회에 존재하는 한 분명하고 확실히, 철저히 그 개념을 이해하고 실천해야만이 건강한 삶이 가능해진다.

　이제는 공장에서 제조되는 정제되고, 화학첨가제를 배합한 가공식품이 아닌, 자연에서 수확하여 바로 당신의 밥상 위에 올리는 자연식품만이 당신의 병을 치유할 수 있으며, 하루에 세끼를 먹는 과식을 그치고 소식을 해야 만이 당신의 장이 비워지고 마음이 비워질 수 있다.

　육식이 아닌 채식을 해야 항생제와 성장촉진제가 묻어있는 지뢰밭을 피할 수 있으며 이웃과 자연에 대한 진정한 사랑의 실천을 할 수 있다. 거기에서 더 나아가, 불로 익혀서 죽은 음식인 화식을 중단하고 생명력이 가득하고 신의 축복이 담겨있는 살아있는 음식인 생식을 선택한다면, 그때에 당신은 진정으로 새롭게 태어나고 거듭날 것이다.

당신의 병을 치유할 수 있는 유일한 길은 자연식이다

　자연에 존재하는 모든 동식물은 자기 주위에 있는 음식을 곧바로 먹는, 자연식을 한다는 것을 우리는 잘 알고 있다. 오로지 유일하게 인간만이 그것을 정제하고, 익히고, 보존하고, 운반하는 과정을 거치게 하며, 그런 과정에서 그 음식물 본연의 맛과 영양, 기운이 사라지게 되고 화학첨가제를 배합하여 가공식품을 만들고 먹는다.

　나의 의식, 생각, 신념이 나를 만들듯이 내가 먹는 음식물 또한 내가 올바로 존재할 수 있게 만드는 극히 중요한 것이다. 음식물이 의식이고, 생각이고, 신념이라고 할 수 있다. 흔히 대부분의 사람들은 음식이 정신을 만든다는 것을 망각하고 있다. 감각적인 것과 서로 전혀 다른 것으로 보이지만 사실은 긴밀히 연결되어 있으며 상호 영향을 준다.

영국이 산업혁명으로 기계에 의한 대량 생산을 하기 시작하자, 그것의 폐혜를 반대한 뛰어난 사상가로 알려진 존 러스킨이 휘슬러와 반목하고 재판까지 하게 되었다. 예술에서 정신적인 것을 목표로 해야 한다는 러스킨이 감각적인 것을 주장하고 표현하는 휘슬러를 멸시한 것은 그의 무지와 사유의 결핍을 문제시한 것이다.

그러나 정신적인 것과 감각적인 것은 둘이 아니라 하나이며, 다른 것이 아니라 같은 것이다. 감각적인 것이 퇴폐와 향락으로 가고, 정신적인 것이 법과 냉정으로 갈 때 문제가 된다. 감각에서 정신이 발현되고, 정신으로 감각의 감지를 하는 것이다. 음식과 정신도 마찬가지이다. 그러므로 음식물은 감각적인 것이며 또한 정신적인 것이다.

그 음식물이 당신의 정신과 신체를 만들었다. 당신의 병은 다른 여러 가지 요인이 있을 수 있겠지만 당신이 매일 섭취하는 음식물로 인한 것이며, 그것이 정신적인 질환이든, 육체적인 질환이든 당신의 병을 치유할 수 있는 유일한 길은 자연식이라는 것이다.

우리는 사회생활에서 정심, 정사, 정행, 바른 마음, 바른 생각, 바른 행동만이 올바른 인간을 만든다고 배워왔지만, 그러한 심성을 만들어주는 또 하나의 가장 중요한 것은 정식, 바른 식사이며 자연식을 하는 정식이 있을 때 그 모든 것 또한 순리적으로 조화롭게 이루어질 수 있다.

천재적인 예술가, 위대한 사상가, 성자라고 일컫는 사람들이 그렇게 일찍 생을 마치는 것을 알고 보니 대부분 잘못된 음식물 섭취로 인한 것이었으며, 정식을, 자연식을 하지 않았다는 심각한 문제가 그 배후에 있었다.

"사상 또는 힘에 의해서 승리한 자들에게 나는 영웅이라는 명칭을 거부한다. 심정에 의해서 위대했던 이들만을 나는 영웅이라고 부른다."라고 로

망롤랑은 말하였다. 그러나 심정에 의해 위대한 영웅도 정식, 자연식을 하지 않으면 물거품처럼 쉽게 꺼지고 사그라드는 것이다. 자연식품이 아닌, 그것을 정제 가공하여 만든 가공식품을 일상적으로 아무렇게나 생각 없이 먹으면, 그 사람이 아무리 천재적이고 스타이며 위대한 영혼을 지녔다 할지라도 그것은 허명이고 허상에 불과하며 사실은 아무렇게나 되는, 생각 없는 인간에 불과하다는 것이다. 그것은 반짝이는 유성처럼 잠시 동안 빛나고 꺼져버린다. 당신 앞에 차려진 위험한 밥상을 바꾸는 밥상 혁명을 일으켜야 진정한 의식 혁명, 문화 혁명이 일어난다.

자연식품만이 신체의 산과 알칼리를 균형있게 조성할 수 있으며, 정신의 안정과 평온의 균형을 유지할 수 있다. 자연식품만이 혈당과 혈압을 조절하고, 스트레스와 감정을 조절할 수 있다. 자연식품만이 관절염과 골다공증을 치유하며, 아픔과 분노를 치유할 수 있다.

자연식품만이 위장, 소장, 대장 등의 소화기관을 좋게 하고 사랑, 감사, 기쁨을 누리게 할 수 있다. 자연식품만이 암을 방어하며, 악을 방어할 수 있다. 자연식품만이 노화와 질병을 예방하고 젊음을 회복시킨다. 자연식품만이 당신의 지성과 인격, 품위와 매력을 유지할 수 있게 해준다. 좋은 옷, 고급 차, 높은 지위, 돈이 아니다.

자연식품이 혈액의 산성화를 방지한다

혈액의 산성화는 이제 세계적인 문제가 되고 있다. 오늘날 지구의 온난화 현상과 산성비가 크게 우려되고 있지만, 우리 몸을 해치고 있는 몸안의 산성화를 방지하는 문제는 그보다 더 시급하고 심각한 문제다. 오늘날 일반 사회에 유행하고 있는 음식물 거의가 산성 음식 쪽으로 기울어져 있으며, 그것을 올바로 인식하고 경고해야만 할 것이다.

혈액의 산, 알칼리 균형을 유지하는 일은 우리 몸의 생명유지라고도 할 수 있을 정도로 중대한 일이며, 우리 몸은 그 일을 위하여 필사적인 노력을 경주하고 있다. 그것은 이 순간에도 우리 몸안에서 일어나고 있다.

당신은 당신의 건강에 대하여 지금까지 무엇을 배웠는가? 하고 반성해야 한다. 밥상 앞에 앉을 때에 그 음식물이 탄수화물인가, 단백질인가, 지방인가 등을 생각했으나 그 음식물이 혈액의 산, 알칼리 균형을 좌우한다는 점에 대해서는 이때까지 생각하지 못하고 살아온 것이다. 날이 갈수록 올바로 먹는 일이 장님이 지뢰밭을 걷는 것처럼 참으로 어려운 일이란 것을 새삼 느끼게 된다.

특히 음식물의 소화와 영양분의 흡수는 혈액의 산, 알칼리 균형이 잘 유지될 때에 최상으로 달성될 수 있는 것이며, 그 균형을 유지하는 일은 절대적으로 필요한 일이다. 이것은 오늘 우리에게 극히 중요한 건강 과학이다. 가이톤Guyton의 생리학은 산과 알칼리의 정상 균형을 유지하는 것은 우리 몸이 외래 조건과 환경에 직면하여 한결같은 내부 상태를 유지하려는 항상성 작용들 가운데 가장 중요하고 제일가는 것 중의 하나라고 진술하였다.

위산, 염산, 지방산과 같은 산Acid이란 보통 신맛을 띤 화학물을 말한다. 신맛은 오렌지, 포도, 레몬주스, 식초 등에 나타나며 그러한 물질은 산성 물질로 분류하고 그 물질의 신맛은 그 물질을 형성하는 원소들 중의 하나인 수소(H+)에서 오는 것이다. 수소 이온이 물 가운데 많이 증가하면 그것이 증가하는 비율만큼 신맛은 더욱 강해진다. 그런데 산과는 반대로 알칼리성 물질이 있으며 소금, 베이킹소다, 비누, 양잿물 등이 있다. 이러한 물질들에는 산을 중화시키는 성분이 있으며 수산화물(OH-)이 방출되며 알칼리성 이온이라 한다. 그 알칼리성 이온이 수소 이온을 수용하면 물(H_2O)로 변하며 두 이온의 가치는 완전히 사라진다. 그러므로 물이란 수소 이온과 알칼리성 이온의 중화로 생성된 물질이라고 할 수 있으며 우리 몸의 세포들은 그 생존을 위하여 물처럼 산도 알칼리도 아닌 중성의 체액을 추구하고 있다.

혈액의 산, 알칼리 균형은 수시로 깨질 가능성을 가진다. 우리가 먹은 음식물이 연소(산화)될 때에 산이 발생하며, 우리 몸이 활동할 때에 세포들이 산성 노폐물을 계속 배설하기 때문이다. 우리 몸이 활동할 때 유산(Latic Acid)과 이산화탄소를 발생한다. 음식물에 포함된 인과 유황이 산화될 때에 인산과 황산으로 변하며 단백질과 지방이 분해되고 아미노산, 인슐린, 호르몬, 효소들, 항체 등과 같은 물질을 합성하는 과정에서도 독소를 가진 산성 노폐물이 생기게 된다.

세포막을 두르고 있는 세포외액과 세포 내부에 있는 세포내액의 화학적 균형은 혈액이 pH 7.4를 유지할 때에 제일 잘 달성될 수 있으며, 혈액이 pH 7.4를 계속해서 유지하는 것은 우리의 생존을 좌우하는 극히 중대한 문제가 된다. 혈액이 그 정상치에서 약간 낮아져서 pH 6.8즉 약한 산성이 된다고 하면 사람은 혼수상태에 빠지며 심장은 고동을 멈추게 된다. 혈액이 pH 8 즉 약한 알칼리성이 될 경우에는 경련과 경기가 일어나고 때로는 생명을 잃는 일까지도 일어날 수 있다.

우리가 먹은 산성 음식들 가운데 특별히 단백질은 황산과 인산을 생성한다. 우리가 먹은 탄수화물과 지방은 초산과 유산을 생성한다. 이러한 대사과정에서 생성된 강한 산들은 모두 유독한 것이므로 우리 몸은 빠른 시간

내에 체외로 배설해야 한다. 강한 산성 물질을 신장이나 대장을 통하여 단번에 배설한다면, 그 기관들은 강한 산으로 인해 크게 손상받을 것이다. 그러므로 그것은 최후의 긴급수단으로 보류하고, 우리 몸은 기관들이 손상을 입지 않고 산을 체외로 배설하는 방법으로 혈액에서 산을 알칼리로 완충시키는 방법Blood buffer과 폐장의 호흡을 항진시키고 산을 가스로 바꾸어 체외로 배출하는 방법을 선택한다.

혈액에서 산을 완충시키는 방법은 화학 작용에 의하여 산을 소금으로 바꾸고 신장이나 대장을 통하여 배설한다는 뜻이다. 그런데 산을 완충시키는 화학작용을 위해서는 혈액이 알칼리성 물질을 시급히 요구한다. 우리 몸의 알칼리성 물질이란 혈액과 세포의 액에 포함된 극소량의 무기물질들 즉 나트륨, 칼륨, 칼슘, 마그네슘을 말한다. 우리 몸은 산의 완충을 위하여 그 미량의 무기물질을 모두 끌어모으고 사용하게 된다. 그러나 그 무기물들은 심장의 활동이나 근육의 수축작용과 같은 생리활동에 극히 긴요한 물질들이며 그 물질의 양은 제한된 것이므로, 혈액의 완충작용이란 산도가 낮은 범위에서만 가능하다는 것이다.

혈액의 완충작용이란 극히 제한적이며 우리의 매일의 식생활에서 자연식품을 성실하게 섭취했을 때만이 유지될 수 있는 생리작용이다. 매일의 식사에서 자연식을 하지 않고 가공식을 하게 되면 알칼리성 물질의 결핍으로 심각한 건강문제에 직면하게 된다. 제거되지 않은 산은 당신의 조직, 신경, 뼈, 근육, 힘줄에 남아서 담석증, 신장결석, 방광결석, 통풍gout 등과 다른 퇴행성 질병의 증상들을 일으킨다.

생명의 화학공장인 세포의 건강이 당신의 건강이다

우리 몸은 생명의 최소단위인 수백만 조의 세포들로 구성되어 있으며 그 속에서 모든 생명 화학의 과정이 진행되고 있다. 세포라는 화학공장은 우리 몸의 생명을 위한 에너지 생산, 화학물질의 합성, 신경자극의 전달 등 헤아릴 수 없이 많은 과업을 위하여 세워진 것이다. 세포는 67%가 물이며 29%가 탄수화물, 단백질, 지방 등의 유기물, 그리고 나머지 4%는 무기물로 형성되어 있다. 그 무기물에는 나트륨, 칼륨, 칼슘, 마그네슘, 클로라이드, 인, 황, 철 등이 포함되어 있고, 세포는 혈류를 통하여 그러한 원소들과 원료들을 계속 공급받음으로써 그 의무를 감당해낼 수 있다.

사람이 살고 죽느냐는 이 세포에서 결정되며 우리 몸이 건강하거나 병들었다는 것은 바로 이 세포공장들의 상태를 말하는 것이다. 세포공장들은 우리 몸의 생명활동을 위하여 특이한 화학작업을 수행해야 하며 여기에는 특이한 조건을 요구하고 있다. 그 특이한 조건이란 세포들 외액과 세포 내액의 pH가 정상으로 유지되는 것이다. 왜냐하면 세포의 전반 기능들을 통제하는 세포의 효소들은 제한된 좁은 pH 범위에 국한되어 활동할 수 있는 것들이며 세포 내액이 산성으로 기운다든지 알칼리성으로 기울어질 경우에는 그들의 기능이 떨어지고 세포의 생명이 위태롭게 되기 때문이다.

자연식품이 아닌 정제 가공된 식품을 섭취하거나 육식을 하게 되면 혈액의 산성화가 일어난다. 산의 완충작업을 위해 나트륨, 칼륨과 같은 세포의 생명작용을 하고 있는 귀중한 알칼리성 물질을 다 소비한다면 세포 외액과 내액의 무기물의 균형이 깨진다. 우리 몸이 요구하는 나트륨은 식탁에 놓인 소금이나 간이식품fast foods, 가공식품 등에 쓰인 소금에서 얻을 수 없다. 이런 식품에 쓰인 소금은 화씨 500도를 넘는 열로 정제 처리한 것이며 그 화학적 결합은 매우 견고해서 우리 몸이 흡수하기 어렵기 때문이다. 그러나 생야채나 과일 등에서 얻는 소금은 우리 몸에 더욱 적합한 것이다.

식사를 한다는 것은 이 세상에서 가장 즐거운 일이다. 그러나 식사가 우리 혈액의 산, 알칼리의 균형을 좌우한다는 것을 알면 올바른 식사를 한다는 것이 참으로 어렵다는 것이다. 질병이란 떨어진 저항력에서 오는 부산물이다. 떨어진 저항력이란 바람직하지 못한 내적 환경이며 그릇된 것을 몸안으로 주입하여 일어난 현상이다. 신성한 생야채, 과일, 씨앗, 나무 열매 등 열처리가 되지 않은 상태에서 먹을 수 있는 것이 자연식품이다. 이러한 자연식품은 우리가 먹는 식품들 중에 소위 광합성(Photosynthesis)이라는 과정을 통하여 태양으로부터 생명에너지를 직접적으로 얻고 그것을 특이한 형식으로 저축하는 특별 식품이다.

일광은 이 지상의 모든 생명체에 불가결한 에너지의 근원이다. 식물들은 일광을 받아서 번성하고 꽃을 피우며 열매를 맺는다. 식물의 생명체를 구성하고 있는 무기원소들은 태양광선에서 온 수많은 에너지 원자에 의하여 살아있는 원소로 변화되어 우리가 먹을 수 있는 과실과 채소들이 되고 있다. 우리가 이러한 당질의 식품인 탄수화물을 먹으면 그것은 우리 몸에서 포도당glucose으로 분해되어 그 입자 안에 저축된 태양에너지가 해방되고, 우리 몸을 이루고 있는 세포를 활동케 하는 원동력이 된다.

우리는 호흡을 통하여 이산화탄소를 밖으로 내뱉으며 식물은 그것을 받아들이고 그 대신 산소를 내보낸다. 그 이산화탄소와 뿌리에서 오는 물과 광물질은 태양에너지에 의하여 산소를 그리고 유기생명체에 꼭 적절한 에너지로 변한다. 당신이 그 에너지가 저축된 식물을 먹을 때에, 그 에너지는 당신이 들이마신 산소에 의하여 당신 몸의 세포들로 방출된다. 이러한 종류의 식물은 실로 우리의 질병을 치료할 수 있는 태양의 식물이요 또한 기적의 식물이다. 피로, 두통, 스트레스, 소화불량과 위궤양 등 퇴행성 질병을 가진 사람들이 자연식을 통하여 기적적으로 지병을 치유하는 것이다.

자연식품들이 치유의 능력을 발휘하는 이유는 과일과 채소들이 나트륨, 칼륨, 칼슘, 마그네슘 등과 같은 알칼리성 무기물을 풍부하게 포함하고 있으므로 우리 몸의 주요 알칼리성 자원이 되기 때문이다. 그러한 과실과 채소들이 가진 유기산organic acid은 산화될 때에 이산화탄소와 물로 전환되며, 폐와 신장을 통해 배설된다. 그러나 그 알칼리성의 원소들은 그대로 남아서 우리 몸의 산을 완충시키는 역할을 하게 된다. 산성식품이 산을 완충시킨다는 것은 자연식품만이 가지는 신비라고 할 수 있다. 그리하여 우리는 비록 신맛이 있다 할지라도, 대부분의 과실과 야채를 알칼리성을 형성하는 식물로 간주한다.

과일과 채소가 결여되고 그 대신 과잉의 육류, 기름, 정제식품들로 된 식사는 우리 몸의 pH를 산성 쪽으로 기울게 하는 큰 요인이 된다. 이러한 종류의 식사는 알칼리성 형성의 요소들을 공급하는 데에 실패한다. 그리고 산을 완충시키는 데에 몸의 긴요한 알칼리성 물질들을 소모함으로써 우리 몸의 무기물 저장고가 바닥나게 한다. 그 결과 혈액의 완충작용은 불가능하게 되고 건강을 회복시키려고 하는 항상성 작용들feedback systems이 정지되며, 그 보응으로 각종 퇴행성 질병들이 나타나게 된다.

과잉 섭취된 단백질이 당신의 몸을 위험한 상태로 만든다

단백질은 건강을 위하여 절대적으로 필요하지만 필요 이상으로 섭취되었을 때에는 문제가 된다. 과잉 섭취된 단백질은 우리 몸에 위험한 상태를 만든다. 대부분의 동물성 단백질에는 황과 인이 들어있다. 황과 인은 소화 과정에서 독소를 가진 산을 생산한다. 이러한 산을 신장을 통하여 배설하려면 먼저 알칼리성 물질로 중화해야 한다. 그러므로 동물성 식품들은 산성을 형성하는 식물로 간주된다.

지방도 과잉 섭취하면 산성을 조장시키는 작용을 할 수 있다. 과잉 지방은 산소가 세포에 도달하는 데에 방해가 되기 때문이다. 지방의 방해로 산소가 적게 공급될 때에는 노폐물이 세포 내에 축적되기 시작한다. 이 노폐물은 세포의 발전소인 미토콘드리아와 몸에 필요한 단백질을 형성하는 리보솜ribosome에서 부산물로 나온 것으로, 산성이다. 그리고 과잉의 지방은 때때로 소화관에서의 소화 작용과 대사 과정에서 불완전하게 분해될 수 있다. 이렇게 불완전하게 분해되고 연소된 지방은 초산Acetic acid을 생산한다.

정제된 백설탕과 흰 밀가루, 캔디, 청량음료, 많은 의약품, 정제 가공식품들은 모두 산을 형성하는 식품이다. 이러한 식품류는 무기물질이 결여되었기 때문에 물질대사metabolism를 위해서는 우리 몸의 조직들로부터 무기물질들을 도적질해야 한다. 백설탕 두 숟가락만 해도 당신 몸의 무기물질의 균형을 깨뜨리기에 충분하다.

일반적으로 말하면 과실과 채소들은 알칼리성 물질이며, 육류와 곡물은 산을 만드는 공급원이 될 수 있다. 알칼리성 식품은 선이고 산성식품은 악이라는 것은 아니다. 양쪽의 식품은 다같이 선이 될 수 있으며 우리에게 유익이 될 수 있다. 악이란 어느 한쪽이 우세하게 되는 것이며 산과 알칼리의 균형이 깨지는 것을 의미한다. 많은 사람들이 산 과다 편에 있기 때문에 산 과다가 특별한 문제로 대두되며, 오늘날 유행하고 있는 많은 가공 음료수, 가공식품, 간이식사들이 산 과다를 조장하는 것이므로 피하지 않으면 안 된다는 것이다.

저혈당증은 자연식품을 그대로 섭취할 때에 치유된다

저혈당은 당뇨병과 다른 것처럼 보이지만 혈당을 조절하지 못하는 같은 병원이다. 당뇨병은 혈당이 정상치 이상으로 올라가는 것이고, 저혈당증은 반대로 혈당이 정상치 이하로 떨어지는 것을 말한다. 저혈당증은 몸에 식은땀이 흐르고 기운이 없어지며 정신이 혼란케 되는 증상을 일으키며 그 증상이 심해지면 정신이상, 자동차 사고, 가정파탄, 자살 등과 같은 무서운 일을 저지를 수 있으며 이 시대의 대부분의 사람들이 저혈당증이라 해도 과언이 아닐 정도로 심각한 상황이다.

당뇨병과 저혈당증은 잘못된 식생활에서 출발한 질병이며 자연식을 하지 않는, 상업화된 가공식 생활을 하는 사람들에 나타나는 퇴행성 질병이다. 고혈당과 저혈당의 주요인은 백설탕, 흰 밀가루, 흰쌀 등 정제된 탄수화물이며 가공하지 않은 자연당, 통밀, 현미 등을 섭취할 때에 치유된다. 탄수화물이라는 명칭은 당질의 주요 원소인 탄소, 수소, 산소에서 수소와 산소의 배합이 물에서의 배합과 같다는 뜻에서 온 것이다.

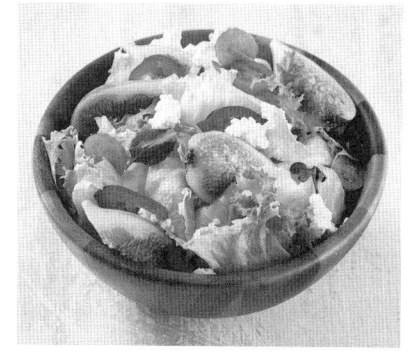
밥을 먹었을 때에 입에 들어온 탄수화물 음식물의 분자구조들은 파괴되기 시작하고 그 안에서 나온 전분은 타액에 포함된 소화효소들의 작용에 의하여 곧바로 소화되기 시작한다. 우리가 쌀밥이나 밀가루 음식물을 입안에서 오래도록 씹으면 그것에 단맛이 생긴다. 그것은 전분이 소화되어 맥아당 글루코스(포도당)로 변해간다는 증거이다. 글루코스는 단맛이 나는 당질이며 단순당분이라고도 한다. 입안에서 소화가 시작된 탄수화물 음식은 위장으로 내려가서도 침에서 얻은 소화효소들을 가지고 소화를 계속한다.

위는 주로 단백질의 소화를 위한 소화액을 분비하는 곳이며 단백질의 소화를 위하여 위산을 분비하기 시작한다. 시간이 지남에 따라 위액의 산성도가 점점 올라가게 되고 단백질 소화효소들의 활동으로 적절한 산도에 이르게 되면 탄수화물 음식의 소화는 중단된다. 왜냐하면 전분의 소화효소들은 산성도가 어느 정도 되면 그 이상 작용할 수 없기 때문이다. 위에서의 단백질 소화 과정이 완료되었을 때에 탄수화물, 단백질, 지방은 모두 십이지장으로 서서히 운반되며 거기서 소화를 완성하게 된다.

그러나 그중 탄수화물 음식물의 소화는 십이지장에서 앞으로 더 전진하여 긴 소장을 통과하는 동안에 소장액에 들어있는 소화효소들에 의하여 완성된다. 탄수화물은 단순당분이라고 하는 글루코스로 변한다. 글루코스는 소장벽에 깔려 있는 모세혈관 안으로 흡수되고 혈류와 함께 간으로 운반된다. 간은 소화과정을 통하여 탄수화물에서 나온 글루코스, 단백질에서 나온 아미노산, 지방에서 나온 지방산 등을 가지고 우리 몸이 필요로 하는 재료들을 새로이 형성하는 작업을 해야 한다. 그러나 글루코스는 예외이다. 그것은 주로 우리 몸의 에너지 자원으로 사용되는 것이며 에너지 공급을 위하여 바로 혈액에 방출된다. 그리고 그 나머지는 대부분 글리코겐(당원)으로 바뀌어 간의 한 부분에 저장하게 된다.

글리코겐이란 다량의 글루코스의 분자들이 덩이로 조립된 것이며, 필요 시에는 언제나 글루코스로 분해되어 혈액으로 방출될 수 있는 것이다. 혈액에 방출된 글루코스는 생체조직 세포들로 운반되고 세포벽 안으로 반입되어 더욱 분해되어야 한다. 글루코스가 세포 안에서 분해될 때에 에너지가 발생하는데, 그것은 조직 활동의 원동력으로 쓰이게 된다. 그러므로 생체 조직들이 건강을 유지하고 활동할 수 있기 위해서는 혈액 안에 항상 어느 정도의 글루코스가 유지되어 있어야 한다.

같은 글루코스를 보관하는 저장고이며, 활동으로 인해 우리 몸의 혈당이 정상치 이하로 떨어져갈 때 저장되었던 글루코스를 필요에 따라 조금씩 혈액에 방출한다. 그리하여 우리는 언제나 정상적 혈당치를 유지할 수 있는 것이다. 이것은 온전히 우리의 간이 건강한 상태에 있을 때에만 가능한 것이다. 그러므로 혈당이 항상 정상적인 수준을 지키고 있을 때에 간이 가장 이상적인 건강 상태에 있다고 판단할 수 있다. 이처럼 정상적인 혈당 수준이 유지될 때에 대뇌와 신경계통, 척추와 기타 기관들 등에 필요되는 에너지가 공급될 수 있는 것이며 우리는 정신적으로 안정감을 가질 수 있게 된다.

대부분 당뇨병은 저혈당에서 시작하며 혈당을 조절하지 못해서 초래된 병이다. 저혈당증은 사람들이 자연식품을 더욱 멀리하고 편의를 위하여 비타민, 미네랄, 아미노산, 필수지방산이 결여되어 있는 인스턴트 식품을 상용하기 때문이다. 일반적으로 소비하는 이뇨제 음료수들, 커피, 차, 콜라 등이 우리 몸의 귀중한 미네랄을 분실하게 하는 원인이다. 좋은 품질의 단백질은 햄버거와 핫도그 등으로 대치되고 유제품도 값싼 것으로 바뀌었다. 요구르트에는 갈락토스(유당) 함량이 증가되었고 갈락토스는 식품 생산에서 더욱 많이 사용되고 있는 프록토스(과당)와 함께 저혈당증을 유발하고 더욱 악화시키는 것들이다.

저혈당은 자연식품을 그대로 섭취하였을 때만이 최상으로 치료할 수 있다. 비타민과 미네랄을 음식물을 통해 섭취할 수 없을 경우에, 우리 몸은 불가불 체내에 저장된 것들을 사용하게 된다. 그런데 문제는 우리 몸에 충분한 비타민과 미네랄이 저장되지 못하고 있을 때에 일어난다. 그러한 영양소들이 결여되었을 때에 내분비선들은 제대로 호르몬들을 생산하지 못하고 손상될 뿐 아니라 기능부전이 된다.

특히 정제된 백설탕과 흰 밀가루, 흰쌀, 그 밖의 정제된 곡물은 섬유질이 없기 때문에 혈류 가운데로 신속히 흡수되며 너무 과잉으로 인슐린을 분비하게 하는 원인이 된다. 그리하여 혈당은 갑자기 낮아진다. 우리 몸이 요구하는 식품이란 복합 탄수화물 즉 정제되지 않은 곡물류, 견과류, 과실들, 채소들이다.

이러한 식품류는 우리 몸안에서 점진적으로 소화되고 흡수되며, 혈당으로 전환되어 혈액으로 조금씩 조금씩 방출되도록 고안되었다.

"자기 입으로 무덤을 판다."는 말이 있듯이 요즈음 젊은이들은 설탕으로 된 아이스크림, 초콜릿, 애플파이, 튀김, 햄버거, 프랜치 프라이, 핫도그, 진한 소스, 콜라, 도넛, 커피, 맥주 등을 겁 없이 먹고 마신다. 당뇨병과 비만은 서로 밀접한 관계가 있다. 당뇨병과 비만을 동시에 가진 사람의 사망 위험은 더욱 높아진다. 당뇨병과 암은 때때로 동일한 환자에게서 발견된다. 간의 기능부전이 당뇨병과 암의 원인이 될 수 있다.

사람이란 육체적 존재이며 또한 정신적 존재이다. 사람의 정신활동과 육체활동을 위한 에너지는 글루코스 혈당의 공급에 의존한다. 그리고 우리 각자에게는 자기 생명을 위한 에너지 자원으로, 선악과는 아니지만 어떠한 식물자원을 선택할 것인가의 자유가 주어지고 있다. 생명을 위해서는 복합 탄수화물 즉 전분을 포함한 자연식품을 선택해야 한다. 우리 몸은 자연식품에 최상으로 적응할 수 있도록 고안되었으며 글루코스를 점진적으로 혈액에 방출시킴으로 우리의 혈당은 정상치를 유지할 수 있기 때문이다.

혈당이 높아지거나 혈당이 낮아지는 병이란 사람이 자연법칙을 잊어버리고, 소위 문화생활의 향유를 위하여 먹고 마시는 일에 무분별해짐을 우리 몸이 완강히 저항하는 것이며 우리의 밥상 혁명이 시급함을 알리는 적신호이다. 밥상 혁명을 일으키는 생활을 개혁하는 일이 당신에게 시급히 요구된다.

자연식을 하면 고혈압은 자연히 치유된다

혈액은 신체 각 기관과 조직들, 뇌세포들에게 생명을 주는 공급원이다. 우리의 육체 생활은 물론이며 지성과 감정 그리고 영성까지도 일반 사람들이 생각하는 것 이상으로 혈액의 큰 영향을 받고 있다. 그런데 혈액의 성분과 건강 상태는 주로 우리가 먹는 음식물에 따라 결정된다. 사람들이 자연계가 준비한 식물을 버리고 정제 가공된 섬유질이 낮은 식품과 산화된 동물성 지방을 더욱 많이 섭취하게 되자 그 노폐물과 독소를 배설하는 통로

인 혈관과 동맥이 훼손되고 물질대사의 기능이 크게 마비되는 현상이 초래되었다. 두꺼워지고 좁아진 동맥으로 인해 심장마비와 뇌졸중으로 많은 사람들이 쓰러지고 있다. 이러한 불행사는 결코 자연의 섭리로 된 일이 아니다.

식품산업이 고도로 발달하여 더욱 많은 정제, 가공식품을 생산하게 되었으며 더욱더 많은 동물성 식품을 소비하게 된 결과인 것이다.

고혈압은 심장 자체에 피를 공급하는 관상동맥의 질환, 동맥경화, 비대증, 당뇨병, 갑상선항진, 신장 종양과도 관계가 있다. 다시 말하면 고혈압이 신체 이상을 초래하는 것이며 또한 신체 이상이 고혈압을 일으키는 것이다.

고혈압의 주요인은 생활양식, 스트레스, 운동 부족, 환경오염 등이다. 그러나 그 요인들 중에서도 고혈압은 고혈당과 산, 알칼리 균형의 경우에서와 마찬가지로, 근본적으로 우리의 식생활과 관계있는 질병이며, 대부분 식생활을 개선하여 통제할 수 있는 것이다. 과잉 섭취된 지방, 섬유질이 낮은 식품, 고도로 정제한 백설탕과 흰 밀가루 그리고 흰쌀밥 등을 주식으로 할 때에 그 음식물의 산소를 운반하는 혈관과 동맥을 손상시킨다.

또한 담배와 술, 커피, 카페인 음료 등도 고혈압의 요인이 되며 비대증이 심장의 과중한 부담, 인슐린 분비 증가로 인한 소듐의 증가 혹은 신장 호르몬들의 비정상적 관계, 호르몬과 신경 통제 체계 등의 고장을 초래할 수 있기 때문이다. 많은 경우에 스트레스는 고혈압의 주요 원인이 된다. 스트레스는 신장의 호르몬 분비로 흉선과 림프선에서 단백질을 채취하고 긴급히 요구되는 에너지를 위하여 당 형태로 분해시키며 혈당이 올라가게 된다. 그리고 간에 저장되었던 당이 부가적으로 혈액에 방출되며, 뼈에서는 미네랄이 채취되고, 지방이 저장고에서 풀려나오며, 소금의 배설이 중단된다. 만일 스트레스의 기간이 오래가면 저항에 대비해야 하며 탕진해버린 모든 영양소를 새로이 보충해야 한다. 만일 우리가 충분한 영양을 갖춘 음식물을 섭취할 수 있다면 우리 몸을 재정비하는 데 큰 문제가 없을 것이다. 그러나 우리가 백설탕, 흰 밀가루, 흰쌀밥, 청량음료들과 포테이토칩 등과 같은 저 품질 식품을 자주 섭취한다면 필요한 자원을 얻지 못하고 피곤해지고 기진맥진하게 된다. 몸이 계속 피로하고 생활의 의욕을 상실하며 손에 일이 잡히지 않게 되고 감기, 관절염, 저혈당 혹은 고혈당 그리고 마지막으로 고혈압과 심장병, 암으로 진전된다.

심장마비는 콜레스테롤과 동물성 지방과 식물성 지방이 동맥경화증을 일으키는 것이다. 그러나 혈액의 콜레스테롤이 높아지는 것은 우리가 먹는 콜레스테롤 때문이 아니라 섬유질 부족으로 인해 콜레스테롤이 제거되지 못한 데서 온다는 것이다. 식물성 지방도 과잉이 되면 그것은 더욱더 많은 비타민 E와 다른 산화방지제를 요구하게 되며, 그 영양소들이 결여될 때에 그 지방은 더 많은 심장 문제, 암 그리고 다른 질병의 원인이 되는 것이다.

콜레스테롤이 우리의 혈압을 높이고 심장마비를 일으키는 진범이 아니다. 콜레스테롤은 우리의 혈관을 수리하고 보호하는, 혈관의 건강 유지를 위하여 절대적으로 필요하고 유익한 물질이다. 그러나 섬유질과 다른 영양소들이 결여되었을 때에 콜레스테롤은 원래의 작용을 할 수 없게 되며 오히려 혈관을 손상시키고 혈압을 높이며 심장병을 일으키는 악영향을 유도하는 물질로 돌변한다.

기름 가운데 제일 그리고 항상 위험한 기름은 경화유(수소가 첨가된 식물성 지방)다. 경화유의 한 표본으로 인조 버터 마가린을 들 수 있다. 마가린이란 콩기름 같은 식물성 기름을 높은 온도에서 가열하고 거기에 수소를 주입시켜서 굳어지게 한 것인데, 그 인조 버터는 실내온도에서도 녹지 않으며 선반에 그대로 영구히 보관할 수 있다. 수소가 첨가된 지방이 나쁜 이유는 그

처리 과정에서 지방산 원자의 연쇄가 꼬여서 트랜스지방이라는 변태성 지방을 생성하기 때문이다. 그 변태성 지방은 생명력을 잃은 물질이며 우리 몸을 병들게 한다. 그것은 딱딱하며 우리의 간을 손상시키고 생명력을 감소시킨다.

열이 가해진 기름 즉 가열 처리된 지방들은 건강에 가장 큰 손상을 입히는 물질이다. 왜냐하면 빛과 산소가 있는 가운데서 높은 온도가 기름에 가해질 때, 그 기름은 신속히 산화되고 다른 화학변화들이 일어나기 때문이다. 우리 몸의 세포들은 이처럼 독성을 지닌 변질된 기름을 축적하게 되고 결국 우리 몸의 생명화학을 크게 해치는 원인이 된다.

최악의 식품이란 가열된 지방과 전분이다. 그러한 식품들의 표본으로서 프랜치 프라이(기름에 튀긴 감자), 도넛, 포테이토칩, 팝콘들이다. 야채의 씨앗에서 나오는 귀중한 기름은 가열하거나 용재를 사용하여 추출된다. 그리고 그 기름은 극히 부식성이 강한 염기인 수산화 나트륨(양잿물)과 섞거나 혹은 거기에다가 탄산나트륨을 더 첨가하여 섞으면 정유精油가 만들어진다. 그리고 그 정유는 섭씨 110도에서 15~30분간 표백된다. 더욱더 나쁜 것은 섭씨 240~270도에서 30~60분간 탈취되는 것이다.

특히 트리글리세라이드가 모든 지방 가운데 최악의 지방이라고 말한다. 트리글리세라이드란 우리의 음식물과 혈액과 몸에 제일 많은 지방질Lipid이다. 우리의 식사에서 과잉된 탄수화물, 단백질, 지방은 모두 트리글리세라이드로 변하여 신체의 지방세포조직에 저장된다. 트리글리세라이드는 특히 우리가 정제설탕과 전분과 알코올을 먹었을 때에 간에서 만들어진다. 그것은 우리 몸에 경화지방이 되며 건강 문제들의 원인이 된다.

암을 방어하는 것은 항암제가 아니고 자연식품의 식물성 화학물질이다

암이란 무엇인가? 암cancer이란 종양tumor의 일종이다. 사람의 몸은 생명의 법칙에 의하여 질서 정연한 세포분열에 의하여 이루어진다. 그런데 그러한 세포 분열이 갑자기 돌연변이라고 할 수 있는, 원래 계획에서 벗어난 변이 세포가 나타나는 일이 발생하며 이것을 종양이라고 한다. 세포의 분열이나 그 성장에 필요한 단백질 형성은 DNA유전자에 의하여 결정되고 지배된다. 그 유전자가 손상되거나 거기에 돌연변이가 일어났을 때에 세포분열은 제대로 통제되지 않는다. 이러한 상황에서 불규칙 세포분열이 일어날 수 있으며 세포증식을 조작하는 유전자에 돌연변이가 축적되어서 발생한다.

유전자에 돌연변이가 일어나게 하는 요인들은 바이러스, 방사선치료, 대기오염, 일광발암성물질, 유리기free radical, 호르몬, 흡연 등이다. 종양세포는 분열을 할 때 자신의 생명 원리에 의해 급속도로 분열을 하며 한 집단으로 만족하지 않으며 그 세력을 넓히기 위해 다른 지역으로 이동한다. 종양세포는 림프액과 혈액의 통로를 거쳐서 몸의 다른 기관으로 이동하고 거기에 식민지 집단을 형성한다.

임상적으로 종양세포는 양성종양과 악성종양으로 구분한다. 양성종양은 주위의 건강한 조직들과의 경계선을 분명히 하여 침략하지 않는 것이므로 우리 몸에 특별한 악 영향을 주지 않는다. 악성종양은 한 장소에서 자리를 잡는다고 해도 그 일부 세포들은 주위의 건강한 조직들 속으로 침입하고 거기서 분열을 계속하며 신속히 자라난다. 악성종양은 독소들을 분비하고 주위의 세포조직들을 파괴하기 시작하며 수술로 제거하기가 거의 불가능하고 이러한 악성 종양의 대표적인 것이 암이다.

암세포는 쉬지 않으며 신속하게 혈액과 림프액을 통하여 전신에 퍼져나가며, 몸의 어떠한 기관에서도 식민지를 만들 수 있다. 우리 몸은 암으로부터 분비되는 독소들로 인해 쇠약해지고 마침내 생명을 빼앗기게 된다. 그러나 그 첫 단계에서는 사람들이 위험을 느끼지 못하는 것이 보통이다. 몸에 이상이 발생하고 의사를 찾았을 때에는 대개 암의 본거지보다 그 식민지 집단이 검진되는 것이 보통이다. 암이 발생하기 이전에 당신의 몸에서 나타나는 발암 증상을 빨리 알아차려야 하며 신속히 대처해야 한다.

식도암 : 음식물을 삼키거나 마시기가 불편해진다.
위　암 : 위경련, 식욕감퇴, 소화불량증이 일어난다.
소장암 : 배가 불러오는 증세가 나타난다.
대장암 : 변비, 혈변이 나오기 시작한다.
구강암 : 말하거나 음식 먹기가 불편해진다.
유방암 : 딱딱하게 되거나 멍울이 생긴다.
자궁암 : 출혈이 시작된다.
방광암 : 통증이나 출혈, 소변 시에 불편을 느낀다.
폐　암 : 통증이 수반된 기침과 목 쉰소리가 난다.
간　암 : 체중격감, 과도한 피로증, 식욕감퇴 등의 증상이 나타난다.
담관암 : 황달, 식욕부진, 발열 등의 증상이 나타난다.
췌장암 : 상복부의 불쾌감, 황달, 식욕부진 등의 증상이 나타난다.

암은 특히 음식물에 의하여 대부분 발생하는 것이며 당신이 주로 무엇을 먹느냐에 따라서 암에 걸리느냐 걸리지 않느냐가 결정될 수 있는 것이다.

암치료에서 약물치료가 크게 실패하는 이유는 암균이 독성을 가진 약물 환경에 신속히 적응하여 생명을 유지하며 그리하여 2차적으로 사용되는 약물이 완전히 그 효능을 발휘할 수 없게 되는 데 있다. 꼭 이와 유사한 현상들이 우리가 매일 섭취하고 있는 부적당한 음식물에 의하여 일어나고 있다. 유전자의 돌연변이를 일으키는 가장 적절한 환경요인은 우리가 매일 섭취하는 부적당한 음식물에 있으며 이러한 환경 밑에서 암균은 아무런 방해도 받지 않고 더욱더 배양되는 것이다.

과잉으로 조리한 육류와 생선에는 유전자 돌연변이를 일으킬 수 있는 화합물이 합성되어 있다. 유전자 돌연변이를 일으킬 수 있는 각종 육류와 패스트푸드는 경고가 거듭 주어졌지만 여전히 그 소비가 증가 일로에 있다. 암의 위험을 사전에 방치할 수 있는 많은 정보가 주어졌지만 일반 대중은 그것보다 입맛 위주로 음식물을 선택하므로 암은 정복하기가 매우 어려운 질병으로 남게 되었다. 오직 자연식품에만 암을 방어하는 물질이 있다는 것을 우리는 알아야만 한다.

항산화제antioxidant: 유전자를 손상시키는 유리기를 방어하는 영양소이다.
카로티노이드Carotenoid: 여러 색소로 된 채소와 과실에서 얻는 항산이다.
엽산folic acid: 세포 변형을 수리하는 비타민 B의 일종이다.
플레보노이드flavonoid: 식물, 약초, 채소와 과실에서 얻는 파이토케미칼이다.
콩soy: 여러 종류의 항암 파이토케미칼을 포함하였다.
라이코펜lycopene: 전립선암 치료에 유효함이 실험되었다.
엽록소chlorophyl: 유전자의 돌연변이 방어에 가장 강력하다.
아마씨Flax seed: 필수 지방과 항암 파이토케미칼이 내포되었다.

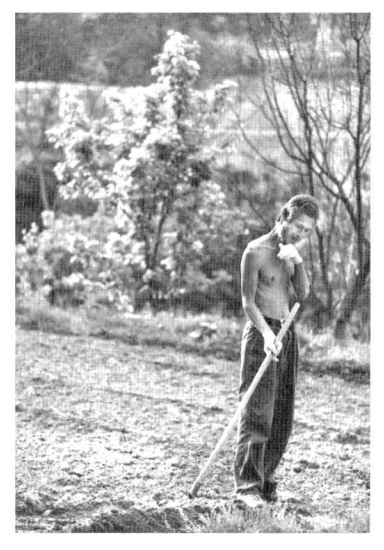
영양학 연구의 최신 분야이며 가장 흥미로운 것 중 하나는 파이토케미칼phytochemicals, 식물성화학물질이라는 식품 성분이다. 그것은 오로지 식물성 식품에만 발견되는 것이며, 그것은 영양소로 분류되는 것은 아니지만 우리의 건강에 지대한 영향을 끼친다.

음식물이란 비타민, 미네랄, 섬유질, 칼로리 그리고 단백질, 그 이상의 것을 말하는 것이다. 그것은 식물성 식품 안에서 생명활동을 하고 있는 물질들phytochemicals이다. 이러한 물질들은 암세포가 발전하는 매 과정에 관여하고 발전을 억제하는 작용을 하는 것이며 그 진행 속도를 낮추거나 정지시키고 혹은 뒤바꾸는 일을 조장케 하는 것이다. 다시 말하면 파이토케미칼은 발암물질의 해독, 제거에 작용하며 세포침투를 저지시키는 효소의 생산과 활동을 증강시킨다. 그리고 발암물질에 노출된 유전자의 돌연변이를 억제하는 작용을 한다.

특히 자연식품 중에서 콩이 이러한 파이토케미칼을 함유하고 있다. 콩이 지닌 특이한 파이토케미칼로 인해 암을 예방하고 치료하는 한 수단으로써 상용될 수 있다. 콩은 암은 물론이며 콜레스테롤, 당뇨병, 신장병 예방과 체중조절, 여성호르몬작용의 항진, 칼슘의 흡수, 갱년기에 발생하기 쉬운 골다공증 정복에 도움을 주는 최적의 건강식품이다. 어떻게 콩과 같은 자연식품이 이러한 파이토케미칼을 함유하고 있는가? 파이토케미칼의 한 부류로서 파이토 알렉신Phytoalexins이라고 부르는 것이 있다. 그것은 식물들이 스트레스를 받을 때에 대량으로 생산된다. 식물은 탈수, 외부에서 받는 상처, 세균감염, 자외선방사, 환경오염으로 인한 부적당한 산소 등으로 스트레스를 받는다. 이러한 스트레스 여건들 가운데서 식물들은 자아보존을 위하여 평상시에 전혀 생산하지 않았던 특수 화학물질인 파이토 알렉신을 생산한다는 것이다. 동시에 그러한 식물화학물질은 사람들의 몸을 스트레스에서 보존하는 데도 유익하다는 것이다.

파이토케미칼 중 많은 것은 진한 색으로 물들어 있는데, 이것은 식물이 짙은 색깔을 띠게 하고 항산 방어기구를 존속시키는 주요 부분이 되는 것이다. 그 화학물질은 식물의 산화방지를 위하여 일하며 또한 바이러스 공격, 거친 기후, 자체가 파상되는 일에서 식물체를 보호한다. 이처럼 식물이 자신을 스트레스에서 보호하기 위하여 생산하는 화학물질이 인간의 암을 극복하는 데에도 도움이 된다.

특별히 콩의 경우만이 그러한 것이 아니다. 과실과 곡물들에서도 다른 항암 파이토케미칼의 풍부한 자원이 있다. 과실과 채소에서 15가지 종류의 항암 파이토케미칼이 있다는 것이다. 자연식품 안에는 많은 항암 파이토케미칼 자원이 있다는 것을 우리는 깨달아야 한다.

앨리엄Allium합성물 : 양파, 마늘, 골파, 부추
플레버노이드flavonids : 대부분의 과실과 채소
인돌indoles : 브로콜리
아이소플레버노스Isoflavones : 콩류
리그난스Lignans : 아마씨
모노터펜스Monoterpenes : 감귤류
프로테에이스Protease억제물 : 대부분의 식물종자, 콩

사포닌스Saponins: 식물과 곡물 특히 콩

그러나 무엇보다도 중요하고 우리가 꼭 알아야 할 것은 콩뿐만 아니라 어떠한 과일, 채소라도 그것을 생으로 먹어야, 날것으로 먹어야만이 그 자연식품의 식물 화학물질인 파이토케미칼이 우리 몸에 온전한 역할을 하며 항암 작용을 한다는 것이다. 그것을 익혀서, 삶아서 먹게 되면 효소와 생명력 등의 신비한 식물의 화학물질이 사라져버린다는 것을 우리는 알아야 한다.

암이란 DNA유전자의 변질로 세포기능이 망가지며 세포분열이 비정상적으로 일어남으로 발생하는 건강문제라는 것이다. 유전자의 변형으로 치명상을 입은 세포들은 악성암으로 변하고 신속히 자라며 무차별적이며 잔인할 정도로 주변 조직들을 침범한다. 그리하여 건강한 세포들이 목이 졸려지며 기능부전이 아니면 죽음을 면할 수 없게 된다. 그러나 만일 우리가 정상적인 면역체계를 유지하고 있다면 그렇게 염려할 필요는 없다. 정상 면역체계는 발암세포를 충분히 제거할 수 있기 때문이다. 그러나 면역체계가 쇠약한 상태에서는 암의 성장을 통제할 수 없는 것이 당연하다.

그러므로 건전한 면역기능을 유지하는 것은 발암세포의 제거나 종양형성 예방을 위하여 절대적이며 필수적이다. 면역기능들이 각기 자기 구실을 다하기 위해서는 각 기능을 맡은 조직세포들이 서로가 효과적이고 교신을 나눌 수 있는 상태에 있어야 한다. 글리코과학, 영양은 생체의 모든 세포들은 점지點字와 같은 8개의 글리코 영양알파벳으로 표기한 당 코드를 가지고 서로가 교신을 나누고 있다는 것이다. 이러한 생물학적 필수 영양의 결핍으로 세포들이 특별히 면역세포와 정상적으로 교신하지 못할 때에 발암세포는 제거될 수 없다는 것이다. 우리 몸에는 매일 수천 수백의 발암세포들이 생성된다. 그러나 건전한 면역체계가 확립되어 있다면 그러한 비정상 세포들을 쉽게 감지할 수 있고 쉽게 처리할 수 있다. 그러나 면역체계가 바로 적용하지 못하는 상태에 있다면 문제는 언제나 발생할 수 있다.

관절염을 치유하는 것은 자연식품이며 채식이다

관절이란 뼈와 뼈가 서로 움직일 수 있도록 연결된 부분을 가리키며, 관절염arthritis이란 한 관절이나 혹은 여러 관절에 염증inflammation이 생겨서 일어난 여러 이상을 통틀어서 표현하는 병명이다. 염증이 생긴 관절에 인접한 근육은 보통 부기, 딱딱해짐, 통증, 불구 형태로 발전하고 운동이 힘들어지는 증세가 나타날 수 있다. 관절에 나타난 증세에 따라 관절염을 수많은 다른 병명들로 표현하며 대표적인 몇 가지는 다음과 같다.

골 관절염osteoarthritis
류마티스성 관절염rheumatic arthritis
통풍 혹은 통풍성 관절염gouty arthritis
류머티즘rheumatism
강직성 척추염ankylosing spondylitis

가장 보편적인 두 가지는 골관절염과 류머티스성 관절염이다. 골관절염은 주로 연골cartilage의 질병을 말하며, 연골이란 뼈와 뼈가 서로 연결되는 부분의 연하고 매끄러운 탄력성이 있는 뼈를 말한다. 관절은 대단히 탄력성이 강한 근육인 인대ligament로 둘러싸여 있다. 그 인대 안쪽 표면은 관절 포라는 활막으로 덮여 있는데, 여기에 활액이 생산, 분비되어 관절의 운동을 원활하게 하고 서로의 마찰을 경감시킨다.

활액은 관절의 기름이라고 할 수 있다. 그것이 적절하게 생산, 분비되어야 연골이 보호되며 또한 연골이 그 유지를 위한 영양을 공급받을 수 있다. 건강한 관절은 관절포가 얇고, 뼈마디를 두르고 있는 연골이 부드러우며, 엷은 활액이 연골 표면을 두르고 있다. 이러한 요인들 중 하나라도 잘못되거나 결여되면 관절염이 올 수 있다. 관절염은 돌연적으로 혹은 서서히 발전할 수 있다. 활막에 염증이 생겨서 두껍게 되거나 활액의 분비가 과잉될 때, 뼈가 확장될 때, 혹은 그러한 일들이 겹쳤을 때, 인근의 근육이 부어오르는 증상을 일으킨다.

골관절염이란 특별히 뼈마디를 덮고 있는 연골이 마모되거나 파손되어서 일어나는 증세를 말한다. 류머티스성 관절염이란 관절에 염증이 생기는 병이며, 자가 면역기구의 부조autoimmune disorder나 병균의 침입으로 일어나는 증상이다. 통풍이란 소변의 한 성분인 요산uric acid이 관절의 부드러운 조직 혹은 그 부근에 과잉으로 축적되었을 때에 일어나는 관절염으로 연골의 운동이 원활하도록 하는 혈액의 일에 문제를 일으킨다. 요산의 결정체는 바늘과 같은 형체를 가졌는데 마치 바늘처럼 관절을 쑤셔서 통증을 일으킨다. 통풍은 부유한 사람들의 질병이란 말이 있는 것과 같이 호화스러운 식사와 술 등과 관련 있는 질병이다.

류머티즘이란 관절, 힘줄, 인대, 근육, 뼈 등에 관계된 전반적 이상을 말하며 관절염이 특히 관절에 일어나는 염증인 데 비해 류머티즘은 근육의 염증을 나타내는 병이다. 척추염이란 척추골 사이, 천골 사이, 좌골 사이에 염증이 생기는 질병이다. 허리뿐 아니라 무릎과 어깨뼈에도 생기는 고통스러운 질병이며 심하면 척추가 굽어지게 된다.

관절염을 앓는 사람들로부터 우리는 흔히 그들이 발병하기 전에 정신적 문제로 심한 고통을 겪었다는 이야기를 들을 수 있다. 관절염은 대개 극심한 스트레스를 받은 후에 일어나듯이 질병의 90%가 감정과 정신병에서 비롯된다는 것이다. 스트레스 외에도 환경오염과 약물 사용이 우리 몸안에 있는 비타민과 미네랄의 많은 부분을 파괴할 수 있으며, 그것으로 인해 관절염의 원인이 조장될 수 있다.

그러나 그보다 더 큰 요인은 우리의 매일의 식사와 생활양식이라고 말할 수 있다. 관절염이란 단순히 관절의 이상을 말하는 것이 아니다. 관절염은 부신의 작용에 크게 관계되는 질병이며, 동시에 소화관의 기관들 특히 췌장과 간의 건강에 크게 관계되는 질병이다. 관절염은 염증에서 시작된 질병이다. 염증이란 불완전하게 소화된 단백질이 알레르기 현상을 일으킴으로 생기는 현상이다. 그리고 또한 관절염은 간이 손상되어 연골과 활액, 관절의 근육조직들을 수리하고 회복시키는 적절한 단백질(아미노산)을 생산하지 못하는 데 원인이 있다.

우리가 먹는 음식물은 입안에서 분쇄되며, 탄수화물의 소화는 침과의 혼합과 더불어 시작된다. 음식물의 단백질 소화는 근본적으로 위에서 시작된다. 위 안의 산도가 상당히 올라갔을 때에, 단백질을 소화시키는 효소들이 작용을 개시할 수 있게 된다. 그리고 우리가 섭취한 칼슘도 위에서 강한 산성의 위액에 의해 분해되어야 한다. 그렇게 되어야 그것이 뼈나 이에 운반되어 그 재료로 쓰일 수 있다. 그렇지 못할 경우 그 불완전한 소화물인 칼슘은 연골이나 관절과 같은 연하고 부드러운 곳에 머물고 축적되어 변이 돌기물이나 돌기마디를 형성하게 된다. 이것을 우리는 보통 관절염이라 부른다.

입에서 최초로 분쇄되고 위에서 소화과정을 거친 음식물은 소장(십이지장)으로 운반된다. 여기서 그 음식물은 췌장이 분비하는 소화효소들에 의하여 더욱 완전히 소화되어야 하며, 탄수화물은 당분으로, 지방은 단순 지방산으로 분쇄된다. 완전히 소화된 단백질은 아미노산으로 분해되며, 그 아미노산에 비타민, 미네랄, 호르몬, 효소들이 결합되어 흡수될 준비가 갖추어진다. 이렇게 소화과정을 완료한 음식물은 6~7m의 긴 소장을 통과하는 동안 혈액으로 흡수되고 간으로 운반된다.

혈액이 아미노산들을 가지고 간을 통과하는 동안, 아미노산들은 재조정이 되고 우리 몸의 각 기관들이 필요로 하는 여러 가지 단백질은 재형성된다. 그렇게 형성된 단백질은 다시금 혈액을 통하여 관절로 운반되고, 관절을 형성하는 여러 조직의 원재료로 쓰인다. 어떤 단백질은 손톱과 발톱, 이, 머리카락, 눈, 근육, 뼈, 혈액 등을 형성하는 원재료로 보내진다. 지방에서 온 필수지방과 일부 단순지방산은 세포구조에 사용되고, 나머지 단순지방산은 탄수화물에서 온 당분과 함께 에너지로 변한다. 이러한 방대한 에너지는 우리 몸의 100조의 세포가 활동하는 데 필요하다.

이러한 일들은 우리의 소화관이 제대로 일하며 완전히 소화된 단백질과 미네랄이 있고 간이 건강한 상태에서 일할 때에만 가능하다. 그렇지 못할 때에, 소화과정과 간의 기능수행과정들에서 우리 몸이 병들게 되는 여러 요인이 생길 수 있다.

우리 몸이 병드는 이유 중 하나가 위산의 결핍으로 단백질이 제대로 소화되지 않은 채 간으로 운반되는 데에 있다. 또 한 가지는 알레르기로 인해 소장의 벽에 이상이 일어나고 구멍이 많이 생겨서, 불완전하게 소화된 단백질과 소화되지 않은 다른 물질들의 큰 분자들이 그대로 소장의 구멍들을 통과하여 혈류에 흡수되는 것이다.

소장의 벽은 원래 그러한 불완전 소화물의 흡수를 막도록 된 것이지만, 거기에 고장이 생겼을 때에 그 일은 불가능하게 된다. 이러한 소장에서 흡수된 불완전 소화물질들은 우리 몸이 사용할 수 없는 이물이며, 거기에 포함된 독소들은 염증을 일으키고 알레르기와 관절염으로 발전하는 원인이 된다.

관절염과 알레르기는 다 같이 염증에 대한 반작용으로 일어난 질병이다. 이러한 반작용은 이물이 몸에 침입하였을 때에 시작된다. 알레르기는 불완전하게 소화된 단백질이나 먼지, 꽃가루 같은 것이 침입하였을 때에 일어나는 증상이고, 관절염은 소화되지 않았거나 분해되지 않은 단백질과 다른 음식들의 큰 분자들이 원인이 된 질병이다.

관절염은 우리의 위와 췌장이 단백질을 아미노산으로 분해할 충분한 소화능력을 가지지 못할 때에 이물 단백질이 조성되고 그것이 관절에서 염증을 일으킴으로 생기는 질병이다. 그리고 간의 세포들이 허약한 상태 가운데서 독성 단백질과 이물들을 해독하는 능력을 상실하였을 때에 일어나는 질병이다.

간이 허약해지는 것은 우리가 효소들과 건강한 간세포들을 만들기 위해 필요한 영양소가 결여된 정크푸드 Junk food를 섭취하는 것이 원인이 된다. 허약해진 간세포들은 건강한 활막을 만들 수 있는 영양소들을 보낼 수 없다. 또한 활막과 관절 조직들은 우리가 먹은 음식물로 건강한 연골운동을 위하여 기름처럼 긴요한 활액을 만들 수 없게 된다.

간의 건강 여부를 우리는 어떻게 알 수 있을 것인가? 간은 많이 손상되었을 때에도 그 증상을 잘 나타내지 않는 기관이다. 간세포는 일할 수 없는 세포가 생겼을 때에 다른 건강한 세포가 대신 그 일을 맡게 된다. 그렇게 간은 마지막 세포가 남기까지 어려움을 말없이 견뎌나간다. 그러나 그 마지막에 가서는 작은 스트레스에도 치명상을 입고 돌연 일을 중단하고 손들게 되는 것이다. 그러므로 우리가 그 최후의 날이 오기 전에 간의 건강을 돌봐주고 보호하는 일은 매우 귀중한 일이다. 간이 손상되었을 때에 우리 몸은 다음과 같은 증상들을 나타낼 수 있다.

1. 배가 부어오른다.
2. 눈의 흰자위가 노랗게 된다.
3. 다리가 가렵다.
4. 체온이 오르고 과민증이 생긴다.
5. 아침에 눈꺼풀이 부어오른다.
6. 몸과 관절 부근이 부어오른다.
7. 잠자는 동안에 코를 곤다.

우리의 간은 온몸의 조직들로부터 오는 노폐물을 수집하고 체외로 배설하는 특별한 단백질을 생산해야 한다. 그러나 간이 건강을 잃고 단백질을 만들기에 충분한 세포들을 가지지 못하면, 노폐물을 체외로 배설할 수 없게 되어 전신이 부어오른다. 우리가 기억해야 할 것은 마지막 시간이 임박함을 고하는 이러한 증상들이 나타나기 오래전에 간은 손상을 입기 시작했거나 입고 있을 수 있다는 사실이다. 그리고 췌장의 문제와 함께 간이 손상을 입었을 때에 거기서부터 관절염의 뿌리가 깊게 내리기 시작했다는 사실도 생각할 수 있는 것이다.

관절염을 정복하는 데 우리가 섭취하는 음식물처럼 강력한 영향력을 주는 것이 없을 것이다. 그러므로 가공식품과 패스트푸드를 버리고 자연식으로 돌아가는 식사 개혁을 단행해야 한다. 관절염이란 식생활을 포함한 생활양식 전체의 개혁이 절실히 요구된다는 메시지를 소리 없는 증상으로 오늘 우리에게 호소하고 있는 것이다.

대장과 변비를 치유하는 것은 채식과 섬유질이다

장을 건강하게 유지하는 일은 온몸의 건강 유지와 불가분의 관계에 있다. 질병을 예방하고 치료하는 데 대장을 적절히 돌보는 일은 절대적이며 필수적인 일이다. 장의 마지막 부분인 대장은 6시간마다 그 내용물이 비워져야 할 크기로 되어 있으나, 우리는 습관적으로 그 내용물이 24시간 이상 머물게 하고 있다. 그 결과 궤양, 암 그리고 다른 질병이 발생하는 것이다. 모든 질병이 미네랄과 비타민 그리고 정상적인 장 세균들의 결핍에서 시작하며 어떤 영양소의 결핍이 있을 때에 독소를 가진 박테리아가 장에 침입하며, 그 독소는 혈류를 오염시키고 우리 몸의 조직과 선들, 기관들을 파괴한다.

배탈이 나거나 만성 장 질환이 있을 때에 우리의 소화관 내 미생물계의 정상적인 균형이 무너진다. 우리가 매일 섭취하는 음식물, 물과 공기 그리고 접촉하는 환경에는 우리 육안으로 볼 수 없는 막대한 양의 미생물이 포함되어 있다. 이러한 박테리아들이 우리의 입으로 들어오고 소화관을 통과하는 동안 그 수와 종류는 점점 증가한다. 그리고 그 대부분은 대변으로 배설된다.

그러나 위가 분비하는 위산은 산도가 pH 2인 강한 산이기 때문에 대부분의 박테리아는 사멸된다. 그리고 소화관의 연동운동에 의하여 소화물은 계속 아래쪽으로 내려가기 마련이다. 그러므로 위와 소장의 대부분은 미생물 서식이 매우 희박한 곳이며 거의 없는 것이 정상적이다. 미생물의 서식은 소장의 말단 부분에서 발견되기 시작하며, 대장 가까이 갈수록 증가한다.

소장을 넘어서 대장으로 가면, 그곳은 산이나 효소가 전혀 없고 식물의 찌꺼기와 불완전 소화물만이 있는 곳이므로, 막대한 수의 박테리아가 번식하고 있다. 우리의 소화관에는 31.5kg의 박테리아가 서식하고 있는데, 그 종류는 400종에 달하고 대부분이 대장에서 서식한다. 그 박테리아들은 서열이 있는 복합사회구조 아래 생존하고 있다. 다시 말하면 건강에 유익한 계통의 박테리아와 유해한 박테리아들이 서로 생존경쟁을 벌이고 있으며, 서로를 견제함으로 균형을 이룬 하나의 미생물계가 형성된다.

유해한 박테리아의 대표적인 것이 이스트균(효모)에 속한 칸디다 알비칸스이다. 그러한 박테리아의 서식 비율은 전체 박테리아의 10% 정도가 정상인데, 미생물계의 균형이 일단 무너지면 그 효모 박테리아는 순식간에 격증하고 수없이 많은 건강 문제를 야기한다.

스트레스, 항생제와 피임약의 남용, 설탕 과잉섭취, 영양실조, 공해, 노쇠과정 등은 유해한 박테리아의 번식을 격증시키는 것으로서, 배탈, 설사, 변비, 가스 발생, 소화불량과 같은 많은 변증을 유발할 수 있다. 대장의 미생물계의 균형이 무너지면 유해한 박테리아가 소장 쪽으로 역행할 때에 소화 작용이 크게 방해를 받는다.

박테리아들은 영양을 탈취하기 위하여 서로 경쟁하며 소장으로 침입한다. 그들이 배설한 노폐물들은 소화관에 과중한 짐이 되며 소장에서 과잉 번식하여 소장의 융모villus 조직과 거기서 생산되는 소화효소들을 완전히 파괴한다. 우리 몸은 소장의 융모 조직을 독소들로부터 보호하기 위하여 점액을 과잉 분비하게 되는데, 그 점액으로 만들어진 층으로 인해 탄수화물의 소화와 흡수가 거의 불가능하게 된다. 그리하여 소화되지 않고 흡수되지 않은 음식물은 소장에 그대로 남게 되고 거기서 부패한다.

이러한 소장의 문제들에 이스트균 칸디다 알비칸스가 개입하고 소화관의 점막 속으로 깊숙이 뿌리를 내린다. 그리하여 원래 소장이 그 벽을 결코 넘어갈 수 없도록 하였던 물질들을 넘어가게 하고, 혈류 가운데로 들어갈 수 있게끔 한다. 이것은 심각한 알레르기 반응의 원인이요 또한 뇌조직이 손상되어 의기소침, 기억력 상실, 불안감, 변이 행동 등 여러 정신질환을 일으키는 원인도 된다.

우리 몸은 에너지와 세포재생을 위하여 음식물을 화학적으로 분해시켜서 흡수하며 노폐물은 대장으로 보내고 거기서 비교적 짧은 시간 동안 머물게 하였다가 배설하도록 되어 있다. 그런데 이러한 정밀한 계획이 있음에도 불구하고 배설 과정에 변비라는 만성질환이 발생한다는 것은 우리의 생활 가운데 무엇인가 심각한 잘못이 있다는 것을 말한다.

단순변비는 용변 시에 장의 내용물이 완전히 제거되지 않는 증세이며, 장에 배설물의 일부가 남아있어 그것이 점차적으로 축적되어가고 장벽에 침착하는 일이 생긴다. 이러한 현상은 불규칙적으로 식사하는 일, 삶은 음식물의 과식, 운동부족 등에서 초래된 것이다. 이것이 만성변비의 시초이며, 인류에게 재난을 가져온 질병 중 90%가 여기에서 시작된 것이라고 할 수 있다.

누적변비는 제일 흔한 형태의 변비이며, 대장 말단 부분의 연동운동이 느려져서 생기는 증세이다. 정상적 대장 기능의 부족은 대장벽과 회맹부밸브ileocecal valve의 손상으로 인한 것이다. 그 결과 배변을 위하여 억지로 힘써야 하며, 그러한 억지 힘쓰기는 결국 내부와 외부치질, 정맥노장, 허리병과 다른 증상의 원인이 된다.

잠재변비는 만성질환으로 고통받는 사람들에게 일어나며 여러 해 걸쳐서 시작되는 것이므로, 대부분의 사람은 이것이 언제 시작되었는가를 의식하지 못한다. 이런 변비의 증상에는 피로증, 두통, 호흡곤란, 맹장염, 대장염, 염려, 의기소침 등이 포함된다.

섬유질이 부족하고 점액을 형성시키는 식물을 과도하게 섭취하면, 우리 몸은 소화관의 손상을 막고 독소의 흡수에서 오는 문제를 예방하기 위하여 다량의 점액mucus을 분비하게 된다. 점액을 형성하는 식품에는 고기, 치즈, 유제품, 과자, 캔디, 정제된 곡물과 가공된 식품 등이 포함된다.

매일 점액 분비를 자극하는 음식물만 먹는 생활을 계속한다면, 소화관을 보호하기 위하여 분비되는 점액은 과잉으로 분비되고, 그것이 장 조직에 축적되어 나무토막의 연륜과 같은 층들이 형성된다. 그리하여 우리의 소장과 대장의 벽은 비정상적으로 두꺼워지며, 음식물이 소화관을 통과하는 시간은 더욱 늘어나게 된다.

대장으로 운반된 노폐물은 거기에서 예정 시간 이상을 머물게 된다. 그 결과 수분은 노폐물로부터 완전히 흡수되고 대변은 더욱 굳어진다. 때로는 그러한 노폐물이 장벽에 침착되기도 한다. 과잉의 지방과 흰 밀가루 식품을 소비하였을 때 그것은 아교 같은 물질로 변하고 대장벽에 밀착된다. 고무와 같이 끈적끈적한 물질은 대장에서 배설되기가 매우 어렵다.

일반 사람이 예기치 못하는 중요한 사실은, 열처리된 음식물은 날음식물보다 더욱 많은 점액이 분비된다는 사실이다. 그리고 우리 몸은 이물로 감지된 것에서 자기를 보호하기 위하여 T세포라고 하는 면역기능을 가진 세포들을 소화관 조직들 가운데에 증가시킨다.

그런데 문제는 이러한 일들이 오랜 세월 동안 반복될 때에 면역체계가 기진맥진하게 되는 것이다. 게다가 면역 기구의 활동이 저하된 상태에 빠져있을 때에, 점액층에는 독소를 생산하는 각종 박테리아, 병원체들, 회충과 기생충류 등이 우글거리는 서식처가 될 수 있다. 여기에 이스트균에 속한 칸디다 알비칸스가 문제를 발생시키게 된다.

섬유질은 소화과정을 진행시키고 만성 질환을 예방하는 기적의 물질이다

사람의 몸에는 계산할 수 없을 정도인 약 100만조의 미생물이 생존한다. 그것들은 우리 몸에서 공존하며, 우리의 건강과 활력을 위하여 필요한 존재이다. 박테리아란 일반적으로 감염이나 질병에 관련하여 부정적인 의미가 있으나 치료와 질병 예방을 위하여 일하는 유익한 박테리아, 친구박테리아가 더욱 많이 살고 있고 우리 몸안에서 없어서는 안 될 귀중한 존재임을 알아야 한다.

많은 친구 박테리아 중에서 소화관과 관계되어 일하는 세 가지 친구박테리아는 락토바실루스 아시도필루스, 락토바실루스 비피두스, 락토바실루스 불가리커스이다. 아시도필루스는 유산균의 한 종류이며, 우유에 포함된 탄수화물로부터 유산을 생산하는 박테리아이다. 이 박테리아는 소장의 점막에 밀착하여 문제를 일으키는 박테리아들을 굶주리게 만들고, 소장에서 서식처를 전혀 얻지 못하게 한다. 아시도 필루스는 소장에서도 발견되고 대장에서도 가장 우세한 박테리아이다. 그 유산균의 비율은 건강한 대장에 최소한 전체 미생물의 85%가 된다.

그런데 대부분의 사람에게 아시도필루스는 그 표준에 미달된 상태에 있으며, 그것이 부족하기 때문에 배에 가스가 차고 배가 불러오는 증세, 변비, 영양소의 흡수장애, 복통 등 소화기 질환이 발생할 수 있다. 아시도 필루스가 지닌 면역성과 항암의 특성으로 인해 대장에서 발암물질을 제압하고 대장암을 예방한다. 또한 그 유산균은 팹타이드를 생산하며 팹타이드란 아미노산으로 만들어지는 것인데 면역성을 높이고 백혈구의 치료 능력을 항진시킨다.

아시도 필루스로 발효시킨 우유는 아시도 필린이라는 강력한 항생물질을 포함하게 되는데, 그것은 페니실린, 스트렙토마이신, 테라마이신 등보다도 더욱 강력한 자연 항생제이다. 아시도 필루스의 유산균이 살아있는 진짜 요구르트야말로 유해한 바이러스 증식을 억제할 수 있는 최상의 식품이다.

소화관에 관련된 친구박테리아 비피두스 혹은 비피둠은 대장을 위해 일하는 굉장히 귀중한 박테리아이다. 비피둠은 자연 항생물질과 초산을 생산함으로 효모균과 병원체가 소장으로 침입하여 번식하고 식민지를 만드는 일을 제압하는 역할을 한다. 유해한 박테리아들은 영양을 얻기 위하여 서로 견제하며 소장으로 진입하려고 한다. 비피둠은 또한 칼슘과 비타민과 미네랄 흡수를 돕고, 독소와 살모넬라균과 같은 식중독을 일으키는 균들을 제거하는 일을 한다.

비피두스와 비피둠은 어머니의 젖과 어린이의 장 세균에서 발견할 수 있으며, 어렸을 때 어머니의 젖을 먹고 자라난 어린이가 더욱 건강하게 자라는 이유가 여기에 있다. 대장에서 일하며 어린이의 병균감염을 예방하고 칸디다 알비칸스균의 지나친 번식을 억제시키고 유당을 분해하는 일을 돕는다.

불가리스는 소화관 전체에서 일하며 유해한 박테리아를 구축하는 일을 돕는다. 또한 소화를 돕고 소화가 끝났을 때에 음식물과 함께 소화관을 여행하며 유해한 박테리아를 검색한다. 불가리스는 위장의 연동운동을 자극하고 위가 쓰린 증세를 중화시킨다.

유산균 식품과 함께 장의 건강을 위한 또하나의 기본적인 건강식품은 섬유질이 있는 자연식품이다. 여러 세대 동안, 섬유질은 아무 영양적인 가치가 없는 것으로 생각하여 그것을 식품에서 제거하는 일을 두려워하지 않았으며, 입맛을 돋우기 위하여 곡물을 정제하였다. 오늘날 많은 사람은 아직도 섬유질을 싫어하며, 섬유질이 크게 결핍된 식품들을 선호한다. 그러나 그러한 식사 풍토는 크게 잘못된 것이며 섬유질은 소화 과정을 진행시키고 위장이 효과적으로 기능을 발휘하는 데 불가결한 물질임을 알게 되었다. 그리고 섬유질은 고혈압, 고콜레스테롤 혈증, 고혈당증, 대장암, 변비, 중독, 치질, 비대증 등을 예방하고 조정하는 데 기적적인 효과를 낳는 성분이라는 것이다.

섬유질은 식물의 세포벽에서 발견된다. 모든 식물세포는 섬유질로 된 벽이 있으며, 이것이 그 식물을 단단하게 보존한다. 우리가 먹는 음식물 성분 가운데서 섬유질은 대개 소화되지 않는 것으로 간주한다. 그러나 섬유질은 물에 녹지 않은 불수용성과 물에 녹을 수 있는 수용성의 두 가지 형태가 있는데, 그중에서 수용성 섬유질은 소화가 가능하다. 대개의 음식물에는 두 가지 형태의 섬유질이 같이 포함되어 있다.

불수용성 섬유질이란 근본적으로 셀룰로스와 헤미셀룰로스라는 두 종류의 섬유소로 된 것이며, 정제하지 않은 곡물, 과실과 채소에서 발견할 수 있다. 셀룰로스는 소화되지 않는 것이며 채소, 곡물과 과실의 외부층을 이루고 있는 부분으로 밀기울이 그러한 것이다. 그것은 물에 녹지 않지만 반면에 수분을 붙드는 성질이 있다. 그러므로 노폐물과 함께 대장을 여행하는 동안 수분을 붙들게 된다. 그리하여 통행 시간이 크게 단축되며, 이것은 또한 대변의 크기와 무게를 증가시킨다. 이러한 작용이 있으므로 독소들과 과잉 분비된 호르몬이 제거될 수 있으며 변비가 감소되고, 소화가 개선되고, 대장암과 다른 질병들이 감소될 수 있다.

수용성 섬유질은 사과, 감귤류, 귀리, 콩류와 채소 가운데서 발견된다. 그러한 형태의 섬유질은 물에 녹을 수 있는 점질gums, 펙틴pectins, 리그닌lignins, 점액mucilages 등의 섬유소로도 알려져 있다. 이러한 섬유질은 소화될 수 있는 것이며, 소화되었을 때에 소장 안에서 물을 흡수하는 젤gel과 같은 물질로 형성된다. 이러한 수용성 섬유질을 더욱 많이 섭취하였을 때에 당분이나 지방이 소장에 더 오랜 시간 머물 수 있고, 따라서 고혈당과 저혈당, 콜레스테롤, 고혈압을 통제할 수 있으며 또한 심장병의 위험을 감소시킬 수 있다.

수용성과 불수용성 섬유질의 구성 비율은 식물에 따라 다르나 대부분의 경우 식물세포 벽의 약 35%는 불수용성 섬유질로, 45%는 수용성 섬유질로, 17%는 목질소lignins로 되어 있다. 목질소와 같은 섬유질은 장에서 친구박테리아에 의하여 발암물질, 과잉분비된 호르몬, 병원체 세균 등을 제압하는 물질로 변화될 수 있다. 그러므로 당뇨병, 유방암, 대장암 환자들을 위하여 목질소가 풍부히 포함된 아마씨, 밀, 감자, 사과, 양배추, 당근, 배, 토마토, 딸기, 복숭아, 콩, 현미 등의 자연식품이 아주 좋다는 것이다.

무병장수와 깨달음의 길은 소식과 운동에 있다

비밀은 소식과 운동에 있다. 당신이 일반적으로 알고 있는 것과는 전혀 다른 반대의 곳에 비밀과 진실이 숨어있는 것이다. 건강의 비밀은, 무병장수의 비결은, 깨달음에 이르는 길은 소식과 운동이다. 적게 먹고 많이 움직일 때에 생명력이 왕성해지며 육체의 활력과 정신의 활력이 살아난다. 오래전부터 인간은 잘 먹고 편하게 사는 것을 생활신조로 삼고, 그것을 목표로 살아왔다. 그러나 생의 진실은, 건강의 진리는, 양생의 비법은 그 반대쪽에 있었던 것이다. 진실로 진실로 내가 당신에게 드리고자 하는 말은 적게 먹고 많이 움직이라는 것이다.

건강에 좋은 음식일지라도 과도하게 먹는 일이 있을 수 있다. 당신이 해로운 음식을 사용하지 않는다고 해서 반드시 자기가 좋아하는 만큼 많이 먹어도 된다는 말은 아니다. 아무리 질이 좋은 음식이라도 과식은 당신의 육체와 정신의 회로를 막히게 하며, 그 작용을 방해한다. 심지어 건강에 유익한 음식일지라도 먹는 데 부절제하는 것은 신체조직에 해로운 영향을 끼칠 것이며 정신적, 도덕적 기능을 둔하게 할 것이다.

거의 모든 사람들이 신체 조직이 요구하는 것보다도 더 많이 먹는다.

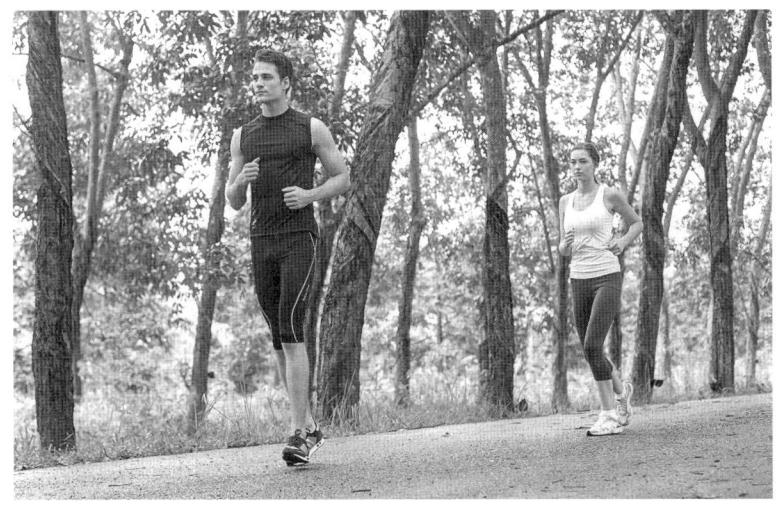

이 과식한 음식은 부패하여 더러운 물질이 된다. 비록 간단한 음식일지라도 만일 살아있는 기계가 요구하는 것보다 더 많은 음식을 위장에 넣으면 이 여분의 음식은 짐이 된다. 신체조직은 그것을 처리하기 위하여 전력을 다 기울인다. 이 가외의 활동은 피로감을 일으킨다. 계속적으로 먹는 이들은 이것을 기력이 쇠잔한 배고픈 느낌이라고 부른다. 그러나 그것은 소화기관의 과로한 상태로 말미암아 기인되는 것이다.

자랑해 보이기 위한 욕망으로 말미암아 손님 대접에 공연한 근심과 부담이 조성된다. 여러 가지 많은 음식을 차려놓기 위하여 주부는 과로한다. 또한 준비된 여러 가지 음식 때문에 손님들이 과식한다. 그 결과 한편은 과로로 또 다른 한편은 과식으로 인하여 질병과 고통이 따른다. 이 정교한 잔치는 짐이 되며 손해가 된다.

잔치에 많이 먹은 음식과 제때가 아닌데 위장에 들어간 음식은 신체의 모든 조직에 영향을 끼치며, 정신도 또한 우리가 먹고 마시는 것으로 말미암아 큰 영향을 받는다. 사람들은 자기의 식욕을 제어하지 않고 오히려 건강에 손실을 보면서 입맛을 만족시킨다. 그 결과로 그들의 두뇌는 흐려지며 생각이 느려지고, 그들이 자제하여 절제한다면 성취할 수 있는 일을 하지 못한다.

과식은 죄와 벌이다. 과식과 폭식하는 죄는 술 취하는 죄와 같은 범주에 속한다. 식욕을 제어하지 않고 자기 입맛이 요구하는 무엇이든지 먹고 마시는 사람은 다른 이들에게 아무런 도움이 안 되며 자기에게는 죄와 벌이 된다. 어느 모로나 그러한 사람은 신뢰할 수 없다. 그의 버릇이 여전히 다른 사람에게 전염될 것이므로 세상은 그러한 성품의 소유자가 가까이 없으면 더욱 좋을 것이다.

만일 한 끼의 식사를 위해 의도한 모든 음식을 다 밥상에 올려놓는다면 당신은 자신에게 꼭 필요한 음식이 아닌 다른 음식까지도 먹게 될 수 있다. 어떤 때는 과식의 결과를 즉시 느낀다. 다른 경우에는 고통을 느끼지 않기도 한다. 그러나 소화기관은 활력을 잃어버리게 되고 체력의 기초는 서서히 약화된다.

여분의 음식은 신체에 부담을 주며 병적 발열 상태를 일으킨다. 그것은 위에 과도한 분량의 혈액이 모이게 하므로 사지와 수족을 급히 차게 만든다. 또 이것이 소화기관의 일을 마칠 때에는 무기력하거나 피로감을 느끼게 한다. 계속하여 과식하는 어떤 이들은 이 기진맥진한 느낌을 배고픈 상태라고 부른다. 그러나 이것은 소화기관의 과로 상태에서 오는 것이다. 어떤 때에는 두뇌가 마비되어 정신적, 육체적 노작勞作에 싫증나는 때도 있다.

이러한 불유쾌한 증세는 활력을 쓸데없이 소모하여 육체가 그 작용을 마쳤으므로 이제는 완전히 탈진되어 있는 까닭이다. 위장은 "쉴 시간을 주시오."라고 말하고 있다. 그러나 많은 사람들은 이 노곤함은 음식물을 요구하는 것이라고 생각한다. 그리하여 위를 쉬게 하는 대신에 새로운 짐을 더 지워준다. 그 결과 소화기관은 훌륭하게 일을 해야 할 때에 다 써서 낡아버린다.

과식은 육체적, 정신적 쇠약의 원인이다

우리는 모두 건강 개혁을 한다고 말하면서 너무 많이 먹는다. 식욕의 방종은 육체적, 정신적 쇠약의 가장 큰 원인이며 어디에서든지 현저하게 나타나는 허약한 몸의 상당한 부분을 차지하고 있다. 건강 개혁을 채택한 많은 사람들이 해로운 모든 것을 버렸으나 이 해로운 것들을 버렸다고 해서 그들이 기뻐하는 대로 많이 먹어도 된다는 것인가? 그들이 밥상에 앉아서 얼마나 먹어야 할지 고려하는 대신에 그들은 식욕에 몰두하여 과식한다.

위장은 그날의 나머지 시간에 부과된 짐을 치우느라고 고생하면서 할 수 있는, 또 해야 할 모든 것을 소모한다. 위장에 넣은 것 중에 신체가 거기서 유익을 끌어낼 수 없는 모든 음식은 생리작용에 방해가 된다. 신체 조직은 잘 움직이지 않으며 그러므로 그 작용을 성공적으로 계속 진행시킬 수 없다. 살아있는 기관들이 필요 이상으로 무거운 짐을 지게 되며 뇌 신경은 위장을 도우라는 부탁을 받아 신체에 아무 유익을 주지 못하는 음식을 처리하는 소화기관의 작용을 돕는다.

그리고 과식이 위에 어떠한 영향을 끼치는가? 위장은 약화되며, 소화기관은 연약해지고, 연달아 일어나는 불행과 더불어 질병이 초래된다. 만일 사람들이 이전에 병들었다면 그것들은 이와 같이하여 그들에게 어려운 문제를 증가시키며 날마다 자신의 활력을 감소시킬 것이다. 그들은 위에 넣은 음식을 처리하기 위하여 자신의 활력을 끌어다가 불필요한 작용을 하게 한다. 이러한 처지가 지속된다면 얼마나 두려운 상태인가!

건강 개혁자일지라도 음식의 양에 과오가 있을 수 있다. 그들도 건강에 좋은 질의 음식을 절제 없이 먹을 수 있다. 그리고 많은 음식을 먹은 후엔 몸이 무겁다. 몸에 집어넣은 음식의 양으로 인해 체중이 증가되어 몸이 무거운 것이 아니라 위장에 들어간 음식을 소화시키기 위해서 모든 힘이 위장에 집중되기 때문에 사지의 기력이 떨어진 것이며 이와 함께 정신력도 약해진다. 수험생이 밤늦게까지 공부한다고 부모는 사랑의 마음으로 간식을 챙겨준다. 그러나 밤늦게 간식을 먹은 자녀는 그 음식을 소화시키는 데 기력이 집중되므로, 정신력이 저하되고 공부가 더 안 되는 것이다.

많은 사람들이 너무 빨리 먹는다. 또 다른 사람들은 서로 맞지 않는 음식을 한 끼에 먹는다. 만일 당신이 자신의 위장을 괴롭힐 때에 영혼을 얼마나 괴롭히게 하는지 또는 위장을 학대하면 영혼이 얼마나 학대받는지를 기억만이라도 한다면, 위장의 건전한 작용을 회복시키기 위하여 위장에 여가를 주면 그들은 기뻐할 것이다.

어떤 사람은 밥상 앞에 앉으면 대식가가 된다. 이것이 그 사람의 건망증과 기억력상실증의 큰 원인이다. 또 한편으로 어떤 사람은 과식은 아닐지라도 정제된 흰 쌀밥 등의 9백 식품과 삶은 채소를 생각 없이 젊은 시절부터 먹어왔으며 그것이 결국 그 사람의 정신력과 몸매와 활력을 저하시키게 된 것이다.

탁월한 천품의 능력을 지닌 사람이 식욕을 절제하고 살아있는 음식을 섭취한다면 그는 능히 바라는 바의 일을 성취할 수 있고 아름다운 삶을 이룰 수 있는데 그러하지 않으므로 그들은 그 일의 반도 이루지 못하며, 불행하게 되는 일이 허다한 것이다.

많은 저술가와 평론가들이 여기에서 실패한다. 그들은 마음껏 먹은 다음에 독서와 연구, 또는 저술 등의 일에만 열중하고 육체적 운동을 하는 데는 시간을 쓰지 않는다. 그 결과로 사상과 문구가 자유롭게 흘러나오지 않으며, 그들의 문장과 말은 사람의 심금을 울리는 데 필요한 힘과 압력을 가지지 못한다. 그리하여 그들이 힘들인 작품에는 활력이 없고 정기가 없으며 영혼의 음향이 울려나지 않는다.

중요한 책임을 담당한 사람들, 종교지도자와 같은 특별히 영적 관계의 수호자가 된 사람들은 맑고 깊은 사랑의 심정, 성스러운 영을 지닌 자들이라야 할 것이다. 누구보다도 그들은 음식을 절제하여야 한다. 기름지고 사치한 음식물은 그들의 밥상 위에서 발견되지 않아야 한다.

그런데 그러한 위치에 있는 성직자들이 거의 모두 다 너무나 잘 먹고 과식하는 생활을 지속하고 있다는 것이다. 신자들이 그들을 떠받치고, 존경하고, 대접하고자 하는 마음으로 기름진 음식들이 가득한 밥상을 차려주기 때문이다. 그리하여 성직자들은 고혈압, 암, 통풍 등으로 시달리고, 갈등하고, 번민하는 것이다.

자기 몸안에 과잉의 영양이 가득한 부자가 어찌 좁은 문에 들어갈 수 있겠는가? 마음이 가난하고 몸이 날씬한 이들만이 그 문을 지나갈 수 있다고 하지 않았던가?

책임 있는 지위의 사람들은 매일 중대한 결과가 따르는 결정을 하게 된다. 때때로 그들은 신속히 판단하지 않으면 안 된다. 그런데 이것은 엄격한 절제의 생활을 하는 사람들만이 성공적으로 해낼 수 있는 일이다. 이지理智는 체력과 지력을 적당히 조절하는 조건 아래에서 강화된다. 과로하지만 않으면 원기는 사용할수록 새로워진다. 그러나 흔히 중요한 계획을 고안하고 중대한 결정을 하지 아니하면 안 될 사람들의 처사가 부적당한 식사의 결과로 말미암아 나쁜 영향을 받게 된다.

위가 혼란하면 정신상태도 혼란하고 확실성이 없다. 이것이 흔히 성냄과 미움 또는 편벽됨의 원인이 된다. 나쁜 식사 습관으로 말미암아 생긴 병적 상태의 결과로 세상에 축복이 될 수 있는 많은 계획들이 무시되고, 불공평하고 억울하며 무서운 많은 계책들이 자행되어 왔다.

앉아서 일하거나 혹은 정신적인 노동을 하는 사람들은 끼니때마다 두세 가지의 단순한 음식을 밥상에 올려라. 배고프지 않을 정도 이상은 더 먹지 말라. 그리고 날마다 활발한 운동을 하라. 소식을 하고도 활력이 떨어지는 것은 몸을 움직이는 운동을 하지 않고 등한시한 결과이다.

활발한 육체적 노동을 하는 힘센 사람들에게는 그 음식물의 양과 질에 있어서 앉아서 일하는 사람에게처럼 그렇듯 주의하도록 강요될 것은 아니다. 그러나 이러한 사람들이라도 먹고 마시는 데 절제한다면 더욱 건강하게 될 것이다.

어떤 사람들은 자신의 식사에 대한 세밀하고 정확한 규칙을 정할 수 있으면 하고 원한다. 그러나 그것은 상황에 따라서 변화될 수 있는 것이며 그들은 결국 과식한다. 그리고는 또 후회한다. 그러므로 그들은 먹고 마시는 것에 관하여 항상 염려하고 있다. 누구든지 다른 사람을 위하여 정확한 규칙을 정할 수는 없는 것이다. 항상 기본은 소식이며 그 양은 기준이 없다. 그 사람의 생활환경에 따라 약간은 차이가 있을 수 있겠지만 자신에게 적응되는 한 음식물의 양은 가능하면 적을수록 좋은 것이다.

진수성찬이 위장에 들어가면 잔밥이 된다

여러 가지 음식이 풍성하게 차려진 밥상, 진수성찬, 한정식, 뷔페식, 잔치상 앞에서 사람들은 흔히 쉽게 소화될 수 있는 이상으로 훨씬 더 많이 먹는다. 화려하게 차려진 그 음식 한 가지 한 가지는 모두 다 정갈하고, 신선하고, 단순하고, 공력이 들어가고, 품성이 있지만 그 음식물이 모두 위장에 들어가면 결국은 다 혼합되어 잡탕이 되며 잔밥이 되고 마는 것이다. 그렇게 될 바엔 아예 처음부터 그 모든 음식물을 한 그릇에 다 섞어먹는 것과 다름이 없다는 것을 당신은 생각해보았는가?

지나치게 무거운 짐을 진 위는 그 일을 원활하게 해낼 수 없다. 부적당한 음식의 배합으로 혼란이 조성되며 발효되기 시작한다. 그리하여 피는 더러워지며 두뇌는 혼란해진다. 과식하거나 너무 여러 가지 음식을 먹는 습관은 자주 소화불량을 일으킨다. 그리하여 예민한 소화기관에 심한 손상을 준다. 과식한 음식과 부적당한 배합은 해로운 작용을 한다. 당신에게 불쾌한 경고를 말하고 있어도 소용이 없으며 고통이 그 결과이다. 질병이 건강을 대신한다.

육체적인 일을 하는 사람은 자신에게 많은 영양이 필요할 것이라고 과식하며, 정신적인 일을 하는 사람은 스트레스를 받기 때문에 음식물로 충족감을 얻으려는 욕구로 과식한다. 당신은 온종일 가족을 위해 열심히 일했고, 업무에 시달렸고 그리고 성과도 좋았으며 돈을 많이 벌었고, 사업이 잘 풀렸을 경우에 그 보상심리로 저녁에 기름지고 풍성하게 잘 먹게 되는 과식을 하게 된다. 그리하여 소화기관에 너무 무거운 짐을 지운다.

밤에는 숙면을 취하면서 세포가 회복되고 재생되어야 한다. 그런데 밤 동안에 소화를 시키기 위해 당신의 온몸은 또다시 힘든 일을 하게 되어 결국 낮에도, 밤에도 일에 시달리고 지치게 되며 당신은 시들어간다.

분별없이 먹기 때문에 어떤 사람의 감각은 절반쯤 마비된 것같이 보인다. 한 끼에 너무 많은 음식과 여러 가지 음식을 먹으므로 그들은 기능이 둔화되고 졸게 된다. 많은 사람들이 병이 들게 되는 이유는 그들이 충분한 운동을 하지 않고 마음대로 과식하기 때문이다. 그들은 그러한 습관이 튼튼한 체격과 정신력을 위태롭게 한다는 것을 자각하지 못한다.

채식은 진정한 사랑의 실천이다

하나님은 사랑이다. 사랑은 관심이다. 관심은 이해다. 이해는 용서다. 용서는 자기 자신에게 베푸는 가장 큰 사랑이다. 용서는 상대방에게 베푸는 행위라기보다는 자기 자신에게 베푸는 행위이며 그 사람과 내가 함께한다는 것이다. 진정한 사랑은 그들과 내가, 자연과 인간이 함께한다는 것이며, 같이 평화롭게 공존하는 것이다.

사랑은 함께하는 것이다. 그러므로 사랑은 친구이며, 연인이며, 온정이며 그리고 공존이며 평화다. 사랑은 용서이며, 용서란 모든 감정을, 가슴에 맺힌 앙금을 다 녹이는 것이다. 잊으라는 것은 그저 그것을 휘저어 놓는 것이며, 그러면 어느 날 다시 앙금이 생겨난다. 나는 당신이 채식을 하든 육식을 하든 그것을 묻고 싶지는 않다. 나는 당신이 자신의 사랑과 모순되지 않는 방향으로 음식을 선택하는지, 그 음식물이 당신을 건강하게 하고 기력을 돋워주며 당신의 참다운 자아실현과 삶의 목적에 도움을 주는지, 삶을 생기있게 하는지에 관심이 있다.

"진리가 너희를 자유롭게 하리라."는 말은 미래를 약속하는 말이 아니다. 진리가 너희를 자유롭게 한다는 현재 시제이다. 생각과 말과 행동은 긍정적이고 결연하게 하면 무슨 일이든지 이룰 수 있다는 것이다. 긍정적인 선언은 부정적인 상황에서 벗어나게 하는 힘이 있다. 부정적인 생각은 몸에서 에너지를 빼앗아 가지만 긍정적인 생각은 에너지를 더해주고 에너지를 만들어준다. 화식과 육식은 몸에서 에너지를 빼앗아 가지만 생식과 채식은 에너지를 더해주고 에너지를 만들어준다. 그것은 화식과 육식은 신체에 무거운 짐이 되고 생식과 채식은 신체에 활력을 주기 때문이다.

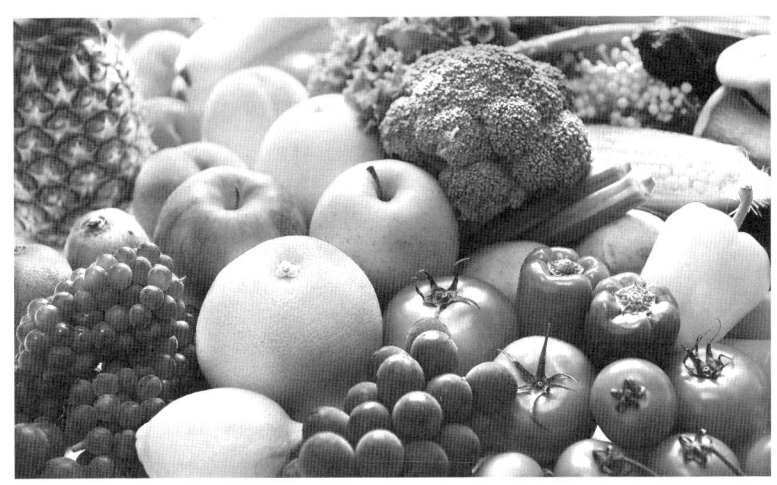

　진리가 우리를 자유롭게 한다. 참다운 진리는, 진정한 진리는 항상 우리와 함께하며 우리를 구속하지 않는다. 왜냐하면 진리는 항상 그 자리에 있는 것이며 당신 자신이 진리 자체이기 때문이다. 하지만 진리가 당신을 구속하는 습관적 행위와 사고에 도전하게 한다는 사실은 깨닫지 못했을 것이다. 관습적으로 해오던 당신의 행위와 사고에 도전한다면 당신은 더 심오한 당신의 자아와 모든 생물체를 위해 당신의 자유를 사용해야 한다는 사실을 자각할 수 있기 때문이다.

　나는 당신에게 육식을 하지 마라고는 말하지 않겠다. 육식을 해야 건강하다는 관념과 육식을 즐기는 문화에 도전하라고 말하고 싶다. 생존을 위해 필요불가결한 상황에서의 육식은 자연스러운 것이지만, 자신의 입을 즐기기 위한 육식은 인간과 자연에 무서운 악행이 된다는 사실을 자각할 수 있기 때문이다.

　나는 우리를 절망케 하고 냉소케 하는 것들에 둘러싸여 있으면서도 여전히 우리에게는 더 나은 삶과 더 사랑스러운 세상을 목적으로 해야 한다는 공통된 꿈이 우리 모두에게 들어있다는 것을 알고 있다.

사람들은 식습관에 의해, 입맛을 즐기기 위해, 단백질 공급이 필요하다는 이유로 육식을 하고 있으며, 그로 인해 병들고 고통받고 있으면서도 무엇 때문에 자신이 그렇게 된지를 자각하지 못하고 있는 것이다.

당신은 채식주의자가 육식을 하는 사람보다 더 오래 살지도 못하고, 그 사람들의 삶은 재미없을 것이라는 생각을 하고 있는지도 모른다. 실제로 그렇게 될 수도 있다. 왜냐하면 채식을 할지라도 그것을 익히고, 삶고, 껍질을 벗기고, 정제하여 먹는다면 그렇게 될 수도 있기 때문이다.

육식을 해도 건강하게 살 수 있다. 육식동물인 개, 치타, 독수리와 같이 그 육식이 사료를 먹이지 않는 고기이며, 익히지 않은 살코기인 생 육식을 할 때는 가능한 것이다. 그러나 인간의 소화기관과 유전인자는 태초부터 육식이 아닌 채식을 하도록 만들어지고 진화되어 온 것이다. 채식동물이 그러하듯이 채식을 할 때에 우리는 평온하게 되고 평화로운 삶을 이어갈 수 있다.

육식을 하게 되면 육식동물처럼 살기를 띠게 되며 싸우고, 경쟁하고, 전쟁하는 전투적인 영혼으로 인간을 변모시키고 진화되게 만들기 때문이다.

당신은 밥상에 고기음식이 존재해야 먹는 재미가, 인생의 기쁨, 삶의 의미가 존재할 수 있다고 생각하는가? 당신은 당신의 입맛이 처음부터 고정된 것이고 불변의 법칙이라고 생각하고 있지는 않는가? 음식의 맛은 고정된 것이 아니고 시대에 따라 문화에 따라 변화되는 것이고 얼마든지 자신의 입맛을 바꿀 수 있는 것이다.

조선 사람은 청국장이나 매운 음식을 즐기지만 외국 사람들은 기피하는 것이며, 떡이나 죽을 좋아하지 않던 사람도 나이가 들면 잘 먹게 되는 것은 자주 먹게 되면 그 음식에 대한 감지 방식이 바뀌기 때문이다.

건강의 가치를 알고 싶으면 건강을 잃은 사람에게 물어보라. 누가 더 인생을 즐기고 사는지를 알고 싶으면 건강을 잃은 사람에게 물어보라. 젊었을 때는 나타나지 않는 질병이 나이가 들면 중증이 되는 것은 잘못된 식생활로 인한 병의 원인이 오랫동안 누적되어 나타나는 것일 뿐이다.

당신은 병중에 있을 때 얼마나 즐거워하는가? 몸에 좋으면서도 단순하고 소박하고 맛이 있는 채식 식품을 먹으며 건강을 유지하고 있는 사람과 고기, 계란, 우유, 치즈 등의 육류식품을 먹으며 과체중과 고혈압, 당뇨, 골다공증으로 고생하는 사람 중 누가 더 인생을 즐긴다고 생각하는가?

육류와 유제품 생산업자, 의사와 영양학자, 건강전문가와 육식주의자, 그리고 대부분의 부모와 일반인들은 물론 내 말에 동의하지 않는다.

그들은 한결같이 육식이 균형잡힌, 완벽한 식단의 시금석이라고 주장한다. 또 인간의 몸에 필요한 단백질, 칼슘, 철분, 아연 등을 충분히 섭취하기 위해서는 동물성 식품을 섭취해야 하며, 고기를 먹지 않으면 건강에 문제가 생긴다고 주장한다.

그들이 주장하는 것은 단순히 오보誤報에 관한 문제가 아니다. 인간의 생명, 어쩌면 당신의 생명에 관한 문제다. 당신을 무지하게 만들고, 혼란스럽게 하고, 잘못 알게 하는, 그래서 당신이나 당신이 사랑하는 사람들에게 불필요한 고통이나 죽음을 초래하는 것이다.

채식주의자는 심장 질환으로부터 안전하다

오늘날 심장질환은 경제선진국의 첫 번째 사망 원인으로 손꼽힌다. 다른 사망 원인을 모두 합친 것보다 심장과 혈관질환으로 사망하는 사람의 수가 더 많다. 심장질환과 관련하여 가장 위험한 요인이라면 혈중콜레스테롤 수치가 바로 그것이다. 그렇다면 혈중콜레스테롤 수치를 높이는 가장 중요한 요인은 무엇인가. 포화지방섭취다. 심장질환은 포화지방의 섭취가 문제이며 육류에는 엄청난 양의 포화지방이 포함되어 있다.

조금 사려 깊은 척하는 사람들은 콜레스테롤 수치를 높이지 않는 포화지방도 존재한다고 말한다. 예를 들어 소, 양 따위의 고기인 레드미트 red meat는 콜레스테롤 수치에 거의 영향을 미치지 않는 스테아르산 형식의 포화지방을 포함하고 있다는 것이다. 하지만 비교적 드문 그러한 포화지방도 콜레스테롤 수치를 높이는 다른 종류의 지방을 동반하는 것이 보통이다. 레드미트에는 다른 종류의 포화지방(팔미트산)이 상당히 많이 들어있는데, 이는 콜레스테롤 수치를 높이는 것으로 악명이 높다.

포화지방의 출처는 주로 소고기, 치즈, 버터, 닭고기, 돼지고기, 우유, 계란, 아이스크림 같은 동물성 식품이며 경화오일, 마가린, 초콜릿 같은 식품에도 상당히 많이 들어있다. 채식주의자들의 혈중콜레스테롤 수치는 비채식주의자에 비해 훨씬 낮으며, 심장질환으로 사망할 확률은 비채식주의자의 절반밖에 되지 않는다.

사람들은 대부분의 동물성 단백질이 식물성 단백질보다 우수하다고 하며 동물성 단백질을 섭취하지 않으면 성장에 문제가 생긴다고 배우며 자란다. 이러한 관념은 특히 동물성 단백질이 콜레스테롤 수치를 높인다는 점에서 아이러니라 하지 않을 수 없다. 그와 반대로 콩 단백질은 콜레스테롤 수치를 낮춘다는 것이다.

육류산업은 지난 세기에 발생한 모든 전쟁, 모든 자연재해, 모든 자동차 사고로 인한 인명피해를 합친 것보다 더 많은 사람을 죽음으로 몰고 갔다.

이러한 사실은 채식은 진정한 사랑의 실천이라고 당신에게 말할 수 있는 가장 확실한 근거다.

햄버거 문화가 사라지면 열대 우림은 되살아난다

열대 우림은 지구의 소중한 자연자원 중에서도 특히 더 소중한 것이다. 세계 식물종의 80% 이상을 보유하고 있을 뿐 아니라, 세계 산소량의 상당 부분을 담당하기 때문이다. 열대 우림은 지구상에서 가장 오래된 지리적 생태계로서, 엄청난 생물학적 풍성함의 원천이 되어왔다. 지구상에 존재하는 생물의 절반 정도가 습한 열대 우림 지대에 살고 있다.

하지만 그토록 아름답고 중요한 열대 우림이 가공할 만한 속도로 파괴되

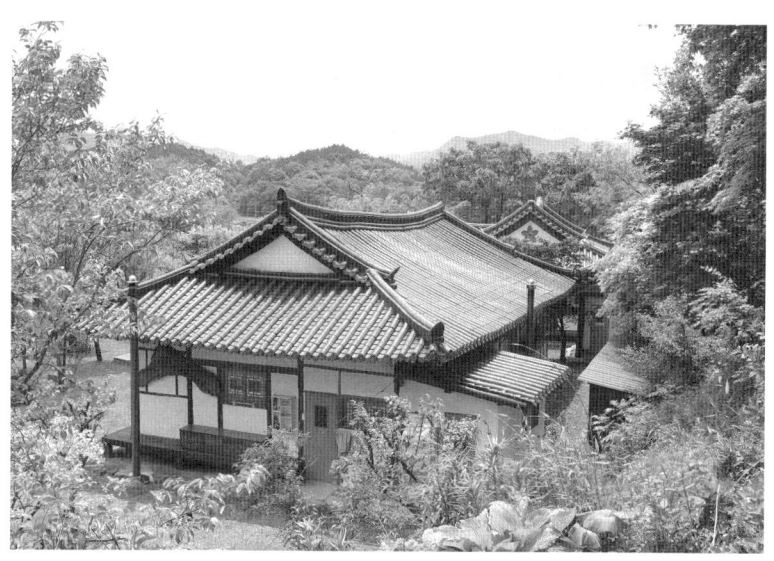

고 있다. 매일같이 미식 축구장 크기만 한 지역이 사라지고 있다. 그 무엇이 열대 우림을 파괴한단 말인가? 라틴아메리카 열대 우림 파괴의 주범은 가축 사육이다. 열대 우림 지대에서 사육한 소고기는 패스트푸드 햄버거나 소고기 가공식품으로 사용하는 것이 보통이다.

중남미 열대 우림의 3분의 2는 질기고 저렴한 고기를 미국식품업계에 팔아 돈을 벌려는 목축업자들 때문에 이미 파괴된 실정이다. 미국이 지난 30년 동안 멕시코 남부와 중남미에서 소고기를 수입한 행위야말로 절반 가까운 열대 우림 지역이 사라지게 한 가장 큰 요소다.

미국으로 수입된, 열대 우림지대에서 사육한 소고기는 더 기름기가 많은 국내산 고기와 섞인 다음 패스트푸드 체인점이나 햄버거, 핫도그, 런천미트, 칠리, 스튜, 냉동도시락, 애완용 먹이를 만드는 회사로 간다.

아마존 열대우림지대 1스퀘어 마일에 사는 새의 종수는 북미지역에 사는 새를 모두 합한 종류보다 많다. 열대 우림 지대에서 사육한 소고기로 패스트푸드 햄버거를 만들 때마다 해마다 20~30종의 식물, 100종의 곤충, 10여 종의 새와 포유동물, 파충류가 사라진다.

인도네시아 국민이 미국인들처럼 햄버거를 많이 먹어치우기 위해 필요한 고기를 생산할 목적으로 벌목을 하는 경우, 그곳의 열대 우림이 완전히 사라지는 데에는 겨우 1년밖에 걸리지 않는다. 지금 이 시간에도 조선을 비롯한 세계 모든 나라에 맥도널드 햄버거 가게가 곳곳에 세워지고 있다.

코스타리카 국민이 미국인들처럼 소고기를 많이 먹어치우기 위해 필요한 고기를 생산할 목적으로 벌목을 하는 경우, 그곳의 열대 우림도 완전히 사라지는 데에는 겨우 1년밖에 걸리지 않는다.

햄버거 4분의 1파운드가 브라질 열대 우림 0.5톤만 한 가치를 지니고 있는 것일까? 햄버거 하나를 먹기 위해 인류의 소중한 자원인 열대우림을 파괴하는 것은 지나친 것이다. 햄버거 생산을 위해 아마존에 가축 방목지를 조성하기보다는 그 열대 우림과 자연환경을 보전해야만 우리 모두의 삶을 안전하게 이어갈 것이다.

인간에게는 숲이 필요하다. 숲은 산소의 공급원이다. 숲은 기후를 조절해 주고 홍수를 막아주며 토양 침식을 막아준다. 숲은 물을 순환시키며 정화한다. 수백만 종의 식물과 동물의 보금자리다. 또한 인간이 살 집을 지을 재료와 땔감까지 제공한다. 숲은 생물의 순수성을 유지하면서 아름다움과 영감, 위안을 제공한다.

당신의 밥상을 식물 위주 식단으로 바꾸는 문화적인 전환이야말로 남아 있는 숲을 보호하는 가장 근본적인 사랑의 실천이다. 식물 위주 식단을 유지하는 데 필요한 농지의 면적은 고기 생산에 필요한 방목장 면적보다 훨씬 적다. 식물 위주 식단으로 전환하는 것은 식품 생산을 위해 더 이상 숲을 훼손하는 일 없이 인간이 먹고 살 수 있는 유일한 방법이다.

숲은 이산화탄소를 흡수하고 대신 산소를 방출한다. 인간은 산소를 흡수하고 이산화탄소를 방출한다. 숲과 인간과의 관계는 공존공생, 상부상조이며 하나가 없으면 나머지 하나도 존재할 수 없다.

인류에게 유전되는 것 중에 바이오필리아(Bio philia)라는 것이 있다고 한다. 바이오필리아는 자연에 가까이 다가가려는 본능이며, 숲에서 시작된 인류의 역사가 새겨놓은 유전자라고 할 수 있다. 숲 속에 들어섰을 때, 나무로 둘러싸인 공원에 들어섰을 때 마치 집에 돌아온 것 같은 느낌이 드는 것은 그곳이 원래 우리의 집이며, 고향이기 때문이다.

식물 위주 식단으로 전환하는 채식주의자가 되는 것은 우리 후손에게 호흡할 수 있는 더 많은 산소, 온실효과 없이 안정된 기후, 신선한 대기를 선사하는 행위다. 당신이 육식이 아니라 채식을 선택할 때마다 나무를 한 그루 심고 기르는 것과 마찬가지로, 앞으로 태어날 후손들을 위해 더욱 푸르고 건강한 미래를 창조하는 셈이다.

생야채와 과일에서 충분한 단백질을 얻을 수 있다

고기와 우유에서만 단백질을 얻을 수 있으며 이러한 단백질이야말로 근육활동을 위한 근본적인 연료가 된다고 사람들은 믿어왔다. 많은 사람들이 좀 더 많은 단백질을 섭취하는 것이 좀 더 나은 영양을 얻는 일이라고 알고 있다. 오늘날까지 전해내려온 단백질 전설은, 양질의 단백질은 오로지 육류에만 있는 것이며 사람은 고기를 먹어야 한다는 것이었다.

그러나 그러한 단백질 신화는 완전히 잘못된 것이다. 왜냐하면 과일과 채소를 먹는 채식을 하여도 우리 몸에 필요한 단백질 공급이 충분하며 또한 최상의 단백질을 공급하게 된다는 것이다.

당신이 고기를 먹으면 소화기관에서 그것이 단백질을 분해하여 아미노산으로 만들고 혈관을 통하여 간으로 운반된다. 인체의 화학공장인 간은 그 아미노산으로 당신의 신체에 적합한 단백질로 합성하여 다시 혈관을 통해 몸 전체에 공급하는 것이다.

만일 당신이 개고기나 돼지고기를 먹을 때 그 고기의 단백질이 곧바로 당신 신체의 단백질이 된다면, 당신은 개나 돼지 같은 사람이 될 것이다. 그러나 그렇지 않다. 고기의 단백질이 곧바로 당신의 신체로 공급되는 것이 아니라 그것을 분해하여 아미노산으로 만들고 간에서 당신 몸에 적합한 단백질로 만들어 신체에 공급하는 것이다.

그런데 단백질을 만드는 원료인 아미노산이 과일, 채소에 다 들어있으며 그러한 단백질이야말로 최상의 단백질이다. 과일, 채소, 씨앗, 고구마, 감자, 콩, 옥수수, 당근, 오이, 사과, 배, 배추, 토마토, 상추, 가지 등에 우리 몸에 필요한 9가지 필수 아미노산이 모두 포함되어 있다. 이제 우리는 단백질을 얻기 위하여 고기를 먹어야 한다는 사상을 완전히 버려야 한다. 소가 풀만 먹고도 힘세고 덩치 크고 지구력이 있는 것은 풀 속의 아미노산인 단백질이라는 것을 생각해 보았는가?

동물성의 고단백질은 비타민, 미네랄, 효소의 수준을 저하시키며, 우리 몸에 심각한 건강 문제를 일으킬 수 있다. 단백질은 열에 민감한 물질이므로 고기 음식물이 열처리되는 과정에서 단백질은 죽은 노폐물로 변화된다. 그 노폐물은 소장에서 부패하며, 거기서 발생한 독소들은 혈류 가운데 흡수되고, 전신의 조직과 기관들로 운반된다. 비록 이러한 일이 일어나지 않는다 해도, 혈액에 과잉 흡수된 단백질은 혈액을 탁하게 하고 혈관 벽을 두텁게 하므로, 혈액순환을 정상 이하로 떨어뜨리는 결과를 가져온다. 이러한 일의 마지막은 간의 문제를 초래하는 것이다.

과잉 섭취된 단백질은 결합조직, 동맥, 소혈관, 모세관에 저장된다. 인체가 단백질을 저장하는 현상이 일어난다. 결국 단백질의 축적이 세포들과 조직들로 가는 산소, 비타민, 미네랄, 아미노산의 공급을 방해하거나 차단하는 것이다. 이것이 고혈압, 영양실조, 그리고 발암을 조장한다. 그러나 동물성 단백질을 금하면 그 결과는 역전된다.

단백질 과잉의 또 하나의 부작용은 우리 몸의 과산성증세 overacidity이다. 단백질 대사의 노폐물인 요소와 푸린은 보통 신장을 통하여 배설된다. 그러나 산성노폐물이 과잉될 때에 그것은 조직들과 관절에 저장되고 통풍 gout과 관절염, 칼슘결핍증을 초래하게 된다. 그 노폐물은 또한 비뇨기에 고통을 주는 방광결석으로도 나타날 수 있다.

칼슘결핍증은 특히 동물성 단백질을 다량으로 소비했을 때에 일어나는 건강문제이다. 그것은 육식을 하는 사람들에게 일어나는 질병이며 칼슘정제로 해결되는 문제가 결코 아니다. 혈액 가운데 갑자기 아미노산이 과잉될 때에, 우리 몸은 산을 중화시키기 위하여 알칼리성 물질인 미네랄과 칼슘을 사용하게 된다. 불행한 것은 칼슘이 뼈에서 빠져나오는 것이다. 그리하여 골다공증osteoporosis이 시작된다. 더욱더 불행한 것은 동물성 단백질에 함유된 다량의 유황sulfur으로 인해 신장이 칼슘을 재흡수하는 작용을 할 수 없게 되는 일이다.

어떠한 단백질을 우리는 양질의 단백질이라고 할 것인가? 오늘에 이르기까지 동물성 단백질에서 오는 아미노산의 패턴이 인체에 가장 잘 적용될 수 있는 것이고 소화도 잘되는 것이라고 생각해 왔다. 그러나 당뇨병, 암, 지방 대사의 장애, 통풍, 류머티즘, 관절염, 동맥경화, 심장마비, 뇌졸중, 체중과다 등이 동물성 단백질 섭취에서 온다.

그런데 생야채와 과일에서 충분한 단백질을 얻을 수 있고, 그러한 단백질이야말로 생체에 아무런 스트레스를 주지 않는 적합한 것이다.

당신은 어떠한 식품자원에서 오는 단백질을 양질의 단백질이라고 할 것인가? 단백질의 귀중함에 대해서 결코 과소평가해서는 안 된다. 단백질은 우리 몸의 기관들과 생화학적 작용을 인도하는 물질들을 형성하는 원재료로 쓰인다. 그리하여 그것들을 가지고 우리 몸은 뼈, 근육, 머리카락, 피부, 손톱, 혈액, 호르몬들, 효소들, 신경전달물질 등 수없이 많은 것을 조성한다. 우리의 면역체제 역시 단백질이 필요하다.

우리가 단백질을 섭취하였을 때에 그것은 아미노산이라고 하는 작은 토막으로 분해되고 절단된다. 그 아미노산은 혈류로 흡수되고 간에서 재처리된다. 그렇게 처리된 원재료들은 세포들에게로 운반된다. 그 아미노산에는 여러 종류가 있으며 우리 몸을 건축하는 자재이다. 세포들은 그 자재들을 재결합시키고, 우리 몸에 필요한 5만 종 이상의 새로운 단백질을 형성한다.

단백질은 열에 상하기 쉬운 물질이다. 다시 말하면 단백질의 복잡한 그 분자구조는 열이 가해졌을 때에 쉽게 엉클어지고 화학분해에 문제가 생긴다. 단백질은 탄수화물과 지방처럼 몸에 오래도록 저장할 수가 없다. 그러므로 과잉 섭취된 것은 그 처리를 위하여 우리 몸의 칼슘이 낭비되어야 하고, 그 부산물로 생성된 요산은 혈액과 신장에 문제를 일으킨다.

그러므로 우리는 단백질의 과잉 섭취를 주의해야 하며, 생야채와 과일에 들어있는 양질의 단백질을 섭취해야 한다. 과일과 채소, 나뭇잎과 풀잎에 각종 아미노산이 들어있으므로 소나 코끼리 등의 채식동물이 단백질 덩어리의 큰 몸집을 만들게 되고 힘도 세고 지구력도 강한 것이다.

동물성 지방은 포화지방으로 분류하며 실내온도에서도 잘 용해되지 않는 지방이다. 그러나 대부분의 식물성 지방들은 불포화지방 혹은 고불포화지방으로 분류되며, 그것들은 낮은 용해점을 가지므로 액체로 남는다. 우리 몸은 특히 불포화지방을 요구한다. 그것은 단백질과 결합하여 수용성으로 변하고 모세혈관을 통과한다. 불포화지방이 우리 몸에 극히 중요한 또 한 이유는 그것이 두 가지 필수지방산을 공급하기 때문이다. 이것이 섭취되었을 때에 혈당의 수준이 상하로 변화되어도 우리 몸의 균형을 일정하게 지켜주는 호르몬인 에이코소노이드eicosonoids가 생산된다.

식물의 에너지는 맑고 평화로우며 지구력이 있다

아무리 단단한 물질이라도 그 입자의 중심은 모두 파동에너지로 이루어져 있다. 우리가 물질을 만지지만 사실은 어떤 파동에너지의 덩어리를 만지고 있는 것과 같다. 우리가 파동에너지에 반응하는 촉각을 갖고 있고, 그 파동에너지가 반사하는 빛에 의해 그것이 물질로 보이지만, 감각을 잠재울 수만 있다면 우리는 세상의 모든 물질이 허공일 뿐임을 알게 될 것이고 이 우주가 온갖 파동에너지들이 한데 어우러져 있는 공간임을 알 수 있을 것이다.

천지만물은 모두 파동에너지로 이루어져 있기 때문에, 겉으로는 분리되어 보여도 모두가 한덩어리다. 우주는 전체가 하나이고, 그 안에서는 각각의 분리된 파동들이 저마다 다른 진동 수와 힘을 가지고 서로에게 영향을 미치고 있다.

우주의 만물은 저마다 특정한 파동에너지로 이루어져 있고, 인간 역시 소우주로서 인체 에너지장을 갖고 있는데, 이것을 오오라aura라고 한다. 오오라는 개인마다 다르고, 육신을 에워싸고 있는 동시에 육신 속에 침투되어 있어서 건강에 직접적인 영향을 주는데, 오오라에 큰 영향을 미치는 것 중의 하나가 바로 우리가 섭취하는 음식이다.

생선을 먹게 되면 인체에 생선의 오오라가 겹쳐지면서 생선의 에너지를 얻는 한편으로, 부자연스럽고 무거운 기운을 느낀다. 고기를 먹으면 힘이 나는 것 같으면서도 피곤이 잘 쌓이고 질병이 잦아지는 것은 이런 이유 때문이다. 오오라는 홀로그램의 속성을 지니고 있기 때문에 고기를 통째로 먹든 꼬리만 먹든 간에 밀도의 차이가 있을 뿐, 고기의 탁한 오오라는 그대로 우리의 오오라와 겹쳐진다.

　오오라를 찍을 수 있는 키를리안 사진기로 고기를 먹은 사람을 찍어보면 인체파장과 중첩된 동물의 오오라를 분명히 확인할 수 있다. 사슴이나 멧돼지 같은 네 발 짐승은 사람의 어깨와 등에 걸쳐 에너지가 중첩되고, 뱀은 몸을 감고 있는 모습으로 나타나며, 물고기는 상체 뒤쪽에 걸쳐져 있고, 작은 동물들은 무질서하게 붙어있는 모양이 나타난다.

　중첩되는 오오라가 인간이 가진 오오라보다 밝고 맑은 것이면 그로 인해 인체가 정화되지만 그렇지 못하면 나쁜 증상을 느끼게 된다. 특히 폭력적인 죽음을 맞은 동물의 고기를 먹으면 아주 부정적인 현상이 생기는데, 동물의 오오라는 의지와 감정을 가진 생체에너지로서 살생에 따른 원한의 기운을 담고 있기 때문이다.

　육식으로 인한 오오라의 중첩은 동물을 죽이거나 요리하거나 먹은 사람 모두에게 나타나며, 이 영향으로 인해 질병이 생기거나 불행한 사고를 당하기도 한다. 식물의 오오라는 맑고 청정하며 오래 머물지 않고 인간의 오오라를 정화시키는 일을 한 후 잠시 만에 사라진다. 그러나 동물의 오오라는 그 기운이 몇 년 넘도록 인체에 영향을 준다.

　동물의 피는 독성과 요산으로 가득하여 인간이 섭취하기에 부적당하다. 발효에 의해 자연스럽게 소화되는 채소와는 달리, 고기는 위장의 미지근한 온도 속에서 부패하게 된다. 부패와 발효는 전혀 다르다.

　개고기를 즐겨 먹는 사람은 개 같은 사람이 된다. 왜냐하면 개고기는 50년 동안이나 인간의 신체에 영향을 미친다고 한다. 풀을 먹는 소나 코끼리가 어떤 육식동물보다도 힘이 세고 온순하듯이 사람도 채식을 하면 건강하고 지구력도 높아지고, 정신과 영혼이 맑고 깨끗하게 된다.

　공장식 사육장의 동물들은 방목되던 예전의 자기 선조들보다 무려 30배나 더 많은 포화지방을 함유하고 있다. 그러나 포화지방의 증가가 아무리 놀라운 일이라 해도, 오늘날의 육류와 유제품, 달걀에 나타나고 있는 훨씬 더 끔찍한 변화에 비하면 그건 정말 조족지혈에 불과하다.

끔찍하게 변한 오늘날의 공장식 사육장에서 사육되는 가축들이 엄청난 양의 독성화학물질과 인공 호르몬을 주입받는 탓에, 그들의 체내에 남아있던 이런 화학물질이 그 고기와 우유를 먹는 사람들에게 고스란히 옮겨지는 것이다.

공장식 사육장 제품들에는 예외 없이 살충제, 호르몬제, 진정제, 방사성 동위체, 제초제, 항생제, 식욕촉진제, 구충제가 잔류하고 있다.

공장식 사육장의 동물들이 특히 더 유독한 화학물질의 고농축액을 체내에 축적하게 되는 이유는, 그들이 엄청난 양의 어류로 만들어진 어마어마한 양의 사료를 먹고 자라며, 다른 먹이들 또한 제초제와 살충제가 무차별로 뿌려진 땅에서 자란 것들이기 때문이다.

그 독극물들은 가축들의 체내 지방에 그대로 잔류하는데, 인간은 생선과 육류, 달걀, 유제품을 가리지 않고 먹고 있다.

삼겹살을 먹는다는 것은 돼지의 분노와 공포의 생화학적 반응물까지 함께 먹는 것이다. 우리가 폭력적인 죽음을 맞은 동물들의 고기를 먹는 것은 도살장에서 동물들이 공포에 떨면서 분비한 생화학적 반응물까지도 함께 섭취하는 것이며, 문자 그대로 그들의 공포를 먹는 것이다.

지금 당신이 식사를 하려고 밥상에 앉을 때, 당신이 선택한 식품이 세상에 어떤 영향을 미치는지를 명확하게 알아야만 한다. 인간과 자연을 하나로 만드는 것은 사랑이며 채식이다. 채식을 하는 것은 진정한 사랑의 실천이다.

당신이 가진 생각이 당신의 삶에서 가장 중요한 사건이다. 그 밖의 것들은 단지 당신이 이곳에 머무는 동안 불어가는 바람이 쓴 일기일 뿐이다. 당신이 선택한 밥상이 당신의 삶에서 또한 가장 중요한 사건이다. 그 밖의 것들은 단지 당신이 밥상 앞에 앉아있는 동안 불어가는 바람이 쓴 일기일 뿐이다.

당신의 생각이나 말의 진동은 원을 그리며 끝없이 퍼져나가, 결국은 우주를 돌아 본래 그 생각이나 말의 진동을 내보낸 당신 자신에게로 돌아온다. 좋은 것이든 나쁜 것이든, 사랑이든 미움이든, 당신이 생각하거나 말한 것은 여지없이 당신에게로 돌아온다.

당신이 선택한 밥상은 그것이 채식이든, 육식이든 그 음식의 기운은 그대로 당신의 신체와 정신, 영혼에 전달되며 결국 당신의 삶과 운명을 바꿔 놓을 것이다.

에너지는 생으로 된 것에만 있다

오랜 옛날부터 오늘에 이르기까지 어느 시대를 막론하고 인류를 위한 가장 이상적인 식품이란 언제나 신선한 과일, 열매, 채소, 견과류, 씨앗들에 있다. 들에, 밭에, 숲 속에, 물속에 그리고 자연에 우리에게 필요한 모든 것이 자라고 있으며 여기에 만병의 치료제가 있다. 더욱 중요한 것은 이런 모든 것들이 불로 익혀서 죽은 식품이 아닌 살아있는 식품에만 존재한다는 것이다. 에너지는 생으로 된 것에만 있다. 식물이건 동물이건 그것에 불을 가하면 생명의 파동에너지가 풀어지고, 분해되고, 파괴되고, 변형되고, 해체된다.

안정적이고 조화로운, 생명력이 있는 파동에너지가 강력한 열에너지의 파동에 공격을 받아 파괴된다. 그것은 살아있는 에너지가 죽어버린다는

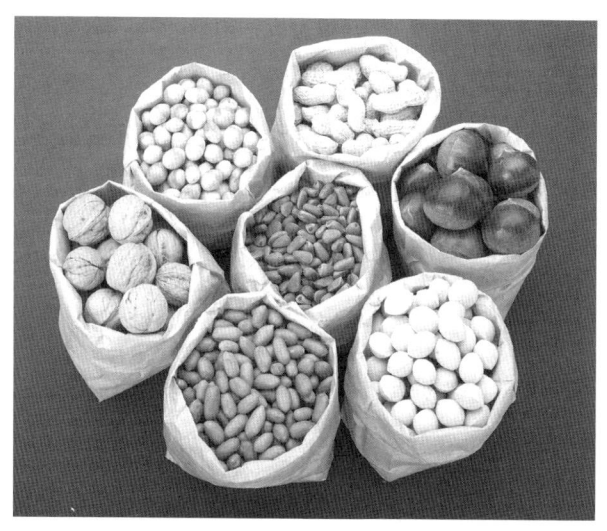

것이다. 에너지는 살아있는 것에, 생으로 된 것에만 있는 것이지, 불을 가하여 죽은 물체에는 생명의 에너지가 없다는 것이다. 어떤 물체이든 불을 가하면 그 물체 자체의 고유한 파동에너지가 파괴된다.

에너지란 운동이며, 운동이란 살아있는 에너지 자체이다. 에너지란 생명력이며, 사랑의 힘이며, 전기적 성질을 띤 파동에너지이며 만물의 근원이다. 사람들은 인류가 불을 이용하게 된 것이 인류 문명을 한 단계 높였다고 인식하고 있으나 진실은 불을 이용하게됨으로써 인류 문명이 한 단계 하락한 것이며 비극의 서막이 시작된 것이다.

인간은 어느 날 불을 이용하게 됨으로써 소위 문명인이 되었으며 그것을 지혜로, 정신적인 우월의식으로 자처하게 되었다. 자연적인 것은 미숙한 것이고 원시적이고 동물적이라고 생각하게 되었으며 비자연적인 것을 더 우월하고 이상적인 것이며 인간적인 것으로 여기게 되었다. 지구상의 어느 동식물도 하지 않는 이상한 형태를 하기에 이른 것이다.

글을 쓰고 책을 만들고, 그림을 그리고 팔고, 악기를 연주하고 듣고, 문학과 철학, 심리학을 하고, 종교를 만들고 수행을 하고, 약을 먹고 수술을 하고 신발을 신고 옷을 입고, 화를 내고 자살을 하고, 짝짓기 않는 종교인도 있고, 길을 만들어 자동차를 타고, 돈을 만들고 은행이 있고, 보험회사와 암보험이 있고, 학교에 다니고 교육을 받고, 직업과 사업이 있고, 병원과 의사가 있고, 공인중개사, 변호사, 판사가 있고, 음식점과 장사꾼이 있고, 창녀와 포주가 있고, 배우와 영화가 있고, 그릇과 밥상이 있고, 음식을 불로 익히고 요리하는 괴이한 동물로 변신되었다.

우리는 소위 문화생활에 젖은 사람들이 되었으며 때로는 비자연을 자연으로, 자연을 비자연으로 오인하고 있다. 인간은 조리하는 일을 당연시하고 자연적인 일이라 생각하고 날로 된 자연식을 하는 사람들, 즉 생식을 하는 사람들을 괴벽한 사람으로 단정하고 비웃는다.

그러나 열을 가하면 자연식품에 포함된 효소들, 호르몬, 비타민, 미네랄, 그리고 글리코영양 등 영양소들의 90% 이상이 파괴되어 쓰이지 못할 물질로 변질되는 것이다. 이 지상의 모든 생물이 자연에서 발견되는 생명력이 넘치고 있는 식품을 그대로 섭취하는데, 오로지 소위 문화를 가진 인류만이 자연식품을 열처리로 생명을 죽인 다음에 먹는 이유란 참으로 무엇일까?

단백질이 조리되었을 때에 그것은 비자연화된다. 변질된 단백질은 소장에서 부패되고 각종 건강 문제의 원인이 된다. 조리된 육류 음식물은 소화를 어렵게 한다. 많은 사람이 고기를 소화시키는 데 충분한 위산과 췌장효소들을 가지지 못하고 있으며, 따라서 불완전하게 소화된 것은 염증과 알레르기와 같은 건강문제의 원인이 된다.

가열하였을 때에 자연식품에 포함된 섬유질의 분량은 크게 줄어든다. 예를 들어 300gr의 시금치 샐러드가 가진 섬유질을 조리한 것으로 채우기 위해서는 1,500gr의 시금치가 필요하다. 열은 영양소들을 고갈시키는 것이지만 칼로리에 영향을 주지는 않는다. 그러므로 채식가라 하지만 조리한 것만을 섭취하는 사람들은 탄수화물을 과잉으로 섭취할 수 있는 것이며, 당뇨병이나 비대증에 걸릴 수 있다.

생명이 있는 음식, 생식을 하여야 생명이 살아난다

자연식품을 가열하여 먹는 화식을 하면 자연식품 속에 존재하는 탄수화물, 지방, 단백질, 생명의 파동에너지, 비타민, 미네랄, 효소, 섬유질이 마거릿 미첼의 소설 제목처럼 바람과 함께 사라진다.

자연식품에 불을 가하여 열처리를 하면 탄수화물, 단백질, 지방은 파괴되고, 생명에너지는 강력한 불기운에 의해 해체되고, 비타민은 분해되고, 미네랄은 무기물로 변질되고, 효소는 죽어버리고, 섬유질은 바람과 함께 사라진다.

당신은 어찌하여 생명력이 가득한 자연식품을 열처리하여 생명을 죽인 다음에 먹는 일을 저지르는가? 진실로 진실로 당신에게 이르노니, 지상의 모든 자연식품을 날로 먹어야 자연에 있는 모든 생명체가 온전함과 같이 당신도 온전하리라. 그런즉 당신은 먼저 자연의 생명에너지와 비타민, 미네랄, 효소, 섬유질을 구하라. 그리하면 이 모든 것이 당신의 육신과 영혼을 건강하고 아름답게 하리라.

생명이 있는 음식을 먹어야 생명이 살아난다. 불로 익혀서 죽은 음식을 먹어서는 결코 활력 있는 생명을 유지할 수 없다. 불의 강력한 파동에너지로 파괴된 음식물은 체내에 있는 비타민, 미네랄, 효소들을 공급하여 다시 살려내는 작용을 해야만 되는 것이다. 그러므로 불로 죽은 음식물을 소화하기 위해 내 몸에 있는 비타민, 미네랄, 효소들이 고갈되어 버리며, 결국 당신은 피곤하며, 면역력과 활력이 저하된다.

가열된 자연식품은 위의 소화효소들을 파괴한다. 당뇨병의 86%가 특별한 소화효소의 결핍 때문이며, 조리한 전분음식물이 혈당문제의 원인이 된 것이다. 그러한 사람들에게 날음식물이 주어졌을 때에 혈당 수준은 2시간 이내에 정상으로 회복된다.

모든 채소와 과일은 특별히 우리 몸의 에너지와 치료를 위해 주어진 것이다. 거기에는 단백질, 지방, 글리코 영양을 포함한 탄수화물, 포타슘, 칼슘, 마그네슘, 철, 망간, 아연, 불소, 요오드, 섬유질, 호르몬, 향원료, 효소들 그리고 우리 몸의 생화학적 활동을 가능하게 하는 순수하고 살아있는 물질들을 모두 포함하고 있다.

특별히 감사한 일은 날로 된 자연식품에는 그 자체를 소화시킬 수 있는 소화효소들이 포함되어 있다는 사실이다. 그것은 소화를 위하여 우리 몸이 사용하는 막대한 에너지를 절약해주므로 그 절약된 에너지로 원기를 회복시키는 데에, 병을 치료하는 데에, 혹은 창조적인 일의 완성이나 영적 전진에 활용할 수 있다.

해독주스를 마시면 불완전 소화가 되어 독이 된다

잎이 녹색인 채소는 산소를 운반하는 클로로필chlorophyl이란 색소를 함유하고 있으며 병균들은 그 색소에 의하여 살균된다. 그것은 페니실린보다 더 강력한 것이다. 잎이 녹색인 채소들은 클로르필(엽록소)이라는 색소를 가지고 있는데, 그것은 산소를 운반하는 역할을 한다. 그것은 또한 호흡을 위하여 필요한 코엔자임coenzyme을 운반한다. 산소를 운반하는 그 색소는 페니실린보다 더 강력한 것이다. 그 색소가 운반하는 산소로 인해 건강을 증진시키는 박테리아는 살아나고 병을 일으키는 박테리아는 사멸되기 때문이다. 그러므로 종양tumor이 있는 사람들은 날로 된 녹색식물을 필수적으로 섭취해야 한다.

대부분의 채소에는 비타민 A, E, K, C 그리고 B군이 들어있다. 비타민 A는 프로비타민provitamin, 체내에서 비타민화하는 물질인 베타카로틴beta carotene의 형식으로 채소들 가운데 들어있다. 베타카로틴을 가진 채소를 날로 매일 섭취하는 것이 필요하다. 그러나 날로 된 채소를 꼭꼭 씹어 먹어야 우리 몸에서 소화 흡수되는 것이다. 날채소를 갈아서 녹즙으로 마시거나, 야채 스프를 먹는 것은 아주 잘못된 것이며 씹지 않고 마시면, 입안의 알칼리성 소화액이 섞이지 않아 불완전 소화가 되며 결국 독이 되는 것이다.

해독주스라고 하는 것이 좋은 식품이라고 알려지고 있지만 알고 보면 사실은 아주 좋지 않은 식품이며 독물주스라고 할 수 있다. 무지한 의사, 영양학자들이 선전하고 있지만 영양학의 기본도 모르는 소치인 것이다. 해독주스라는 것은 토마토, 양배추, 당근, 브로콜리, 바나나, 사과 등을 삶고 나서 믹서로 갈아서 주스를 만들어 먹는 것이라 한다. 그러면 몸의 독소를 제거해주는 효과가 있으며 영양소 흡수도 잘되고 소화도 잘된다는 것이다.

해독주스를 마시면 실제로는 정반대의 현상이 일어난다. 날 채소인 자연식품을 불로 열처리하면 비타민, 미네랄, 효소, 섬유질, 엽록소들이 사라지며 소중한 영양소들도 다 없어지는 것이 그 첫 번째 이유다. 또한 소화를

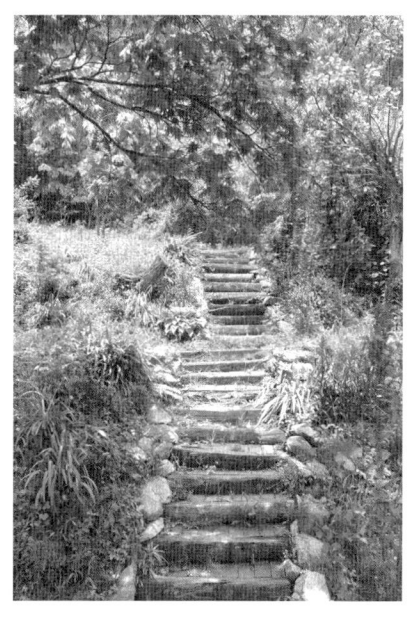

위한 소중한 자원인 효소들은 50℃이상이 되면 사멸되므로 소화가 잘 안 되는 것이 그 두 번째 이유다. 채소 중에서도 특히 강한 섬유질이 있는 양배추, 당근, 브로콜리를 입에서 씹지 않고 주스로 마시면 불완전 소화가 되어 독이 되는 것이 그 세 번째 이유다.

또한 큰 문제는 과일과 채소는 따로 먹어야 하는데 같이 먹게 되므로 소화기관에서 불완전 소화를 일으키는 것이 그 네 번째 이유다. 바나나는 실제로 좋은 식품이나 동남아지역에서 가져오는 물건이라 긴 장거리운송과정에서 썩지 말라고 수확 후 농약물에 담근 후 포장하는 농약절임식품이라는 것이 그 다섯 번째 이유다. 날로 된 자연식품인 토마토나 당근 등을 살짝 데치거나 삶으면 영양흡수와 소화가 잘된다는 것은 효소에 대해서 전혀 무지한 사람만이 할 수 있는 말이며 그것이 여섯 번째 이유다.

해독주스를 마시면 안 되는 이유와 마찬가지로, 녹즙, 야채스프도 씹지 않고 마시게 되므로 불완전소화가 되어 독이 된다는 것이다. 가공식품, 불량식품, 육식을 주로 하는 사람이 차라리 그 대신 해독주스라는 것을 마시면 그나마 괜찮고 효과는 조금 볼 것이다. 그러나 아무리 좋은 자연식품일지라도 소화가 안 되면 독이 되는 것이 소화 작용의 이치다.

시판되는 생식제품은 사식死食이다. 생식이 좋다고 알려져서 시중에는 생식가루를 만들어 비싸게 팔고 있다. 생식 자체는 말할 것 없이 우리 몸에 좋은 것이지만 시판되는 생식제품은 선전효과만큼 그렇게 좋은 것이 아니다. 자연생식제품이라고 판매되고 있는 것들은 여러 가지 곡식, 채소, 해조류 등을 급속, 동결, 건조, 분쇄하여 만들었다고 하며 자랑하고 있으나, 어떠한 생명체도 급속, 동결, 건조시키고 나서 분쇄하면 다 죽어버리는 것이다.

불로 익힌 화식이 아니라는 차이이지 결국 살아있는 자연음식인 생식이 아니다. 분쇄하여 가루를 내면 생명력이 끊어져 죽은 음식인 사식死食인 것이다. 엄밀히 말하자면 생식이 아니라 사식이므로 시판되는 생식제품은 부정식품으로 처리해야 한다. 가루를 만들면 생명력이 소실되어 죽을 뿐더러 섭취 방법이 생수에 타서 마시거나 또는 기호에 따라서 두유나 우유에 타서 마시라고 되어있다. 채식은 입에서 씹는 저작운동을 해야 침이 섞여 들어가서 소화가 잘되고 먹는 기쁨도 누리는 것인데 주스 마시듯 씹지 않고 마시므로 소화흡수가 잘 안 되고 위장장애가 일어나게 되는 것이다.

생식제품의 성분에는 올리고당, 알파현미, 현미, 발아현미, 옥분, 차조, 수수, 율무, 콩, 검은깨, 김, 미역, 다시마, 케일, 당근, 우엉, 호박, 무, 무청, 표고버섯, 영지버섯, 솔잎, 더덕, 쑥, 유자, 로열젤리, 스피루리나, 유산균, 효모 등으로 30여 가지 이상 식품으로 만들어져 있다고 자랑한다. 그러나 한 번에 여러 가지 다양한 종류의 식품을 섭취하는 것은 좋지 않다고 앞에서 설명하였듯이, 한 번에 두세 가지의 비슷한 성질의 음식을 섭취하여야 우리 몸에서 소화흡수가 잘되고 문제가 일어나지 않는다.

그런데 그것도 30여 가지의 종류가 다르고 성질이 다른 음식을 한번에 먹는다는 것은 너무나 잘못된 영양 상식이다. 물론 가공식품, 9백 식품을 먹거나 육식을 하는 것보다는 좋은 것이지만 소화가 안 되면 독이 된다는 것을 알아야 한다. 여러 가지 식품을 한꺼번에 씹지도 않고 마시는 것은 차라리 비만 자나 날씬해지려는 사람에게 소화흡수가 잘 안 되어 효과가 있을 수 있을 것이다. 생식을 하려면 차라리 생고구마, 과일, 날 채소를 씹어 먹는 것이 비싼 생식제품을 사먹는 것보다 훨씬 좋은 것이다.

음식을 조리하면 정말로 음식이 죽게 된다

조리하는 것은, 심지어 보수적인 조리법까지도 음식의 생명력을 파괴시킨다. 온도를 너무 올려서 생명력이 변질되거나 완전히 파괴된다. 조리한 콩에서는 새싹이 트지 않는다. 익히거나 통조림하거나, 포장한 음식은 방부제를 넣은 죽은 음식이다.

이것들은 몇 가지 열에 저항력이 있는 요소를 함유하고 있을지 모르지만 효소는 다 파괴되어 버린다. 조리는 파괴하는 것이요, 재로 만드는 것이다. 음식을 조리하면, 자연식품을 조리하면 정말로 음식이 죽게 된다. 불에 그을린 음식이야말로 죽은 음식, 화장한 음식이 되는 것이다. 오래 조리하면 재밖에 남지 않는다.

생식 식이요법을 실천할수록 몸이 가볍고 건강해지고 원기왕성하게 된다. 날것이란 용어 대신 가열하지 않은 음식이나 생식이라고 한다. 잘 익은 사과나 토마토, 옥수수나 콩, 무나 상추는 그 자체로 완벽하며 더 이상의 첨가제나 감미료, 양념 등 입맛을 자극할 것을 넣을 필요가 없다.

원래 먹을거리는 가능한한 자랄 때의 형태와 비슷한 형태로 남아있어야 한다. 조리한 음식의 경우 향신료나 소스, 고추장, 양념을 넣었기에 먹을만

하지 그렇지 않으면 싱싱한 날것이 훨씬 맛있다.

과일을 먹기에 가장 좋은 방법은 나무에 따서 아무것도 더하지 않고 먹는 것이다. 껍질을 까거나 깎아서는 안 되며 조리해서는 절대 안 된다. 살아있는 나무에서 사과를 따거나 콩깍지에 든 신선한 콩을 까서 먹을 때, 우리의 소화기관은 조리한 음식을 먹을 때보다 현저히 유익함을 얻게 된다. 만일 당신이 요리를 해야 한다면, 요리는 간단히, 더욱 간단히, 이루 말할 수 없이 간단히 하라. 그러면 당신의 밥상이, 당신의 삶이, 당신의 인생이 자유로워지리라. 먹는 것으로부터 구속받지 않을 때 당신은 진정한 자유를 얻을 것이다.

우리는 살아있는 조직으로 구성된 산 음식을 먹어야 한다. 살아있는 음식이라 할지라도 몸에 들어간 음식은 그 자체로 생명을 줄 수는 없다. 인체와 인체의 활력이 거기에 작용해야 한다. 시체로 투입된 음식은 활력 있는 변화를 이루어내지 못한다. 음식을 흡수해서 소비시키는 것이야말로 신비한 생명력 혹은 활력이다. 죽은 세포가 산 몸에 어떻게 영양을 줄 수 있겠는가?

음식물 속의 살아있는 조직과 인체의 조직세포가 서로 에너지를 교환하면 건강을 주는 힘이 생성된다. 신선한 음식 특히 채소, 과일에는 신비한 에너지가 있다. 이것은 태양광선이나 전기 작용으로 인체에 건강을 증진시키는 영향력을 발휘하는 것이다. 어떠한 식이요법도, 어떠한 밥상도 자연이 주는 그대로의 신선한 먹을거리에 깃든 건강을 유지시키는 힘에는 필적할 수가 없는 것이다.

날것을 먹으라. 꽃 피는 나무에서 딸 때 혹은 정직한 대지에서 뽑을 때 말고는 사람의 손을 타지 않은 것, 식품공장에서 제조되어 나오지 않은 것을 먹으라. 인간만이 음식을 먹기 전에 조리한다. 인류가 먹는 음식은 대부분 조리된 형태이다. 그렇다고 인간은 영리하기 때문에 조리된 음식을 먹고, 원숭이는 미련하기 때문에 날것을 먹을까?

　초식동물에게 풀이 적당하고, 육식동물에게는 고기가 적당하듯 자연은 인간에게 적당한 형태의 먹을거리를 제공해준다. 그런데 우리는 왜 그것을 조리하느라 고생을 할까? 우리만 건강하지 않을 뿐 아니라 우리가 집에서 키우는 가축도 우리처럼 건강하지 못하게 몰고 갔다. 문명화된 인간이나 인간이 키우는 가축은 질병을 앓지만 야생동물들은 질병을 앓지 않는다. 야생동물들은 조리과정을 거치지 않은 날것을 그대로 먹는다는 것은 당신도 잘 알고 있다.

　동물은 여러 지역에서 끌어모은 다양한 요리가 가득 차려진 밥상 앞에 앉아 먹지 않는다. 그들의 밥상은 들판이나 나뭇가지이지 차려진 밥상이 아니다. 그들은 한 번에 한 가지 것을 먹으며, 요리하지 않으며, 그러므로 절대 과식하지 않는다. 오늘 풀과 물을 먹고, 내일도 풀과 물을 먹는다. 사는 동안 늘 그런 식으로 먹지만 완벽한 건강 상태를 유지하고 있다.

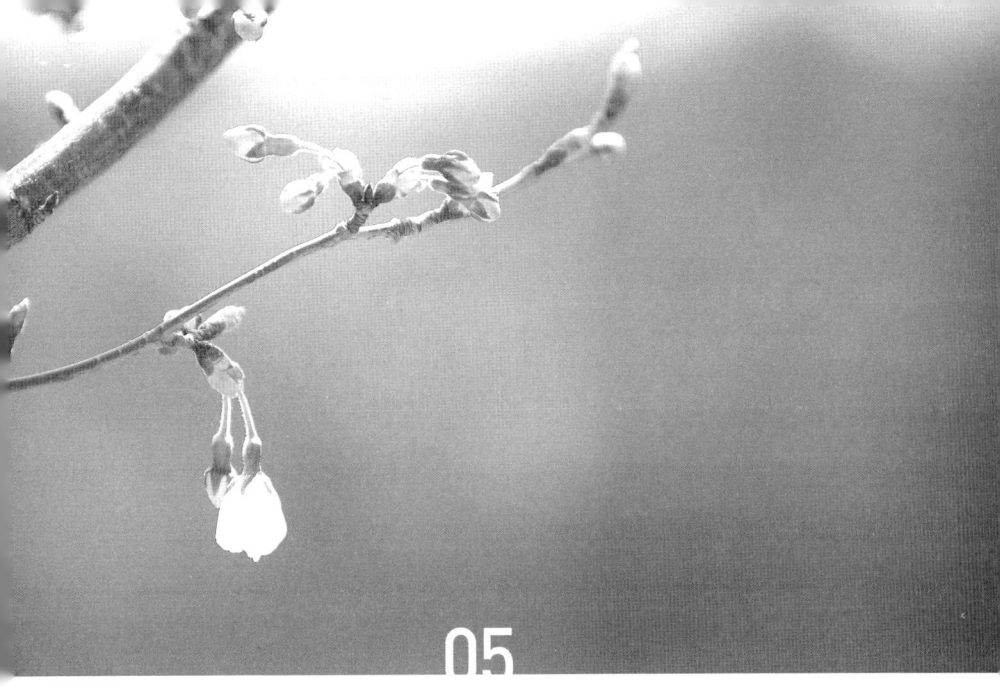

05
밥상 혁명, 이렇게 하라!

●

당신은 내 마음을 불같이 타오르게 했고 사랑으로 채워주었어요.
이보다 더 황홀할 순 없어요. 왜냐하면 나는 이제 싱싱하게 살아있으니까요.
지난날의 잘못된 밥상을 모두 바꾸었어요. 그것은 내 삶을 생기 있게 하고,
나를 매력적으로 만드는 황홀한 반란이었지요.
이런 게 사랑의 혁명이라고 할 수 있을까요?
사랑이 고통스런 경우에 빠져가는 것을 느낄 때 더욱 강렬해지듯이
내가 아프고 힘들 때 나는 더 열정적이었지요
머나먼 과거로부터의 잘못된 관습은 지나갔어요.
매혹된 정원을 바로 집앞에 내 안에 피어있어요.

05

밥상 혁명,
이렇게 하라!

밥상 혁명은 의식 혁명이 있어야 한다

당신은 생각이 아니고 감정이 아니다. 당신은 생각을 인식하고 감정을 느낀다. 당신은 몸이 아니고 마음이 아니다. 당신은 모든 것을 인식하는 의식적인 존재이다. 당신은 거울을 통해 당신을 바라보고 당신의 눈과 귀를 통해 이 세상을 경험한다. 당신은 내부와 외부의 이 모든 것을 인식하고 있음을 인식하는 의식적인 존재이다.

당신은 건강이 아니고 음식이 아니다. 당신은 건강을 인식하고 음식을 느낀다. 당신은 단백질도 아니고 효소도 아니다. 당신은 음식을 선택하고 느끼는 의식적인 존재이다. 당신의 밥상을 보면 당신의 건강을 알 수 있고 당신의 의식을 알 수 있다. 당신이 먹는 음식은 당신의 건강과 의식을 거울처럼 비춘다.

당신의 의도와 선택은 당신의 의식에 의해 일어난다. 밥상 혁명은 의식 혁명이 있어야 일어난다. 밥상이 변화되면 서서히 그 음식의 기운이 당신의 의식까지도 변화시킨다. 반대로 의식의 변화가 일어나면 자연히 당신은 자연의 밥상, 생명의 밥상, 사랑의 밥상을 선택하게 된다.

당신은 행복하면 웃는다. 그러나 역설적으로 당신이 웃으면 행복하게 된다. 이 둘의 차이에는 깊은 비밀이, 심오한 의미가 숨어있다. 진리는, 심오한 사상은, 깨달음은 사실 알고 보면 단순하고 쉽다. 앞과 뒤, 전과 후, 과거와 미래, 행복과 불행, 아름다움과 추함, 원인과 결과, 문제와 해답, 긍정과 부정, 음과 양, 낮과 밤, 운동과 정지, 원심력과 구심력, 좋은 세균과 나쁜 세균, 건강과 질병, 천국과 지옥, 남자와 여자 이 모든 것은 서로 반대일 수도 있고, 동일한 것이기도 하고, 또한 서로 공존하는 것이다.

분명히 천국이 있다고 하면 분명히 지옥도 있다는 전제다. 앞이 있으면 분명히 뒤가 있기 마련이고, 아름다움이 있으면 추함이 있는 것이다. 행복이 있으면 불행도 있는 것이며, 건강이 있으면 질병도 있는 것이다. 낮이 있으면 밤이 있게 마련이고, 원심력이 있으면 구심력도 있으며, 삶이 있으면 죽음도 있고, 죽음이 있으면 삶이 있는 것이다.

천국이 없으면 지옥도 없고, 남자가 없으면 여자도 없고, 앞이 없으면, 뒤도 없고, 아름다움이 없으면, 추함도 없고, 행복이 없으면 불행도 없고, 건강이 없으면 질병도 없고, 낮이 없으면 밤도 없고, 원심력이 없으면, 구심력도 없고, 삶이 없으면 죽음도 없다. 이 모든 것은 서로 공존하는 것이며 양쪽이 다 필요하며, 따로 독립해서 존재할 수가 없는 것이다.

결론은 이 모든 것은 당신의 마음에 의해서 만들어지는 것이며 당신은 이 모든 것을 인식하고 있음을 인식하는 의식적인 존재라는 것이다. 밥상 혁명이 있으려면 의식 혁명이 있어야 하고, 의식 혁명이 있으려면 밥상 혁명이 일어나야 한다는 것이다. 진실로 내가 당신에게 드리고자 하는 말은 당신이 의도를 가지고 선택하라는 것이며 밥상 혁명을 일으키기 위해 의식 혁명을 일으키라는 것이다.

진실로 내가 당신에게 드리고자 하는 말은 의지가 아니라 의식이 필요하다는 것이다. 당신이 어떤 일을 하려고 의지를 가지고 시작하지만 작심 3일이라고 얼마 안 가서 포기하고 만다. 그러나 당신의 의식의 변화가 일어나면 사물을 보는 관점, 시각, 생각, 느낌이 달라진다. 의지로는 되지 않는다. 의식의 변화가 있을 때 그것은 자연스럽게 이루어진다.

의식의 변화가 일어나면 새로운 삶이 펼쳐진다. 의식의 변화는 지금까지 당신이 가지고 있던 고정관념을 지우고, 오만과 편견을 버리고, 마음을 비우라는 뜻이다. 누구의 이론이나 전문가의 말에 현혹되지 말고 이제는 그것이 정말 진실인지 허위인지를 사색하고 생각하라.

자연의 원리, 자연의 법칙 그리고 다른 동식물이 어떻게 건강하게 살아가고 있는지를 살펴보고 그것을 판단의 기준으로 삼으라. 남의 말은, 누구의 이론이든, 내가 말하는 것도 정말 그것이 자연의 원리와 맞는가를 생각하라. 그러려면 자연에 대한 많은 공부, 체험, 수행을 해야만 할 것이다. 남에게 속지 않으려면, 전문가나 의사, 박사에게 속지 않으려면 알아야 한다.

열정을 가지고, 순수한 마음으로 자신을 진실로 사랑하라. 자신을 진실로 사랑한다면 자신의 고귀하고 신성한 몸안에 9백 식품, 가공식품, 불량식품, 고기 그리고 익힌 음식을 어떻게 넣을 수 있겠는가? 당신이 진정으로 자신을 사랑한다면 당신에게 좋지 않은 음식을 먹는다거나, 부정적인 생각을 하거나, 화를 낼 수가 없을 것이다.

너희가 남에게 대접받고자 하는 대로 너희도 남을 대접하라. 너희가 남에게 대접받고자 하는 대로 너희도 자신을 대접하라. 너희가 남에게 존경받고 사랑받고자 하는 대로 너희도 자신을 존경하고 사랑하라. 너희가 자신이 건강하고, 아름답고, 매력적이기를 바란다면 스스로 자신을 돌보라는 말이다.

진실로 진실로 내가 그대에게 드리고자 하는 말은 진정으로 자신을 존경하고 사랑하라. 그리하면 그대의 밥상도, 건강도, 영혼도 거듭나고 새로워지리라. 몸의 건강이 마음의 건강이고 영혼의 건강이니.

영양가 있게 먹지 않고 가난하게 먹는다

만나면 마시는 일부터 시작하고, 앉으면 먹는 일부터 시작한다. 너무나 많이 먹고 마셔서 문제가 생긴 것이다. 그것이 고혈압, 당뇨, 변비, 골다공증, 암이든 우울증이든 너무나 많이 먹어서, 필요 이상의 영양 섭취로 인해서 생긴 병이다. 서구사회나 조선사회나, 문명사회에서는 너무 많이 먹고 상대적으로 운동을 너무 안 한다. 그리고 사람들은 육체적, 정신적 불행의 대부분이 많이 먹고 적게 움직여서 일어난 것임을 깨닫지 못한다.

세계의 장수 지역을 조사하면 살찐 장수 자는 한 사람도 없다. 어제는 배가 나오면 사장이라고 좋아하더니 오늘은 비만과의 전쟁이라는 괴이한 일이 벌어지고 있다. 이제 조선은 부자 나라가 되어 물질이 풍부하고 어디에도 먹을 것이 넘쳐난다. 시장에도, 거리에도, 마트에도, 집집의 냉장고에도 먹을 것이 가득하다. 도처가 음식점이고 때가 되면 사람들이 가득하다. 대형 할인점에서 카트에 가득 싣고 계산대로 밀고 가는 저 아줌마를 보라. 밀차에는 음료수, 주스, 과자, 고기, 계란, 우유, 빵, 만두, 햄, 소시지, 기타 등등 온갖 싸구려 불량식품이 가득하다.

부모는 아이들이 제발 먹어주기만 하면 고마워한다. 그러나 아이들은 집에서 잘 먹지 않는다. 채소, 과일, 고구마, 김치는 싫어한다. 이미 학교급식에서 기름기 있는 음식, 가공식품, 우유 등을 먹었으며, 수업이 끝나면 학교 앞 길 건너에 있는 문방구점, 패스트푸드점, 포장마차에서 하나씩 들고 나오며 먹었으니 더 이상 집에서 무얼 먹겠는가. 직장인, 부모, 어른들도 마찬가지이다. 삼겹살, 소주, 커피, 우유, 빵 등으로 몸은 항상 가득 차 있다. 너무나 많이 먹고, 영양가 있게 먹어서 문제가 생긴 것이다.

　어떻게 하면 장수하는지를 연구한다고 의료진들이 많은 연구비를 투입하여 오지나 시골을 조사하지만 사실은 쓸데없는 짓을 하는 것이다. 장수의 조건은 뻔하고 간단하다. 자연환경에서 자연식을 하고, 적게 먹고 많이 움직이며, 항상 웃고 미소 짓는 긍정적이고 밝은 마음이다. 장수 지역 사람들은 가난하고, 마르고, 강인하며, 화를 내지 않고 항상 즐겁게 산다.

　대부분의 사람들이 영양가 있게 잘 먹는다는 것은 기름기 있는 음식과 육식 위주의 식생활을 한다는 것이다. 비타민, 미네랄, 효소, 생명력이 있는 과일, 채소를 많이 먹는 것은 우리 몸에 지장을 초래하지 않지만 정제된 탄수화물인 흰밥, 흰 밀가루 음식, 설탕과 단백질, 지방이 많은 고기, 계란, 우유, 치즈 등을 많이 먹게 되면 몸은 고장나고 병이 든다.

　동물의 살과 식물의 조직은 완전히 다르다. 식물에서 발견되는 지방은 그 질과 양이 동물에서 발견되는 콜레스테롤(끈적끈적하고 물에 용해되지 않는 기름과 같은 물질)과는 크게 다르다. 어떠한 식물 조직에도 콜레스테롤은 없으며 그것은 오로지 동물에게만 속한 것이다. 또한 식물의 조직을 이루고 있는 단백질도 동물의 조직을 이루고 있는 단백질과는 그 질과 양이 완전히 다르다.

　우리 몸은 동물들의 근육에서 발견되는 것과 같은 그렇게 농축된 상태에 있는 콜레스테롤과 단백질을 요구하지 않는다. 질병이란 우리 몸이 요구하지 않는 것을 우리가 먹을 때에 생기며 소위 퇴행성 질병이란 이렇게 해서 일어난 질병을 말한다.

동물성 단백질을 섭취하였을 때에 혈액의 산, 알칼리 균형은 순식간에 무너지고 산과다증이 일어난다. 동물성 단백질의 대사 과정에서 부산물로 생성된 황산과 인산은 유독히 강한 산이며 신속히 처리되어야 한다. 과잉된 산을 완충하기 위하여, 우리 몸은 귀중하게 쓰이고 있는 알칼리성인 칼슘과 다른 미량 알칼리성 미네랄을 모두 끌어모으고 사용하게 된다. 칼슘은 혈액과 혈관, 근육, 심장에서 채취되는 것이며, 그 부족한 분량은 마지막으로 뼈에서 채취되어야 한다. 그리하여 골다공증, 관절염, 당뇨병, 신장병 그리고 암이 발생할 수 있는 기초가 놓이는 것이다.

육류 가운데 포함된 미네랄과 식물 조직에 포함된 미네랄의 함량 비율은 서로 배치되고 있다. 한 예로, 육류에는 소듐이 포타슘보다 훨씬 더 많이 내포되어 있고 식물에는 그 반대로 포타슘이 소듐보다 훨씬 더 높은 비율로 포함되어 있다. 이러한 육류는 우리 몸의 조직들을 자극하여 염증을

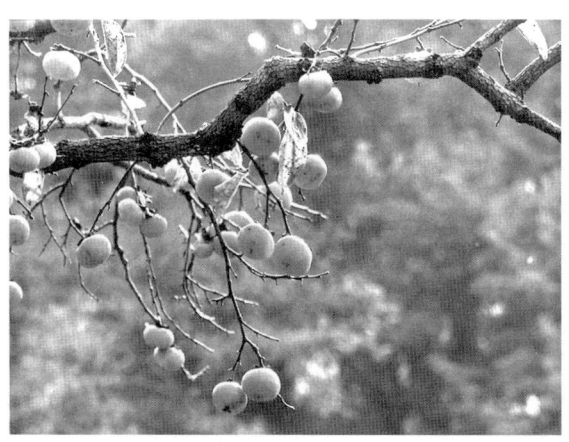

쉽게 일으킨다. 그리하여 물질대사에 막대한 지장을 초래한다. 그 결과로 백혈구가 급증하는 증세가 나타나며 모세혈관을 통과하는 적혈구가 끈적끈적해지는 점착성을 가지게 된다. 그리고 육류는 성호르몬과 항염증성의 호르몬Cortisol을 급격히 증가시키는 문제를 일으킨다.

가난하게 먹으면 건강하고 날씬해진다

아버지가 재벌회장이면 나는 더 이상 노력하고 공부할 욕구가 없어지고, 열정과 꿈이 일어나지 않아 롤 모델도 필요가 없게 된다. 그래서 부자가 3대를 못 간다고 한다. 세계 최고의 전자회사도 어느 날부터 힘없이 쇠퇴하고 무너지기 시작한다. 배가 부르고 부자가 될수록 안이해지고 열정이 없어지는 것은 당연하다.

당신의 몸이 영양 가득한 살찐 부자인데 더 이상 당신의 몸의 세포가 투지를 불사르는 강인한 생명력, 강인한 저항력을 키울 필요가 있겠는가? 세포가 모두 무사안일해지고, 적당주의와 책임회피로 생명력, 면역력, 치유력이 떨어지고, 기혈 순환이 무기력하게 되므로 여기저기가 녹슬고 막힌다. 배가 나오고 피부트러블이 생기고 퇴행성 질병과 불면증, 우울증이 당신을 괴롭힌다.

인체는 지방이나 당분은 저장할 수 있지만 단백질을 저장하는 설비는 갖추고 있지 않다. 이런 저장시설이 없기 때문에 신체조직의 복구에 필요하지 않은 과잉 단백질은 몸 밖으로 배출되어야 하는데, 단백질이 많은 육식만 하고 채소와 과일을 섭취하지 않는 식사습관을 오래 가지고 있으면

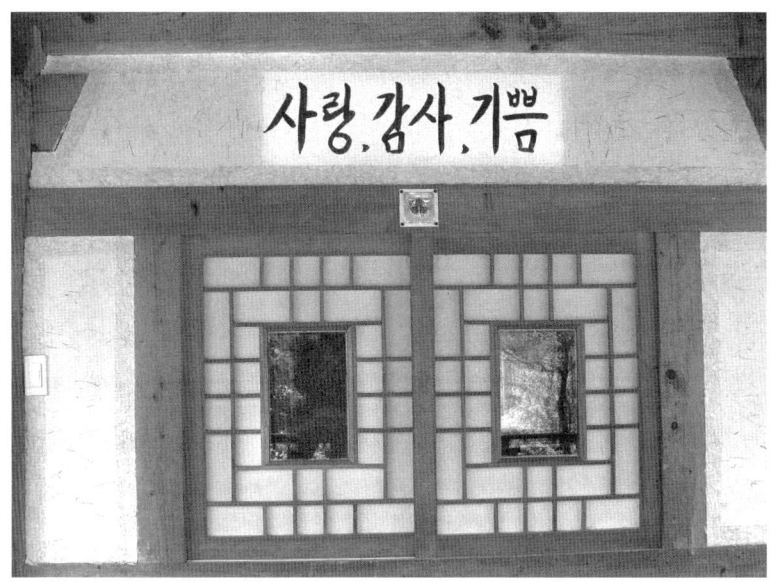

여러 가지 병에 걸리게 된다.

　과잉 단백질은 두 가지 문제를 일으킨다. 하나는 소화흡수 과정에서 우리 몸의 혈액과 에너지를 소모하는 것이다. 다른 하나는 배출될 때에도 비타민, 미네랄, 효소를 소모하고 우리 몸의 미세관을 막히게 한다. 그래서 지나친 칼슘과 단백질 섭취는 결국 결석을 일으킨다. 영양가 없이 가난하게 먹으라. 정제된 탄수화물, 고기의 단백질, 지방을 줄이고 과일과 채소를 많이 먹으라. 그러면 당신의 세포가 투지를 불살라 생명력, 면역력, 치유력이 강해지고, 저절로 날씬한 몸매와 아름다운 피부의 매력적인 당신으로 거듭난다.

　부자 나라가 된 조선은 이제 모든 부문에서 세계 최고 수준이다. 이혼율이 최고이며, 출산율이 최저이며, 자살률이 최고이고, 대형사고율이 최고이다. 이 모든 것은 풍요로운 물질문명의 덕택으로 생겨난 것들이다. 물질이 풍부하면 생명력과 종족의 의지가 감퇴되므로 결혼을 안 하려 하고 자꾸만 결혼 연령이 늦어지는 현상이 일어난다. 노총각, 노처녀는 눈이 높아서 결혼을 못 하는 것이 아니다. 눈은 다른 사람과 같은 똑같은 위치에 있다. 풍요로운 물질문명과 에스트로겐이라는 합성여성호르몬의 영향으로 생명력, 종족의 의지, 이성에 대한 욕구가 떨어진 것 때문이다.

자연동식물은 환경이 열악하고 영양이 부족한 상황일 때 생명력과 종족의 의지가 강해져서 열매를 많이 맺고, 새끼를 많이 낳는다. 먹는 것에 궁핍을 느끼지 않는 상황이 되면 이성에 대한 욕구도 감퇴되고 살아가기 위한 생명력도 감소한다. 물질적으로 부족한 상황이 되어야 이성에 대한 욕구와 성욕이 강해지고 섹시해진다.

대형 여객선 침몰사고도 풍요로운 물질문명의 결과이다. 풍요로운 물질문명은 모든 사람을 무사안일, 적당주의, 책임회피로 몰고 가며, 재발방지를 위해 국가 안전 기구를 설치해 봐도 그 조직의 운영자인 사람의 정신은 마찬가지이다. 풍요로운 물질문명과 사회복지제도는 사람들을 무기력하게 만들고, 더 자극이 강한 것을 욕구하게 되어 결국 술과 도박, 마약과 섹스, 이혼과 자살로 이어지게 된다.

어떠한 것도 과잉이면 문제가 생긴다. 영양도 돈도, 식욕도 성욕도, 명예욕도 출세욕도 지나치면 안 되는 것이다. 물질적으로 풍부하면 그 물질이 예술도, 천재도 마비시킨다. 부유는 인간과 땅을 결부시키는 기반을 끊어 버리며, 생명력을 감퇴시킨다. 부유한 자는 위대한 예술가도, 성자도, 거지도 되지 못 한다.

그와 같이 불운한 부유한 몸으로 예술가가 되기에는 비상한 천재력이 필요하다. 설혹 예술가가 되었다 해도 역시 온실 안의 열매에 지나지 않는다. 부유는 영혼을 갉아먹는다. 어느 슬기로운 거지가 저세상에 대해 불안해하는, 부유하고 한가로운 여인에게 말하였다. 뭐요! 마나님, 댁은 몇백억의 재산을 가지고 있으면서 게다가 또 불멸의 영혼을 갖고 싶어하시는 겁니까?

부유는 하나의 병이듯이 영양가 있게 잘 먹으면 병이 들어 건강도 몸매도 망가진다. 가난하게 먹으면, 채식과 소식을 하면 생명력이 살아나고 건강하고 날씬한 매력적인 당신으로 거듭난다.

골고루 먹지 않고 단순하게 먹는다

무엇인가 값있는 것의 최악의 적은 악한 것이 아니다. 악덕이라고 해도 그것대로 가치가 있다. 상투적인 것이다. 혼의 가장 큰 적은 나날의 피폐다. 건강을 유지하는 것의 최악의 적은 가공식품, 육식이 아니다. 불량식품이라 해도 그것대로 가치가 있다. 상투적으로 매일 한 끼에 여러 가지 음식을 골고루 섞어 먹는 것이다. 건강의 가장 큰 적은 나날의 피폐다.

어떤 때 한 번씩 술도 마실 수 있다. 그렇다고 건강이 망쳐지지는 않는다. 그것은 그것대로 가치가 있다. 매일 한 잔씩 마시는 반주가 당신을 무너뜨린다. 자연은 항상 잔잔한 호수, 화창한 봄날만 있는 것이 아니다. 폭우, 폭풍, 폭설이 내릴 때도 있다. 그것은 자연을 정화시키는 일을 한다. 매일 그런 일이 벌어지면 다 쓸려나간다.

음주도 마찬가지이다. 매일 조금씩 마시면 당신의 몸은 항상 일정치의 알콜이 있어야 정상이라고 입력되어 버리며, 그것은 알콜중독 상태를 만들어 버린다. 매일 조금씩 비가 내리거나, 눈이 오면 식물도, 동물도 생존할 수가 없다.

　세상 모든 사람들이 골고루 먹으려고 애쓴다. 정말 골고루 먹으면 좋은 것일까? 한 끼에 고기, 과일, 채소, 곡식, 해산물, 들나물, 기타 등등이 잔뜩 차려진 음식, 뷔페식, 한정식이 정말 좋은 것일까?

　밥상에 차려진 음식 하나하나는 단순하고 정결한 상태이지만, 그 모든 것이 다 들어간 위장 속의 음식은 어떤 모습일까? 개밥이다. 개가 먹는 잔밥이 나쁘다는 말이 아니고, 결국은 이 모든 것이 위에서는 개밥과 같이 여러 가지가 섞여진 혼합물일 수밖에 없다는 것이다.

　개는 위 염산이 사람보다 강하여 상한 음식도, 뼈도 다 녹여 소화시킬 수 있고 장 구조도 다르기 때문에 문제가 없지만, 이미 약해진 사람의 위는 그렇지 못하다. 육식동물인 개의 침은 강산성이므로 음식을 삼키면 된다. 하지만 채식동물인 사람의 침은 강알칼리성이므로 꼭꼭 씹어야 소화가 제대로 시작된다.

　음식물마다 소화 흡수되는 양태가 다르며, 서로 섞인 온갖 음식물들은 복합적인 상호반응으로 유해물질을 발생시킨다. 한마디로 위장이 난리가 난다. 결국은 제대로 소화도 못 시키고 배출되어야 하며, 그 과정에서 우리 몸은 심각한 후유증에 시달리게 된다. 하나의 식품에는 그것에 맞는 한 종류의 효소가 있는 것이며, 여러 가지 식품을 다 소화시키는 만능의 효소는 세상에 존재하지 않는다.

　음식물의 소화란 침에 있는 소화효소인 아밀라아제와 자연식품의 효소들로 인해 시작된다. 사과를 먹으면 사과 속의 효소와 타액의 효소가 분비되어 적절한 소화과정이 일어난다. 사과 한 가지만 먹으면 위에서 20분 정도면 십이지장으로 운반되어 소장에서 흡수가 일어난다. 그러나 단백질 음식과 같이 먹는다면 단백질 소화를 위한 위의 산성 환경이 조성되는 한 시간 동안 머물게 되며 그동안 사과는 위에서 발효되어 독소가 발생한다.

불고기나 정제된 식품은 어떠한 종류의 효소도 없으므로 소화관을 위해서는 100%의 소화효소의 분비가 요구되며, 그 요구가 췌장의 생산용량 한계선을 넘으면 췌장이 병적으로 확장되고 질병이 발생한다.

한 끼에 여러 가지를 골고루 섞어 먹으면 소화효소가 모든 음식에 다 적용되지 않아 불완전 소화가 일어나며 독이 된다. 골고루 먹으면 좋다는 오래된 거짓말을 우리는 어린 시절부터 밥상 앞에서 배우며 자랐다. 부모, 교사, 영양학자, 건강 학자, 의사, 건강 전문가가 오래된 거짓말을 신봉하고 있었던 것이다.

한 끼에 비슷한 성질의 음식을 두세 가지 먹고, 다음번에는 다른 종류의 비슷한 성질의 음식을 먹는 방법이 올바른 식생활이다. 그리고 가장 올바른 양생법은 제철에 따라 나오는 비슷한 종류의 음식을 단순하게 먹는 것이다. 아무리 좋은 식품일지라도 시간이 지나면 영양이 소실되고, 기운이 빠져나가며 맛이 없어진다.

어떤 사람이 우리를 감동시키는 것은 타고난 그의 재능이 아니라 가치 있는 것들에 대한 그의 태도와 그것과의 관계이다. 가치 있는 것이란 사랑, 감사, 기쁨이며 단순하고 소박한 자연식품이며 복잡하고 기름지게 요리한 음식이 아니다. 소박하고 단순한 삶이 우리에게 사랑과 평화를 가져다주는 이유가 여기에 있다.

한 사람의 인생에서 가장 중요한 것은 그가 어떤 것을 사랑하고 어떤 음식을 먹고 살았느냐이다. 당신이 나에게 어떤 음식이 가장 좋은가요? 라고 묻는다면 "가장 가까이 있는 과일이나 채소"라고 말하리라. 자연이 요리한 과일, 채소, 곡식이 최고급의 요리이지 거기에 다시 여러 가지 양념, 재료를 넣고 불로 익혀서 조리한 것은 저급요리이다.

「세상에 이런 일이」라는 TV프로그램을 보면 라면만 먹고도 건강하고, 막걸리만 먹어도 건강한 사람들이 있다. 설탕, 양조식초, 콜라, 조미료, 라면스프 등을 밥 먹듯이 먹는 사람들도 있다. 그들은 별난 사람, 특별한 체질의 사람들이 아니다. 누구나 다 그럴 수 있다. 서양인들은 청국장을 보면 얼굴을 찡그리고 코를 막지만 조선 사람들은 좋아한다. 결국 식생활은 문화이며 습관이다. 계속 먹다 보면 몸이 적응하게 마련이다.

그러나 중요한 것은 라면이면 라면, 막걸리면 막걸리 한 가지만을 항상 먹어야 신체의 소화흡수 체계가 확립되고 완벽한 소화흡수가 일어난다. 그런데 라면을 먹다가, 밥도 먹고, 막걸리도 마시게 되면 소화흡수 체계가 무너져 문제가 발생한다.

평소에 늘 한 가지 음식만 먹는 사람은 영양학적으로 불완전할 것처럼 보이지만 실제로는 그 한 가지 음식에 한해서 완벽한 소화흡수, 배설체계가 성립되기 때문에「세상에 이런 일이」가능해지는 것이다. 여러 가지가 아닌 한 가지 음식만이 항상 우리 위장에 들어오면 신체는 그 음식의 신상정보를 완벽하게 해독하여 그것을 철저히 소화 흡수, 배설시키는 능력을 갖추게 된다.

그리고 인체의 생화학 공장인 간에서 그 한 가지 음식을 이용하여 신체에 필요한 모든 영양소를 만들어내는 연금술사와 같은 놀라운 일을 한다. 그러나 한계가 있다. 생명력이 왕성한 젊은 시절에는 견디지만 그렇게 무리한 일을 오래 지속하다 보면 점차로 기력이 떨어지고 녹슬어간다.

진실로 진실로 내가 당신에게 드리고자 하는 말은 "계절에 따라 그 계절의 기운을 담은 신선한 식품을 불로 익히지 말고 단순하게 먹으라."는 것이다. 단순하게 먹지 않고 육, 해, 공의 음식을 한 끼에 골고루 먹으면 당신은 시들어가고 녹이 슬어간다. 젊음도 시들어가고, 사랑도 시들어가고, 꿈도,

열정도, 인생의 의미도, 삶의 목적도 사라져간다.

그 계절의 자연식품을 신선한 날것으로 한 끼에 한 가지만 먹는다면 당신의 건강이 살아나고 사랑의 불길이 일어날 것이다. 사랑하는 연인은 하나이지 둘일 수 없는 것이 진리이다. 그렇기에 불멸의 연인, 불멸의 사랑 야기가 우리를 더욱 감동시키고, 소설이나 영화로도 만들어진다. 한 영혼을 사랑하듯이 한 끼에 한 가지 음식만 먹을 때 「세상에 이런 일이」 일어나고 불멸의 영혼이 존재하게 된다.

규칙적으로 먹지 않고 자유롭게 먹는다

생각이란 무엇일까? 그것은 자연계의 다른 모든 것과 마찬가지로 에너지와 정보의 자극이다. 생각은 공허의 무한한 가능성을 어떤 특정한 시공간적 사건으로 바꾸어 놓는다. 우리가 육체라고 부르는 것도 역시 특정한 시공간적 사건이며 의식의 행위로 자신의 육체를 바꾸어 놓을 수 있는 것이다.

당신은 어린 시절부터 음식을 규칙적으로 먹으라는 정보를 학습받아왔다. 규칙적으로 먹어야 한다는 정보의 자극을 지속적으로 받아왔으며 그것이 당신의 생각으로 의식화되었으며 당신의 신체 소화기관으로 육화되어 온 것이다. 정말 규칙적으로 먹으면 좋은 것일까?

당신은 정의, 도덕, 관습, 예술, 철학, 종교, 교육, 남녀의 성 문제에 대해서는 기준이 있고 관심이 있는데 음식을 먹는 방법에 대해서는 한 번이라도 생각해 본 적이 있는가? 음식을 먹는 행위는 자식을 키우는 일, 부부간의 관계, 돈 버는 일 등과 같이 중요하고 고귀한 일이며 당신의 안위에 관계된 일이다. 섹스 행위가 고결한 일이듯이 음식을 먹는 행위도 또한 고결한 일이다.

음식을 규칙 없이 아무렇게나 먹으라는 것이 아니라, 당신 신체의 영양 상태, 건강 상태, 운동 상태에 따라 먹어야 하는 것인데, 그것에 관계없이 하루 세끼를 관습에 의해서 규칙적으로 먹고 있으며, 일상적으로 규칙적으로 먹는 의식에서 벗어나라는 것이다.

우리 몸은 세끼 꼬박꼬박 먹으면 영양이 과잉되어 있어도 때가 되면 자동반사적으로 담즙이 분비되기 때문에 또 먹어야 하는 것으로 생각한다. 우리 몸은 훈련이 되는 대로 기억하고 입력되어 내 몸의 영양, 건강, 운동 상태와 관계없이 요구하게 된다. 거칠고 힘든 노동도 하지 않고, 종일 실내에 앉아 허여멀쑥한 얼굴로, 배는 볼록 나와 있는 상태인데도 세끼를 꼬박꼬박 위장에 집어넣는 것은 자해행위나 다름없다. 불량청소년이 자기 몸에 칼질을 하는 행위나 성인이 자기 몸에 과잉의 음식물을 집어넣는 행위나 다 같은 자해 행위다.

마음이 아프면 정신은 자신의 언어인 두려움을 가지고 의사를 전달한다. 몸이 아프면 신체는 자신의 언어인 통증과 허약으로 의사를 전달한다. 그런데 우리는 아프거나 허약하면 더 많은 영양보충을 해야 된다고 생각하며 문제를 악화시킨다. 아프거나 허약하면 신체의 기혈순환이 잘 되지 않고 막혀있는 상태이므로 단식이나 소식 등으로 몸의 독소를 제거하는 것이 급선무이다.

어제 저녁에 기름진 음식을 많이 먹고 움직이지도 않고 잠자리에 들었는데 오늘 아침, 점심을 또 꼬박꼬박 챙겨 먹는 것은 자신을 학대하는 자해 행위다. 어제 저녁에 회식을 하였으면 오늘 아침, 점심은 가볍게 과일식사를 하면 좋은 것이다. 오늘 낮에 힘들이지도 않았으면 저녁은 간단하게 하거나 과일을 먹는 것이 좋은 방법이다. 저녁에 회식 예정이 있으면 아침, 점심은 마음에 점을 찍듯이 가볍게 해야 저녁에 잘 먹을 수 있는 것이다.

계절에 따라, 몸 상태에 따라 자유롭게 먹는다

일 년에 봄, 여름, 가을, 겨울이 있듯이 하루에도 아침, 낮, 저녁, 밤이 있다. 잔잔한 호수처럼 처마 밑의 풍경소리도 나지 않는 맑고 고요한 날이 있듯이 여름날 갑자기 사위가 먹구름에 덮여 어두워지면서 폭풍우가 몰아치고 뇌성벽력이 치는 날도 있다. 이틀 계속된 50㎝ 폭설로 앞산 소나무의 허리가 꺾어지고, 폭풍으로 마당가 거대한 느티나무가 뿌리째 뽑혀지고, 집 앞 개울물이 급류가 되어 둑이 무너져 버렸다.

1년에 4계절이 있듯이, 비발디의 「사계」가 있듯이 사람의 하루 생활도, 하루 식생활도 사계가 있어야 한다. 고요하게 있을 때도 있지만 격렬하게 움직일 때도 있어야 한다. 여름이 열심히 먹고 활동하는 계절이라면 가을은 조금 덜 움직이며 영양을 비축하는 시기이다. 겨울은 모든 자연동식물이 동면하듯이 움직이지 않고 적게 먹고, 쉬며, 잠을 많이 자는 계절이다. 나무가 겨울이 되면서 잎이 떨어지고 수분이 적어지게 되는 것은 추위에 얼어죽지 않기 위해서이다. 상추, 수박은 봄, 여름이 먹을 때이지 한겨울에 먹을 음식이 아니다. 봄은 생명이 움트는 시기이며 서서히 몸이 깨어나는 계절이므로 단식이 끝난 후 식사하는 과정과 같이 조금씩 영양 섭취를 하면서 새끼를 낳고 자식을 돌보는 시기이다.

조선 시대 정조 이전까지만 해도 점심은 말 그대로 마음에 점을 찍는 정도로 간소하게 먹었다고 한다. 아침은 배변기라 간단히 먹으라는 잘못된 말이 있다. 어제 저녁에 많이 먹어서 아침에 밥맛도 없고 먹으면 안 좋은 것이다. 저녁을 일찍 간소하게 먹어야 밤새 우리 몸이 쉬고 회복되는 시간을 얻는다. 일어나자마자 화장실에 가는 것이 정상이며, 그날의 활동을 위해 아침을 제일 잘 먹어야 하는 것이 원칙이다.

대부분의 동물들은 낮 동안에 종일 움직이며 이른 아침, 이른 저녁 두 번 먹으며 사람도 그래야만 할 것이다. 그러나 사람은 동물들처럼 낮에 종일 움직이지 않으며 편하게 기계에 의존하며 산다. 그래서 하루 세끼는 자해행위이며, 두 번의 식사보다 한 번의 식사가 더 적합하게 된 것이다. 이 시대의 식사법, 양생법은 하루 한 끼 식사를 하고 나머지 두 끼는 과일식사를 하는 것이 가장 바람직하다.

자연의 리듬, 생리의 리듬에 깊은 주의를 기울여야 하듯이, 당신의 위장에 깊은 주의를 기울여야 한다. 위를 계속적으로 일하게 해서는 안 된다. 이 혹사당하고 학대받은 기관에 약간의 평화와 안정과 휴식을 주어라. 위

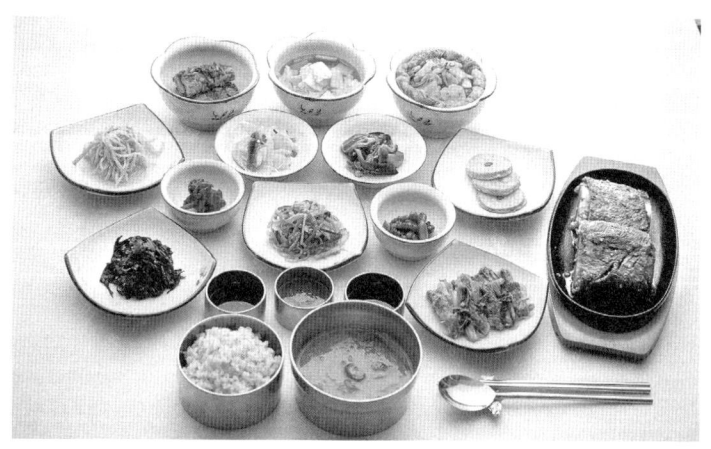

장이 한 끼를 소화시킨 후 휴식할 기회를 갖기 전에, 그다음 음식을 처리하도록 생리작용에 의하여 충분한 위액이 공급되기도 전에 일거리를 밀어넣지 말아라. 매끼 사이에 적어도 다섯 시간이 경과되게 하라.

가벼운 아침 식사를 하는 것이 이 시대의 음식문화가 되었다. 그러나 이것은 위장을 대우하는 가장 좋은 방법이 아니다. 아침 식사 때에 위는 하루 중에서 두 번째나 세 번째 식사 때보다 더욱 많은 음식을 처리할 만한 보다 더 양호한 상태에 있다. 아침을 조금 먹고 저녁을 많이 먹는 습관은 잘못이다. 당신의 아침 식사를 그날 중 가장 영양 있는 식사가 되게 하라.

앉아서 일하는 직업의 사람들에게 늦은 저녁 식사는 특별히 해롭다. 그들에게 탈이 나면 흔히 죽음으로 끝나는 병이 시작된다. 낮 동안 돈 버느라 종일 시달리는 사람은 그 보상심리로 저녁을 기름지게 잘 먹고 싶어한다. 그것은 당신의 인생을 망가지게 한다. 누가 남의 돈을 당신만이 많이 챙기라고 하였느냐? 적당히 일하고 적당히 돈을 벌고 저녁도 적당히 먹으라.

많은 경우에 있어서 위장이 허하여 음식을 요구하게 되는 것은 낮 동안 소화기관을 너무 무리하게 사용했기 때문에 느끼게 되는 현상이다. 한 끼의 식사를 처리한 후에 그 소화기관들은 휴식을 요한다. 적어도 식사와 식사 사이에는 대여섯 시간의 간격이 있어야 한다.

무엇을 선택하느냐보다, 어떻게 받아들이고 느끼느냐가 중요하다

당신이 무슨 음식을 먹느냐보다 어떻게 먹느냐가 중요하다는 것이다. 당신이 결혼할 때에 어떤 사람을 선택하느냐보다 어떻게 받아들이고 사랑하느냐가 중요하다는 것이다. 한밤에 음악회를 열고, 관람하고 그리고 나서 사람들은 그 음악회의 성공과 아름다움을 칭찬하면서 먹고 마시는 이상한 짓을 한다. 세계적인 오케스트라, 지휘자, 소프라노 가수들이 공연하는 이상한 밤의 문화, 밤의 예술, 만물이 잠자고 쉬는 시간에 법석대면서 시끄럽게 하고, 먹고 마시는 괴이한 일이 이 작은 행성에서 벌어지고 있다.

많은 사람들이 취침시간 바로 직전에 먹는 해로운 버릇에 빠진다. 그들은 규칙적으로 세끼를 먹었을 것이다. 그러나 그들은 배고픈 것처럼 허기진 감이 들기 때문에 밤참 혹은 네 번째 식사를 하고자 한다. 이 그릇된 행습에 빠지므로 그것이 하나의 습관이 되었다. 그러므로 그들은 잠자리에 들기 전에 식사를 하지 않고는 잘 수 없을 것같이 느낀다. 많은 경우에 허기가 지는 원인은 온종일 너무 자주, 너무 많은 분량의 음식을 위장에 밀어넣어 불건전한 음식을 처리하느라고 소화기관이 너무 심한 부담을 졌기 때문이다.

이처럼 짐을 진 소화기관들은 피곤해진다. 그래서 고갈된 기력을 회복하기 위하여 쉴 시간을 요구한다. 두 번째 식사는 위장이 먼저 한 식사를 소화시키는 수고로부터 쉴 시간을 갖기 전에는 먹지 말아야 한다. 만일 세 번째 식사를 조금이라도 한다면 그것은 가볍게 할 것이며 잠자기 훨씬 전인 초저녁에 해야 할 것이다.

위장은 우리가 쉬기 위하여 누울 때에 그 일을 완료해야 한다. 그리하여 몸의 다른 부분과 마찬가지로 위장도 휴식을 누릴 수 있어야 한다. 잠자는 시간 중에는 소화작용이 진행되지 않게 해야 한다. 자는 동안 우리의 혈액은 간이나 심장에 거의 몰려있게 되고 최소한의 혈액만 우리 몸을 순환하여 쉬게 되고 이 시간에 손상된 세포, 조직들을 복구하고, 해독하는 데 힘을 쏟을 것이다. 자는 동안 음식물의 소화 과정이 진행되면 거기에 혈액과 에너지가 집중되어 세포조직들의 재건이 안 되고 해독이 안 되어 피곤해지는 것이다.

당신의 밥상에 어떤 음식을 올리느냐보다, 그것을 어떻게 먹느냐가 중요하다. 관습적으로 세끼를 규칙적으로 먹지 말라는 것이다. 그날의 활동, 신체의 건강 상태와 영양 상태에 맞추어 자유롭게 먹으라는 것이다.

필요 없이 물을 마시지 않는다

비는 마음을 비우라는 비다. 모양 없는 물이 모여서 내가 된다. 내가 나라고 하는 것을 모르는 사람도 있는가? 내가 되어 아래로 아래로 내려가라는 염원이다. 겸손하라는 것이다. 내버려라, 나를 버리라, 가진 것 모두 버리라, 내가 가고 가고 또 가는 것이 강이듯이, 가고 가는 중에 알게 되고, 행하고 행하는 중에 깨달음에 이르게 된다.

가라! 길道을 따라서 도를 찾아서 가라! 강이 흘러 흘러 모든 것을 받아들이는 바다로 간다. 허상과 진실도, 살충제도 핵실험도, 오욕과 칠정까지도 받아들이는 태초의 원시가 꿈틀대는 저 검푸른 바다로 가라!

필요 없이 물을 마시지 마라. 갈증이 나지 않는데도 물을 마시는 동물은 어리석은 인간뿐이다. 어리석다는 것은 얼이 썩었다는 말이다. 물을 마신다고 우리 몸이 청소되지 않는다. 물을 많이 마시면 장맛비에 채소가 다 썩어버리듯이 인체가 음습해지며 기氣가 막히게 된다.

물은 태어나고 성장하는, 즉 더 높은 에너지를 담고 있는 형태의 물로 바뀌는 살아있는 유기체다. 물이 만물의 근원이듯이 생명체는 물이 없으면 존재할 수 없으며, 우리 몸도 60~70%가 물로 이루어져 있다. 생명은 움직인다. 그것은 물이 생명체 내부를 순환하면서 일으키는 변화와 흐름의 결과이다.

물은 단순히 화학구조식 H_2O로 표시되는 화합물이 아니라, 자신의 고유한 원리에 순응하는 살아있는 유기체다. 물은 산소와 수소라는 단순한 원자의 조합이 아니라 현대의 화학이론으로는 상상조차 할 수 없을 정도로 많은 요소들이 서로 얽혀서 한데 어우러진, 지능을 가진 생명체다.

대부분의 사람들이 물을 많이 마셔야만 우리 몸의 수분 요구가 충족되고 노폐물이 청소된다고 믿는다. 그래서 잘못된 단식원에서는 소금물을 하루 2ℓ씩 마시게 하거나 뜨거운 물을 2ℓ씩 마시게 하는 어리석은 일을 저지르고 있다. 쓸데없이 물을 많이 마시면 우리 몸은 음습해져서 차고 무거워지며, 기氣가 막혀서 결국은 건강을 해치게 된다.

신체의 생리작용을 보면, 물이 우리 몸을 청소해주는 것과 같은 과정은 꿈에도 일어나지 않는다. 그렇다면 왜 이런 잘못된 말이 나오게 된 것일까? 그것은 생명체의 생리를 모르고 인체를 기계로 생각하는 단순한 기계론적 관점 때문이며, 무지한 건강학자의 이론을 그대로 답습하는 안이한 자세와 고정관념 때문이다.

옷에 묻은 먼지를 털어주면 고맙다고 하지만, 잘못된 생각을 지적해주면 기분 나빠한다. 세상이 그렇다. 하지만 진실을 알아야 속지 않는다.

물도 음식이므로 음식이 소화 흡수되는 것과 동일한 과정을 체내에서 거친다. 위로 들어간 물은 십이지장을 거쳐 소장에서 대부분 흡수된다. 소장 벽의 모세혈관과 림프관으로 흡수된 물은 간으로 운반된다. 그리고 간에서 동맥혈관을 지나 신체의 100조 개에 이르는 미세한 세포조직으로 모세혈관을 통해 공급된다. 그리고 다시 정맥혈관을 통하여 간으로 운반된다.

이 과정에서 혈액은 신장을 통과하고 여분의 물, 독소, 노폐물들은 걸러져서 방광을 통해 소변으로 배출된다. 이러한 순환과정에서 세포조직 내에 있는 독소와 노폐물의 분해는 비타민, 미네랄, 효소의 화학적 작용에 의하여 이루어진다. 물은 단순히 분해된 독소와 노폐물을 운반하는 물리적인 작용만을 하는 것이다.

여기서 인체의 생리작용, 화학작용을 정확히 모르는 영양학자나, 건강학자, 의학박사들이 오류를 일으켜 착각에 빠진다. 물이 그저 부어지듯이 몸 안으로 들어가서 하수도관의 오물을 세척하듯이 몸속을 청소해내는, 그와 같은 일은 우리 몸안에서 결코 일어나지 않는다.

조직세포 속의 노폐물은 비타민, 미네랄, 효소에 의해 화학적으로 분해된다

독소와 노폐물을 없애주는 것은 비타민, 미네랄, 효소의 화학적 분해 작용을 통해 일어나는 것이지, 물리적 세척작용을 통해서가 아니다. 단지 물은 분해된 독소, 노폐물을 배출시키는 운반작용만을 한다. 분해되는 독소나 노폐물의 양은 특별한 상황이 발생되지 않는 한 항상 일정하며, 물을 많이 마신다고 해서 많이 배출되는 것이 아니다.

싱크대에서 그릇을 씻는 것과 같다. 일반적인 오염물질은 물로만 씻어도 잘 분해된다. 즉 물을 이용하여 세척하는 가수분해현상이 일어난다. 이것은 물리적인 세척 과정이다. 그러나 불고기 판이나 기름 묻은 그릇은 물로는 안 되며 화학세제를 사용해야 분해되어 씻어진다. 이것은 화학적인 분해 과정이다. 소장, 대장, 항문에서는 물의 가수분해현상이 일어나는 물리적인 세척 과정이 조금 일어날 수 있으나, 미세한 조직세포 속에서는 비타민, 미네랄, 효소에 의한 화학적인 분해 과정이 있어야 하는 것이다.

　필요 없이 물을 많이 마시면 기氣가 막힌다. 이것이 치명적인 문제이다. 기가 막히게 좋다는 것이 아니고 기氣가 막혀서 말도 안 나온다는 말이다.

　물을 많이 마시면 우리 몸은 물을 적신 스폰지처럼 축축히 젖어 있는 상태가 되며, 차고, 무겁고, 기가 막히게 된다. 가장 큰 문제는 기가 막히는 것이고, 두 번째는 음습한 환경을 만드는 것이다. 세 번째는 몸이 차고, 무겁게 되고, 네 번째는 소화기관의 과로이며 다섯 번째는 신장, 방광의 과로를 일으키어 문제가 된다.

　우리 몸은 100조가 되는 세포에 거미줄같이 얽혀 있는 아주 가는 점액질의 전기선인 기의 통로인 경락이 있다. 경혈은 외부 대기에서 경락으로 전기가 들어오는 반응점, 충전 장소이다. 경락은 신체의 전기회로망이다. 휴대폰, 컴퓨터, 오디오 등의 전기회로와 같으며 물과는 상극이다. 휴대폰이 잘못하여 물속에 빠지면 고장나는 것과 같은 것이다. 대기 중의 습도가 높으면 라디오 전파 수신이 잘 안 되듯이, 신체의 습도가 높아지면 전기가 잘 흐르지 못해 기가 막히는 현상이, 생명선의 흐름이 막히는 심각한 문제가 일어난다.

　물은 전기를 통하게 하는 작용을 하지만 물이 너무 많으면 신체의 수많은 전기회로망이 물로 인해 서로 붙어버려서 작동 불능 상태로 만들어 버린다. 비 오는 날이면 관절염의 통증이 심하게 되는 것도 신체의 습도가 높아짐으로써 기가 막히는 현상이다.

　신체가 음습하면 세균 서식처의 좋은 환경을 만든다. 물을 많이 마시는 사람은 눈의 염증, 아토피성 피부병, 비염, 무좀 등의 병을 만든다. 음습하면 곰팡이 슬고 썩는다. 장마가 지속되면 과일이 병들고, 채소가 물러지고, 감나무 뿌리가 썩고, 꿀벌도 병이 든다. 빨래도 꼭 짜서 햇볕에 말려야지 젖어있으면 냄새나고 썩는다.

　물을 많이 마시면 기혈순환이 잘 안 되어 손, 발이 차게 되고 몸이 무거워진다. 더운 여름날 수박은 차야 맛있지만, 몸이 차면 마비되고 습진이 생긴다. 돼지는 무게가 많으면 좋지만 사람은 무게가 많으면 가지고 다니기가 불편하고 관절이 망가진다. 사랑의 무게는 많을수록 가지고 다니기 편하고 가볍다. 왜냐하면 사랑은 인체를 부양시키기 때문이다. 물을 많이 마시는 만큼 우리 신체는 대사과정에서 그것을 다 소화, 흡수, 배출해야 하므로 소화기관이 과도하게 되고 에너지가 소비된다. 또한 신장, 방광이 그 많은 물을 다 처리해야 하니, 결국 신장세포를 지치게 하고 망가지게 한다. 물병을 차고 다니면서 종일 물을 마시는 것은 종일 김밥을 먹고 있는 것과 같이 소화기관이 피곤해진다. 등산할 때 물을 마시면 올라가는 것도 힘든데 물을 소화시키느라고 더 힘들어지며, 몸안으로 들어간 물은 결국 몸 밖으로 나와야 할 운명이다. 물을 안 마시면 땀도 나오지 않는다는 것은 쉬운 진리이다.

　냉온 욕을 자주 하면 피부가 항상 물에 젖은 상태가 되어, 피부가 음습하고 쳐져서 탱탱하지 못하게 되며, 아토피, 습진 같은 피부병을 더 악화시킨다. 풍욕을 한다고 창문을 열고 옷을 벗었다, 입었다 하면 미세먼지만 더 날린다. 모공이 열리고, 피부호흡을 시키는 것은 신체에서 자발적으로 일어나야만 한다. 그리고 그것은 공기 좋은 자연에서 저절로 일어나는 것이지, 닫힌 공간에서 창문을 열고 할 짓이 아니다.

　미세먼지는 공장과 자동차에서도 나오지만, 진공청소기에서도 나온다. 진공청소기 입으로 빨아들인 큰 먼지는 필터에 걸리지만, 아주 미세한 먼지는 뒤로 나오기 마련이다. 인체에 심각한 문제를 일으키는 것은 미세먼지다. 큰 먼지는 우리 몸에 들어와도 배출되지만 미세먼지는 호흡기 벽에 침착되어 문제를 일으킨다. 빗자루로 쓸고 무릎 굽히고 걸레로 닦는 것이 당신을 살린다.

목욕을 자주 한다고 해서 몸속 깊은 곳에 은밀히 잠복해 있는 독소와 노폐물이 빠져나오지 않듯이, 관장을 한다고 해서 장이 개선되는 것이 아니다.

에너지가 가장 충만한 4°C의 물을 마신다

모든 액체는 온도가 내려감에 따라서 일정하게 밀도가 증가하지만 물만이 예외적으로 섭씨 4도에서 최대의 밀도를 보여준다. 이 온도를 예외점이라고 부르며, 이 온도에서 물이 지닌 잠재력은 최고조에 달하여 최대 영향력을 발휘한다. 섭씨 4도의 물은 밀도(비중)가 $0.99996g/cm^3$로서 단위 무게당 가장 작은 부피를 이루어서 더 이상 압축될 수 없는 상태에 이른다.

물은 수온이 섭씨 4도 이상으로 올라가면 부피가 팽창하고, 섭씨 4도 이하로 내려가도 밀도가 낮아져서 가벼워진다. 물에 내재되어있는 활력과 에너지는 섭씨 4도일 때가 가장 충만하며, 그렇게 자신에게 필요한 다양한 미네랄 등을 흡수하여 온전한 유기체로 되었을 때에야 비로소 자신이 흡수한 것들을 주위로 방출한다.

이처럼 완전히 숙성된 물이어야만 생명력을 증진시킬 수 있다. 그래서 물은 꼭 섭씨 4도의 물을 마셔야 하며, 그 온도를 벗어난 물을 마시면 그 물이 오히려 신체의 에너지를 뺏어간다. 과일이나 김치도 일반 냉장고 온도인 섭씨 4도로 보관될 때 맛이 좋은 것은 그 온도에 의해서 과일, 김치의 기운과 영양이 변화되기 때문이다.

섭씨 4도의 온도에서 물은 그 자체의 구심성 나선회전운동 centripetal cycloid

spiral motion이 극대화된다. 따라서 활성이 넘치는 살아있는 물이 되어 유화현상에 의해 계속적으로 신선한 물을 빚어내지만, 4℃에서부터 점점 데워지면 그 생명력을 잃고 서서히 부패하여 병원균이 번식하게 된다.

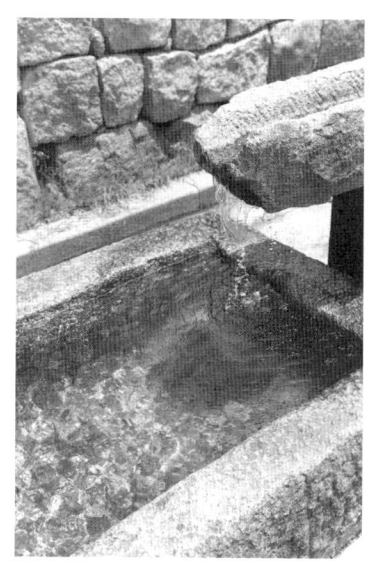

물은 태어나고 성장하는, 즉 더 높은 에너지를 담고 있는 형태의 물로 바뀌는 살아있는 유기체다. 그러므로 잘못 다루어지면 죽어버린다. 호수의 물처럼 고여있는 물조차도 무생물인 물질이 열을 받아서 팽창하는 물리적 법칙이 아니라, 생물이 성장하는 것과 같은 방식으로 팽창할 수 있다.

자연 속을 흘러가는 물은 자신의 질을 향상시키면서 스스로 성숙해진다. 물의 어는 점과 녹는 점은 상황에 따라 변할 수 있으며, 자연은 이러한 성질을 이용하여 기계적인 펌프가 없이도 산 아래에서부터 산봉우리까지 물을 끌어올리고 있는 것이다. 이것은 생장하고 번식하고 정화되어 나가는 대 자연의 역동적 순환과정과 밀접한 관계가 있다.

물의 완전 순환체계는 토양 표피층이 식물로 잘 덮여 있어서 대기층의 물이 비가 되어 내릴 때 토양 깊숙이 스며들 수 있는 곳에서만 일어나게 된다. 이때 물은 중력에 의해 아래로 끌어내려지는 힘과 지열에 의해 팽창하여 위로 상승하려는 힘이 같아지는 지점까지 스며들게 된다.

지열을 받는 과정에서 지하 토양층에 있는 여러 금속과 무기염들이 물에 녹아들어가게 되고 물의 일부는 지하에 존재하는 탄소와 화학반응을 일으키게 된다.

$C + H_2O \rightarrow CO + H_2$

즉 물에서 산소가 분리되어 생기는 습한 수소가스가 엄청난 압력으로 지표면으로 상승하려 하고, 동시에 일산화탄소 가스가 땅속 깊은 곳에서 발생한다.

물속에 녹아 있는 무기염들은 상승하는 가스와 함께 지표면까지 올라와 지표면 근처의 토양층에 축적된다. 이들은 지표면을 덮고 있는 식물들이 주는 냉장 효과에 의해 낮은 온도를 유지하게 되는데, 바로 이런 순환체계에 의해서 식물을 비옥하게 하는 풍부한 영양이 뿌리 근처의 토양층에 공급되게 된다. 또한 식물 자체는 이 완전 순환체계에 필수적인 것이다.

지하수란 아직까지 미성숙된 물로서 전체 순환 과정을 완전히 통과하지 않았기 때문에 동식물이나 사람에게 식수로서 적합하지 않다. 따라서 샘이나 개울의 형태로 흘러나온 물만이 식수로 바람직하다.

사랑, 감사, 기쁨의 글씨를 어느 언어로든 물 잔에 써 붙이면, 물의 결정체가 선명하고 화려한 6각형의 모습을 나타낸다. 증오, 미움, 불신의 글씨를 써 붙이면 어둡고 찌그러진 6각형으로 나타난다. 사랑의 글씨를 자각한 물은 스스로 사랑의 황홀함에 빠진다.

세상에서 가장 좋은 물은 과일 속에 있다

숲 속의 샘에서는 맑은 물이 흘러넘치지만 나는 마시지 않는다. 생쌀, 생고구마, 생감자, 생 옥수수, 생밤, 과일, 채소를 먹기 때문에, 익히지도 않고, 요리하지도 않고, 소금을 넣지도 않고 먹기 때문에 저녁 시간에나 꿀과 감식초 탄 물 한 잔 정도가 필요할 뿐이다. 아주 더운 여름에도 과일을 먹으면 된다. 시판되는 생수라는 것도 살균처리한 후 방부제를 넣은 것이다. 생수를 대신하는 음료수 모든 것이 건강에 해를 끼친다는 것은 법칙으로 정해도 될 만큼 분명한 사실이다.

일반적으로 사람들은 물도 너무 마신다. 식사를 자연식으로 하고 건강이 좋다면 갈증이 없거나, 완전히 없다. 물은 습관으로서가 아니라 자연스런 갈증을 느낄 경우에만 마신다면 누구에게나 안전한 마실 거리이다. 물을 꼭 마셔야 할 필요가 있을 때 말고는 식사 중에는 마시지 마라.

우리가 먹는 음식에는 몸이 요구하는 수분이 대부분 함유되어 있다. 우리가 먹는 거의 모든 것, 특히 과일과 야채류에는 물이 충분히 들어있다. 세상에서 가장 좋은 물은 어디에 있을까? 과일 속에 있다. 우리 주변에 있는 사과, 배, 감, 복숭아, 포도, 토마토, 참외, 수박에 참으로 좋은 물이 들어있다. 그 물은 단순한 생수가 아니라 비타민, 미네랄, 효소, 생명에너지가 담겨있는 지상에서 가장 좋은 생명수다. 물을 마시고 싶을 때 대신 과일을 선택하라. 그러면 과일 속의 당분, 섬유질 그리고 과일의 색소까지도 섭취할 수 있으며 소화흡수도 잘되는 살아있는 유기체인 생명수를 마시는 셈이다.

좋은 음식을 적당히 씹어 먹는 사람이라면 음료 없이도 고통을 받지 않을 것이다. 우리가 인내심을 가지고 자연의 움직임을 기다린다면 자연이 주는 먹을거리에는 충분한 수분이 담겨 있다. 게다가 뺨 안에는 영원한 샘과 다른 곳으로부터 물기가 쏟아진다.

인간은 음식을 더 먹기 위해 식사 때 물을 마신다. 밥이나 빵, 불고기, 스테이크, 햄버거, 피자 등 양념이 많이 든 음식을 먹고 물이나 더 강한 음료 한두 모금으로 그 맛을 씻어내린 다음 음식을 더 먹고 물을 더 마시는 것이다. 또 권태 때문에 시간을 죽이려고 술을 마시며, 슬픔을 잊기 위해 마신다. 사교생활을 위해서 마시기도 한다. 커피 드릴까요? 맥주에 소주를 타줄까요? 와인 한잔 드실래요?

우리가 먹는 음식물은 대부분이 수분이며 음식으로 수분 섭취가 모자라면, 호흡으로, 피부로 섭취가 진행되며 그렇게 될 때 피부는 스스로 생명력이 살아나고 건강하게 된다. 과일이나 야채의 수분은 그 자체에 유기적으로 결합되어 있으며 입으로 씹어 먹게 되어 침이 섞여 들어가 소화흡수가 용이하게 되나, 들이키는 물은 씹어지지 않게 되어 위장에 부담을 준다

저녁 시간에 물을 마시거나, 샤워를 하면 좋다

아침에 일어나자마자 물을 마시는 것이 가장 나쁘다. 마찬가지로 아침에 일어나자마자 샤워를 하는 것도 좋지 않다. 자연의 리듬을 깨는 것이다. 아침에는 밤새 내린 이슬, 서리가 대지에서 서서히 증발되는 시간이며 저녁에는 반대로 대기 중에 습도가 높아지며 촉촉이 젖는 시간이다.

아침은 태양이 떠오르면서 음이 양으로 바뀌며, 우리 몸도, 세포도 깨어나 활동을 시작하면서 서서히 따뜻한 기운이 일어나는 시간이다. 그런데 이 시간에 물을 마시면, 아궁이에 불을 지펴 막 타오르는 시간에 물을 끼얹는 것과 같이 우리 몸의 양의 기운을 꺼버리게 하는 음양실조 현상이 일어난다.

반대로 저녁 시간에는 대기 중에 습도가 높아지며, 만물이 촉촉이 젖는

시간이다. 마찬가지로 신체도 습도가 높아지는 것이 자연스러운 현상이며 이 시간에 물을 마시면 좋고, 샤워를 하면 좋은 것이다.

물을 마시지 않으면 몸은 뜨거운 에너지로 소화액을 뿜어내서 완전연소를 유도하므로 식사 중에는 국이나 죽, 스프, 음료수를 먹지 않는 것이 좋다. 식사 중이나 식후 곧바로 물을 마시게 되면 뜨거워야 할 소화액이 희석되고, 식어버려서 불완전연소가 되며 소화불량이 일어난다.

공복이 되고 나서 배가 고플 때가 오면 몸속에 뜨거운 기운이 일어나는데, 그때는 몸속에 저장된 지방이 쓰일 때이며, 노폐물이 청소되는 때이다. 장에서 꼬르륵거리기도 하면서 장 청소가 시작되며, 기혈순환이 촉진되어 배고픔이 강해진다. 이때 물을 마시게 되면 모처럼 일어난 뜨거운 기운이 꺼져버리기 때문에 체내 정화가 되지 않는다.

배고프기 시작하면 물은 물론 음식도 먹지 말고, 배고픔이 가라앉고 난 다음, 음식물을 먹는 것이 좋은 방법이다. 배고픔이 가라앉았다는 것은 지방이나 노폐물을 연소시켰거나, 몸에 필요한 영양 공급 준비를 끝낸 상태이므로 그때 음식물을 먹어주면 소화흡수작용이 매우 원활해진다.

족탕이나 반신욕을 하면 열기가 위로 올라가면서 혈액순환이 촉진되고, 땀이 많이 나와서 노폐물, 독소가 빠지게 되며 시원하고 기분이 좋아진다. 그러나 그것도 매일하게 되면 몸속에 있는 귀중한 체액이 땀과 함께 배출되어 고갈되어 기운 빠지고 현기증을 유발하므로 많아야 일주일에 한 번 정도가 적당하다고 할 수 있다.

바다의 물도 정체되어 있지 않고 한류, 난류로 인해서 끊임없이 순환되고 있으며, 지구의 용암도, 지하수도 끊임없이 움직이고 있다. 바람 한 점 없는 깊은 숲 속에 고요한 정적이 흐르는 것 같이 보이지만, 그러나 그 숲 속에서도 수많은 미물들이, 생명이 있었던 것을 씹어 먹고, 배설하고,

먼지로 환원시키는 끊임없는 작용이 일어나고 있다. 그리고 또 그러한 싸움의 정적, 그것은 비통하고도 잔혹한 정적이기도 하고 평화와 공존의 정적이기도 하며 순환의 정적이기도 하다.

비는 마음을 비우라는 비다. 비어 있을 때 차게 되고, 차게 되면 흐르고, 흐르면 또 비워지는 것이 자연의 이치이며 마음의 이치다. 당신의 의식도 영혼도 끊임없이 변화되고 진화되어 가야 한다. 어제의 그 모습, 그 의식, 그 영혼, 그 밥상, 10년 전, 20년 전의 그 모습, 그 의식, 그 영혼, 그 밥상이어서는 안 된다. 세상을 바라보는 눈도 바꾸고 변화되어야 하듯이, 당신의 걸음걸이도, 말투도, 생각하는 자세도, 밥상도 변화되고 새롭게 태어나야 할 것이다.

익혀 먹지 않고 뜨거운 음식을 피한다

커피와 차 그리고 따뜻하고 뜨거운 음식은 신체에 약간의 흥분제로 작용하며 중독을 일으킨다. 그 흥분제는 위의 신경을 자극시켜 뇌를 흥분시키고 그 반응으로 심장과 조직 활동이 일시적으로 항진되어 상쾌한 기분을 일으키므로 사람들은 그것이 유익한 것으로 생각하지만, 그것은 잘못된 일이다.

원기로 생각되었던 것은 신경의 자극에 불과한 것이다. 자극이 사라졌을 때에 부자연스러운 힘은 사라지고 그다음으로 무기력과 쇠약함이 따르게 된다. 불을 사용하여 따뜻하고 뜨겁게 먹는 음식이 맛있고 소화가 잘되게 하는 것같이 느껴진다. 그러나 그러한 것은 잘못된 습관으로 만들어진 것이며 일시적인 신경의 자극에 불과한 것이다.

익혀서 따뜻한 음식은 음식의 강한 분자운동에 의한 파장이 소화기관을 자극하여 소화액 분비를 촉진시키는 효과가 있다. 그러나 그것은 일시적인 자극에 불과하며, 위장의 신경을 계속 자극하면 영양섭취가 충분한데도 계속 들여보내라는 신호가 되어 과식을 조장한다.

우리는 힘든 일을 편하게 하려는 욕구가 잠재되어 있어 딱딱한 음식보다 부드러운 음식을 좋아한다. 그러나 부드러운 음식은 꼭꼭 씹어 먹는 치아운동이 일어나지 않아 타액의 분비가 줄어들고, 대충 씹어서 넘기므로 입 안에서의 예비 소화가 잘 안 되며 결국 불완전소화가 된다.

운동 중에서도 좋은 운동은 치아운동이다. 치아운동은 단순히 음식을 자르고, 분쇄하는 작용만 하는 것이 아니고 치아운동의 진동은 소화기관 전체에 물결처럼 전달되어 소화작용을 원활하게 이루는 작용을 한다. 그리고 그 진동은 뇌에까지 전달되며 우리 몸 전체를 자극하여 생명에너지를 일깨운다.

거칠고 단단한 음식을 씹어야 치아운동이 잘되고 치아교정이 필요 없게 된다. 음식이 들어가지 않는데 계속 껌을 씹으면 타액을 필요 없이 소비시키며, 정작 음식을 씹을 때는 소화액이 제대로 분비되지 못하는 현상이 생긴다. 야구 선수가 습관적으로 껌을 씹는 것은 자동차 공회전하는 것과 같이 필요 없이 소화에너지를 낭비하는 것이다.

음식물을 굽든지, 삶든지, 찌든지 하게 되면 음식물이 본래 가지고 있던 생명력과 각종 영양소가 파괴되어 영양적으로 매우 큰 결함이 초래된다. 식물을 삶으면 식물이 함유한 단백질은 반 이하로 줄어버리고, 천연으로 들어있는 염분은 거의 사라진다. 거기에다 열을 가하여 영양소가 응축되므로 그 응축된 영양소가 흡수될 수 있도록 부드럽게 풀어놓기 위해 소화기관은 더 힘들게 일해야 한다.

또 음식물의 양이 많으면 그 때문에 발생하는 유해한 부산물이나 잔재물의 처리를 위해 간장과 신장이 불필요한 일을 해야만 한다. 그만큼 인체는 과로를 강요당하고 노쇠를 재촉받는다.

더욱 중요한 것은, 효소는 50℃ 이상이 되면 사멸하기 때문에 끓이고 익히는 과정에서 다 사라져버린다는 것이다. 섭취되는 음식물 자체의 효소가 없어진다면, 우리 몸에서 100% 효소를 만들어내서 소화시켜야 하므로 그만큼 신체는 피로하고 쇠약해진다.

사랑은 보이지 않는 것을 보는 힘이다. 효소는 보이지 않는 것을 보는 힘이다. 효소는 생명을 유지해주는 물질이며, 신체에서 일어나는 모든 화학 반응에 필요한 필수 요소이다. 비타민, 미네랄, 호르몬은 효소 없이는 아무 일도 할 수 없으며, 몸을 형성하는 기관과 조직 세포들도 대사 효소에 의지하여 활동한다.

곡식의 성장, 과일의 성숙, 사람의 성장, 잠자고 숨쉬고 생각하는 일까지 효소의 작용으로써 일어난다. 인간은 효소가 살아있는 음식을 먹어야만 풍성한 생명력을 지닐 수 있다.

효소의 생화학 작용으로 인해 당신은 볼 수 있는 것이며, 보는 힘이 생긴다. 사랑의 힘도, 보는 힘도 효소의 작용이 있어야 가능해진다.

몸을 따뜻하게 하거나, 차게 하는 음식은 없다

당신을 따뜻하게 하거나 차게 하는 사람은 있지만, 당신을 따뜻하게 하거나 차게 하는 음식은 없다. 온정이 있는 사람, 심정이 따뜻하고 편안한 사람, 온유한 사람, 가난한 사람, 겸손하고 경청하는 사람은 타인을 따뜻하게 한다. 반대로 남에게 베풀지 않고, 배려하지 않고, 오만과 편견을 가지고 있는 사람, 직위와 명예를 가치로 삼고, 자신의 신념이나 종교, 믿음을 정의, 도덕, 구원이라는 사명감으로 타인을 판단하고 정죄하는 사람, 부자인 사람, 인색한 사람은 타인을 차게 한다.

오래된 거짓말 중의 하나가 몸을 따뜻하게 하는 음식이 있고 차게 하는 음식이 있다는 것이다. 그것은 특히 한의학에서 중시하는 말이다. 쑥이나 팥 등은 몸을 따듯하게 하고 수박이나 채소 등은 몸을 차게 하는 음식이라고 하는 잘못된 말을 우리는 사실인 줄 알고 속아왔다. 그러나 그런 음식은 세상에 없다.

신체는 항상 정상 체온인 36.5℃를 유지하려고 하며, 그 이상 올라가도, 그 이하로 내려가도 문제가 생긴다. 단지 우리 몸이 병이 들었을 경우 신체는 세균이나 독소를 제거해주려고 부분적으로 또는 전체적으로 기혈 순환이 왕성하게 일어나는 일시적인 체온 상승이 있을 뿐이다. 이것이 감기가 들었을 경우나 몸에 염증이 생겼을 때 일어나는 신체의 자연치유현상이다.

쑥이나 팥을, 수박이나 채소를 아무리 먹어도 체온은 결코 변하지 않는다. 그렇게 된다고 해서 그렇게 믿고 받아들였을 뿐이다. 그것은 오래된 거짓말이다. 어떤 음식을 먹더라도 소화흡수가 잘되면 우리 몸은 기혈순환이 잘되어 정상 체온을 유지하는 것이고, 불완전 소화가 일어나서 독소가 혈관이나 조직세포에 쌓이면 기혈순환이 잘 안 되어 손발이 차고, 저리는 현상이 발생한다.

체온을 변하게 하는 요인은 음식만이 아니고, 운동부족일 때도 발생하고, 화를 내거나 스트레스를 받는 등의 심리적인 압박에 의해서도 기혈

순환이 이상을 일으켜서 몸에 열이 나거나 한기를 느끼게 되는 것이다. 몸에 염증이 있을 때도 신체는 그 부분의 독소나 이물질을 제거하기 위해 에너지가 투입되는 현상으로 열이 나는 것이다.

따뜻하고 뜨거운 국, 찌개, 매운탕을 먹었을 때에 일시적으로 그 음식의 열기가 체온을 올라가게 할 뿐이며 오히려 정상적인 기혈 순환 리듬을 깨버리게 된다. 마찬가지로 차가운 수박이나 냉면, 빙수 등을 먹었을 때도 같은 경우이다. 우리가 지금까지 원기로 생각되었던 것은 단순히 신경의 자극에 불과한 것이었다. 자극이 사라졌을 때 부자연스러운 힘은 사라지고, 그다음으로 무기력과 쇠약함이 따르게 된다. 수박은 여름에 먹으면 되고 고구마는 겨울에 먹으면 된다. 여름에는 기온이 높고 많이 활동하는 시기이므로 수박을 먹으면 필요하지 않은 수분이 쉽게 배출되기 때문이다. 필요 없이 과잉의 수분을 몸에 지니고 다니면 좋지 않고 여러 가지 질병의 온상이 된다.

여자에게 좋은 음식은 없다. 마찬가지로 남자에게 좋은 음식도 없는 것이다. 잉어나 쑥 등이 여자에게 좋은 음식이며, 산모가 미역국을 먹으면 좋다는 것도 잘못된 시각으로 바라본 일시적인 임상실험 결과이다. 여자에게 좋은 것은 남자에게도 좋은 것이다. 아이에게 좋은 것은 어른에게도 좋은 것이다. 그것이 음식이든, 운동이든, 사랑이든, 온정이든, 선물이든, 축복이든 다 마찬가지인 것이다.

산모가 미역국을 먹으면 출산할 때 태아가 쉽게 빠져나오고, 특히 미역귀에 함유된 끈적끈적한 점성의 물질이 여자의 생식세포를 좋게 한다는 말도 겉으로만 보이는 임상 결과인 것이다. 미역국이나 미역귀가 나쁘다는 것이 아니고 어느 날 갑자기 미역을 먹는다고 그런 현상은 일어나지 않는다는 것이다.

자연식품을 섭취하고, 운동이나 심리 상태, 환경이 좋아야 여자의 생리 상태가 좋아지며 태아도 건강하고 산모의 생식세포도 좋아진다. 미역을 안 먹어도 건강한 여인이라면 출산 시에 아이가 매끄럽게 나오도록 신체는 스스로 점액질을 자연스럽게 분비하는 것이다.

임산부가 무리하면 안 된다고 움직이지 못하게 하고 영양섭취를 잘해야 한다고 고기, 계란, 우유 등을 많이 먹게 하는 것도 잘못된 사고방식이다. 출산 전까지 많이 움직이고 지나친 영양 섭취를 하지 않아야 태아의 크기가 작아지고 잘 나온다. 가방이 크다고 공부 잘하는 것이 아니듯이 출산 시 태아가 크다고 좋은 것이 아니다.

뱃속에 있을 때와 마찬가지로 세상에 나왔을 때에도 좋은 식품, 좋은 환경, 애정이 아이를 건강하게 자라게 한다. 특히 임산부나 아이에게 출산 전이나, 출산 후에 정말 좋은 식품은 천연꿀이다. 꿀의 놀라운 효능을 일으키는 것은 비타민, 미네랄, 효소, 생명에너지이다. 건강의 비밀은, 우리 몸을 따뜻하게 하고 차게 하는 열쇠는 결국 천연의 비타민, 미네랄, 효소, 생명에너지다.

뜨거운 음식은 불안정하고 미쳐있는 상태이다

음식이 따뜻하고 뜨겁다는 것은 그 음식의 분자가 격렬하게 진동하고 있어서 나타나는 현상이다. 그것은 결국 그 음식의 기운이 안정되지 못하고 미쳐있는 상태라는 뜻이다. 그처럼 불안정한 음식은 당신의 몸과 마음을 서서히 좀먹고 교란시킨다. 당신이 지금까지 원기로 생각하였던 것은 단순히 신경의 자극에 불과한 것이었다. 자극이 사라졌을 때 부자연스러운 힘은 사라지고, 그다음으로 무기력과 쇠약함이 따르게 된다.

사랑이 없는 섹스 행위는 할 때는 기분 좋지만 끝나고 나서는 허탈하다. 뜨거운 음식을 먹는 행위도 먹을 때는 기분 좋지만 끝나고 나서는 무기력해진다. 진기가 빠져나간 것이다. 진기는 사라지고 허기만 남았다.

풀이나 나무에게 따뜻한 물을 준다고 해서 풀이나 나무가 따뜻해지지 않듯이, 인간의 신체도 따뜻한 물이나 음식을 섭취한다고 해서 몸이 따뜻해지는 것이 아니다. 우리의 몸이 따뜻해지려면, 정상체온을 유지하려면 비타민, 미네랄, 효소, 산소, 생명에너지에 의한 연소작용이 잘되고 기혈 순환이 왕성하게 일어나야 한다.

식은 밥, 생선, 굳은 떡 등을 쉽고 빠르게 데우기 위해 전자레인지를 사용한다. 전자레인지, TV, 컴퓨터, 휴대폰 등에서 나오는 전자파가 실제 우리의 삶과 사회 전반에 걸쳐 심각한 영향을 미치고 있는데도 일반인에게 전자파 장애의 심각성이 알려져 있지 않다.

전자레인지의 원리는 간단하다. 전자레인지에 우유나 죽을 데워 보면 불과 2, 3분 만에 내용물은 따뜻하게 되고 용기의 온도는 그대로 있다. 전자레인지의 원리는 물 분자가 1초에 24억 5천만 번의 진동을 일으키는 특정 주파수의 전자파를 받으면 격렬한 분자운동이 일어나 열을 발생하는 현상을 이용하는 것이다. 그러면 수분이 대부분인 인체가 이 전자파에 노출되면 어떻게 될까? 상상만 해도 끔찍한 일이 벌어진다.

처음 전자레인지가 개발된 배경에는 언젠가 레이더 앞에서 일하던 병사가 겉보기에는 아무런 이상이 없이 죽었는데 조사해 보니 속이 완전 익어 있었다는 것이다. 이 주파수의 전자파는 극히 적은 양이라도 눈동자에 쪼이면 백내장을 일으킨다. 전자레인지를 쓸 때는 제작 당시 전자파가 새어

나오지 않도록 잘 만들어졌다 하더라도 문이 잘 맞지 않거나 하는 경우 샐 수도 있으므로 주의하여야 한다.

휴대폰 등에서 나오는 전자파는 미세한 양이라도 중추신경에 영향을 주어 두통이나 무기력증 또는 시력 감퇴를 일으킨다. 전자파가 조사된 음식물은 그 파장이 변형되고 뒤틀린 상태가 되어 문제를 일으킨다. 휴대폰은 버릴 수 없다 해도 전자레인지는 지금 바로 버리는 것이 현명한 길이다.

존재하는 모든 것은 다 좋은 것이니 전체식을 한다

삶은 한 사람이 살았던 것 그 자체가 아니라 현재 그 사람이 기억하고 있는 것이며, 그것을 어떻게 기억하고 있느냐에 있다. 음식은 당신이 그저 먹는다고 그 영양과 기운이 다 섭취되는 것이 아니라 그것을 어떻게 먹고 어떤 마음으로 먹었느냐에 있다. 사랑하는 것도 방법과 순서가 있듯이 음식을 먹는 것도 방법과 순서가 있어야 한다.

자연식을 한다고 해서 생각 없이 먹는다면 노력한 만큼 효과를 보지 못한다. 고혈압, 당뇨, 골다공증, 난소암, 대장암이라서 그래도 생각 있는 사람은 자연환경에서 운동하며 자연식, 채식을 한다고 하지만 올바로 먹는 방법을 모른다.

어떤 곡식이든, 생선이든, 채소이든, 과일이든 그 하나에는 우리에게 필요한 영양소가 다 들어있으므로 항상 부분식을 하지 말고 전체식을 해야 한다. 음식은 자루에 물건을 집어넣듯이 그저 입안에 집어넣는 물건이 아니다. 당신이 그 음식을 먹을 때 어떤 생각을 하고 어떤 느낌으로 먹느냐에 의해 그 음식의 영양과 기운이 달라진다.

　모든 생명체는 특히 껍질이나 피부에 중요한, 귀중한, 특이한 신비의 물질이 들어있다. 생명체는 외부의 적으로부터 자기 몸을 보호하고, 자기 자신을 형성하는 몸체를 간직하기 위해 피부나 껍질이 있어야 한다. 자신의 생명을 보호하고 유지하기 위해서는 강하고 질긴 조직도 있어야지만, 강하고 질긴 성분과 영양소도 있어야 한다. 그래서 사람의 몸안은 부드럽고 알칼리성이지만 피부는 질기고 산성이다.

　모든 생명체는 세균의 침입을 막고 상하지 않게 하기 위해 항산화물질, 항생물질, 개체마다 다른 고유의 색소가 있다. 그리고 그 물질들은 그 지역의 기후, 풍토, 환경에 의해 만들어지고, 변화되고, 진화되어 간다. 나는 이대로 완전하다. 당신은 지금 있는 그대로 완전하다. 베를린 장벽과 같이 38선은 무너지는 것이지 영구적인 철벽이 아니며 당신의 병이나 관습도 무너지는 것이다. 모든 생명체는 있는 그대로 완전하다. 그중의 어느 하나만 없어도 존재할 수 없는 것이 진리다.

　자동차 부품만 가지고서는 자동차가 될 수 없으며 그 모든 부품들이 다 필요충분조건이다. 엔진도, 바퀴도, 차체도 있어야 하듯이, 사과에는 씨도, 속살도, 겉껍질도 다 있어야 하는 필요충분조건이므로 당신은 사과 전체를 먹어야 온전하게 사과를 섭취하는 것이다.

　곡식이나 과일, 채소를 먹을 때에는 껍질, 줄기, 잎, 뿌리 등을 다 먹어야 하며 소, 돼지, 닭, 오리, 생선을 먹을 때도 살과 내장, 껍질을 다 먹어야 한다. 현미를 도정한 백미가 부분식, 가공식, 불량식인 것과 마찬가지로 과일을 껍질을 벗기거나 돼지고기 비계를 안 먹는 것도 부분식, 가공식, 불량식이다.

　현미의 겉껍질, 씨눈에 중금속 해독제인 휘친산과 비타민, 미네랄, 유지

등이 다 들어있듯이 돼지의 지방이 많은 껍질 부분이 인체에 아주 좋은 유지와 영양성분이 들어있다. 새우를 먹을 때도 머리, 꼬리, 살, 껍질을 먹는 전체식을 하고 무를 먹을 때도 잎, 뿌리, 껍질을 다 먹는 전체식을 해야 한다.

마른 오징어, 북어를 먹을 때도 질긴 겉껍질을 먹어야 한다. 감자, 고구마는 물론이고 땅콩, 밤도 속껍질을 먹어야 하며 양파도 겉의 붉은 껍질 부분에 항산화물질 등이 들어있다.

어느 한 부분만 먹으면 결국 가공식품을 먹는 것과 같이 일부 영양소가 결핍된다. 특히 곡식, 과일, 채소의 겉껍질 부분에 섬유질이 많이 들어있다. 장을 청소하고, 건강하게 하고, 변비, 치질을 없애주는 물질이 섬유소이다.

이 시대의 정말 중요한 성분은 탄수화물, 단백질, 지방이라기보다는 섬유질이다. 먹는 것도 중요하지만 싸는 것은 더 중요하다. 변비가 없는 당신이 아름다운 피부, 매력적인 모습이다. 변비가 있는 사람은 피부가 거칠고, 안색이 나쁘고, 그 독소가 신체 전체에 퍼져 있으며 가까이하기에는 너무 먼 당신이 된다. 변비가 있는 사람은 인생이 괴롭다. 스칼렛 오하라가, 비비안 리가, 안나 까레리나가, 양귀비가, 춘양이가 변비가 있다면 피부가 거칠고 안색이 나빠서 어떤 남자도 가까이 가지 않았으리라.

이제는 탄수화물, 단백질, 지방, 칼로리 등을 따지는 분석적이고 분리주의적인 관념에서 벗어나라. 어떤 성분이 조금 많거나 적을 따름이지 모든 생명체는 자기 안에 생명유지에 필요한 성분이 빠짐없이 들어있으므로 전체식을 하라.

존재하는 모든 것은 다 좋은 것이다. 그것이 그녀이든, 그년이든, 그분이든, 그놈이든, 여름이든, 겨울이든, 살이든, 껍질이든, 잎이든, 뿌리이든 다 좋은 것이다. 전체식을 하라. 그러면 당신의 인생이 평화롭고 아름다울 것이다.

농약을 친 과일이므로 껍질째 먹는다

누구나 다 완전하지는 못하다. 행복이란 자기의 힘의 한계를 알고 그것을 사랑하는 데 있다. 어떠한 과일이라도 완전하지는 못 하다. 그러나 그것을 당신이 어떻게 먹느냐에 의해 그 한계를 극복할 수 있다.

이제 우리 밥상에는 가공식품과 수입식품이 넘치는 실정이 되었으며, 그나마 우리 몸에 비타민, 미네랄, 효소, 섬유질, 생명에너지를 공급해주는 과일마저 농약에 절여진 수입 과일이 들어옴으로써 우리의 건강을 지켜줄 보루가 사라지게 되었다. 생식을 할 수 있는 음식이 과일뿐인데 수입 과일은 선박의 컨테이너에 넣기 전에 농약물에 담갔다 가져오는 화물이다.

국내산 과일도 재배 중에 농약을 많이 치지만 생육 중에는 햇빛, 바람, 비 등에 의해 씻겨지고 분해되므로 크게 걱정하지 않아도 괜찮다. 왜냐하면 잔류된 농약 성분은 과일 자체에 있는 비타민, 미네랄, 효소, 섬유질 등이 그것을 분해, 배출시키기 때문이다.

그리고 농약을 제거하는 그러한 물질이 특히 껍질에 다 들어있다. 그러므로 농약을 친 과일이므로 그것의 독성을 해독시키기 위해서는 껍질을 꼭 먹어야 한다. 그 나머지의 농약 성분은 인체 스스로 해독할 수 있는 능력이 있으니 걱정하지 않아도 된다.

문제는 수입 과일이다. 원산지에서는 국내산과 마찬가지로 농약을 치지만 장거리 수출을 위해 수확 후 포장 전에 농약처리라는, 농약물에 담갔다 꺼내는 무서운 일을 저지르고 있다. 이것은 해독의 한계를 넘어섰다. 수입 과일인 오렌지, 자몽, 바나나, 포도 등은 쳐다보아서도 안 된다.

그러나 또 다른 농약 잔류 문제는 고기, 계란, 우유, 치즈에 잠복해 있다.

농약 잔류량은 곡식, 과일, 채소에 비해 고기, 계란, 우유, 치즈가 20~30배 높은 성적을 가지고 있다. 그리고 그러한 육식 제품은 자체에 해독 성분이 전혀 없으며 씻어질 수 있는 성질의 것도 아니란 데 있다.

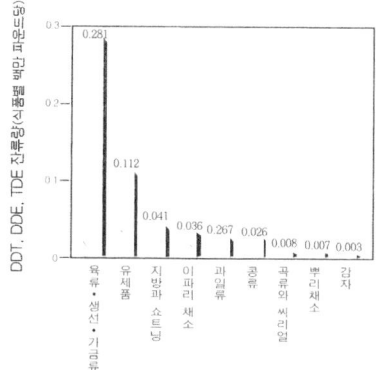

가정에서는 식사하고 나서 후식으로 과일을 내온다. 주부는 과일을 씻고, 껍질을 벗기고, 칼로 잘라서 포크를 곁들여 접시에 내놓는다. 여기에서 두 가지의 좋지 않은 사건이 발생한다.

하나는 귀중한 껍질을 벗기는 일이며, 하나는 식후에 과일을 먹는 일이다. 백지같이 얇은 껍질이 있으므로 과일이 보존되는 항산화물질, 항생물질 등의 천연의 약을 버리는 것이고, 과일은 30분이면 소화 흡수되는데 다른 음식과 섞어 먹으면 위장에서 지체되는 동안 발효되어 독이 생기는 문제다.

과일은 씻어서 자르지 말고 통째로 먹는 전체식을 하고, 식후 소화 과정이 지난 한 시간쯤이나 공복 시에 먹어야 된다. 발효는 좋은 것이나 완전 발효되지 않은 발효 과정에서는 가스가 발생되는 독이 생긴다.

악행이란 남을 고의적으로 해치는 것도 있지만 스스로도 모르며 저지르는 잘못된 관습도 마찬가지의 효과가 있다. 무엇인가 값있는 것의 최악의 적은 악한 것이 아니라 상투적인 것이며 관습이다. 인간은 쉽사리 관습에 친숙해진다. 자각 없는 관습이 삶의 한 부분으로 자리잡으면 삶은 오래지 않아 생기를 잃어버린다. 관습은 하나의 고정관념, 문화로 정착하여 그것을 자각하고 바꾸지 못하게 된다. 그러니 관습의 악폐는 부숴버려야 한다.

계절의 기운이 담겨있는 제철식을 한다

김치는 언제 먹는 음식일까? 조선인은 매 끼니마다 밥상에 김치를 올리는 문화를 고수한다. 김치는 겨울에만 먹는 음식이다. 한겨울은 채소가 생육되지 않는 계절이며, 없는 채소를 일부러 구해서 파란 채소를 먹는 것이 아니다. 그 계절에 없는 식품은 먹지 않아야 정상이다. 여름의 기운을 겨울에 섭취해서는 안 되는 것이 자연의 가르침이다.

자연은 우리의 가장 뛰어난 스승이다. 우리는 자연의 법칙을 따라가려고 해야지 그것을 정복하려고 해서는 안 된다.

생 채소는 물이 많다. 겨울에는 만물이 활동을 줄이며, 많이 자고 적게 먹는다. 집 지을 재목에 쓸 나무도 한겨울 수분이 가장 적을 때 베어다 쓴다. 활동을 적게 하는 계절인데 수분이 체내에 많으면 나무는 얼어 죽고, 사람은 기가 막혀서 체온을 유지하지 못하고 저항력이 떨어지며, 감기가 걸리고, 손발이 시린다.

김치는 배추를 소금으로 절여서 수분을 빼내어 만드는 식품이다. 그리고 여러 가지 양념을 넣어 발효가 일어나게 한다. 수분도 빠지고 발효됨으로써 음의 식품이 양의 식품으로 바뀌므로 추운 겨울에 비타민, 미네랄, 효소, 섬유질, 생명에너지를 얻을 수 있는 좋은 음식이 된다.

봄이 되면 대지에 따뜻한 기운과 적당한 수분이 있으므로 싹이 나고,

새끼를 낳고, 생명이 움트는 계절이 된다. 봄은 통제할 수 없는 축제이며, 만물이 사랑을 하는 계절이다. 거의 모든 생명체는 봄에 꽃이 피고, 열매를 맺고, 새끼를 낳는다. 그래야 새끼를 먹일 수 있고 활동할 수 있기 때문이다. 유독 인간만이 봄이 아닌 다른 계절에도 아이가 나오며, 그것은 오래된 잘못된 문화로 기인된 것이다.

수박을 한겨울에 먹어서는 안 되는 이유는 수박이 찬 음식이라기보다는 물이 많은 음식이기 때문이다. 수박 자체의 성질이 찬 것이 아니다. 겨울에 체내에 물이 많이 흡수되면, 추위를 타고 떨리는 것은 몸이 얼지 말라고 스스로 몸을 진동시키는 현상이며, 수분을 발산시키려는 자율적인 반사작용인 것이다. 그래야 기가 막히지 않고 기혈 순환이 잘 이루어진다.

이러한 근본 원리를 모르는 한의학에서 우리 몸을 따뜻하게 하고, 차게 하는 음식이 있다는 오류가 생긴 것이다. 아 다르고 어 다르다. 뜨거운 매운탕을 먹으면 열나고 땀이 나오는 현상은 뜨거운 기운과 매운 음식 자체가 체온을 올리고, 기혈 순환을 잘되게 하고, 발산하는 기운이 있는 것이 아니다.

뜨거운 열기는 우리 몸에서 부적당하고, 불안정한 파동이며, 교란을 일으키므로 몸에서 빨리 열기로 몰아내 정상체온을 유지하려는 반사작용일 뿐이다. 매운 음식도 그 음식 자체 성질에 발산하는 기운이 있는 것이 아니고, 지나치게 매운 것은 우리 몸에서 독소로 판정하고 빨리 배출시키려는 과정에서 수분을 운반 매체로 이용하여 내보내는 현상일 뿐이다.

뜨겁고, 아주 매운 것은 독소이므로 체내에서 즉시 배출해야 하는 비상이 걸리므로 먹자마자 즉시 발산되는 현상이 일어난다. 그때 일시적으로 체온이 올라가고 땀이 배출되는 과정에서 체내의 독소도 같이 빠져나오는 좋은 현상이 생겨서 감기도 낫고, 머리도 개운해진다.

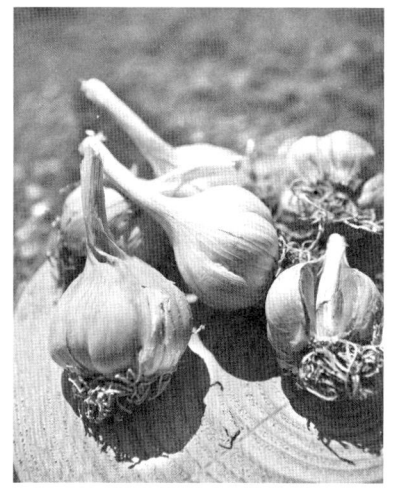

그러나 이러한 현상은 일시적이어야 하지 자주 빈번하게 일어나면 체내의 귀중한 체액이 빠져나와 탈진되고 기력이 떨어지는 문제가 발생한다. 좋은 일도 너무 자주 있으면 좋은 줄 모르고 나쁜 일도 일어나기 마련이다.

내가 죽지 않을 정도의 외부의 공격은 나를 더욱 강하게 만든다. 이것이 면역학, 백신주사의 원리이다. 적당한 스트레스가 있어야 생명력, 면역력이 강해지며 소량의 독소는 인체에 활력을 주며, 소량의 독소는 어디에나 다 들어있다.

제철음식에는 그 계절의 기운도 함께 들어있으므로 참외, 수박, 감자는 여름에 먹고 고구마, 곶감, 팥죽은 겨울에 먹어야 한다. 김장김치를 일 년 내내 먹을 생각을 하지 마라. 봄에는 쑥, 냉이, 상추 등을 먹으라. 봄부터 가을까지 우리 주변에는 온갖 종류의 채소가 풍성하니 굳이 김치를 매일 밥상에 올릴 필요가 없다.

김장김치는 겨우내 채소가 없을 때 먹는 것이다. 발효식품이라 몸에 좋지만 겨울이 지나가고 기온이 올라가면 시어지고 맛이 없어진다. 전통식품이라도 제철음식을 먹어야 그 계절의 기운과 영양을 온전히 받을 수 있다.

주식도 항상 쌀로만 할 것이 아니고 봄에 쑥이 한창일 때는 쑥개떡을, 하지에는 감자를, 여름에는 옥수수를, 가을에는 고구마를, 동지에는 팥죽을 먹으라는 것이다. 꼭 쌀밥과 김치를 먹어야만 한다는 고정관념을 가지면 편견에 빠진다.

편견은 나로 하여금 다른 사람을 사랑하지 못하게 하고, 오만은 다른 사람으로 하여금 나를 사랑할 수 없게 한다. 자연의 흐름에 따라 제철에 나오는 음식을 먹어야 오만과 편견에 사로잡히지 않는다.

마늘이나 양파가 봄에 처음 나올 때는 맵지 않으므로 그때는 생으로 많이 먹어도 괜찮다. 그러나 오래돼서 매워지면 사람들은 굽거나, 익혀서 먹으려 한다. 마늘, 양파는 매운맛 속에 좋은 성분과 기운이 들어있으므로 굽거나, 익혀서 매운맛을 없애버리면 먹으나 마나다. 매운 마늘은 한 끼에 서너 개면 충분하다. 정력에 좋으니 많이 먹어야 한다고 굽고, 익히고, 장조림하면 마늘 먹는 효과가 사라진다.

햇마늘은 덜 매운데 묵은 마늘은 왜 그렇게 매울까? 마늘이 밭에서 생육 중일 때는 뿌리나 잎으로 영양 흡수와 신진대사가 잘 이루어지지만, 수확하면 그것이 불가능해지므로 스스로 썩지 않으려고 매워지는 것이다. 매워야 세균과 벌레가 침투하지 못한다.

고구마, 밤이 수확할 때는 별로 달지 않으나 추워지면 더욱 맛있어지는 것도, 당분이 방부제 역할을 하여 썩지 않도록 스스로 당화가 되기 때문이다. 어떤 과일이든 얼면 썩지만 감만은 썩지 않고 맛있는 홍시가 된다. 얼었다 녹았다 하면서 당화가 되며 당도가 높아져서 맛있고 썩지 않는다. 그래서 감으로 만든 감식초가 좋은 것이다.

만일 당신이 나에게 어떤 음식이 가장 좋으냐고 묻는다면 "지금 가장 가까이 자라는 것"이라고 하겠다. 지금 이 계절에 나오는 가장 가까운 주변에서 자라는 곡식, 과일, 채소가 좋은 것이다.

내가 살고 있는 지역의 기후, 풍토, 환경과 나는 끊임없는 공명현상을 일으킨다. 동일한, 친숙한 파동에너지가 나를 교란시키지 않고 서로 하나로 만들어주며, 이질적인 존재가 아닌 한가족이 되며 나를 평화롭게 만든다. 필리핀에 있는 바나나는 필리핀 사람에게 좋은 것이지 조선인이 먹어야 할 식품이 아니다.

사랑, 감사, 기쁨으로 음식을 대접한다

삶의 창조적인 상상, 몽상의 축복된 힘이여! 삶이란 무엇인가? 그것은 차가운 이성이나 당신의 눈이 보는 그것이 아니다. 삶은 당신이 몽상하는 그것이다. 삶의 기준은 사랑이다.

음식이란 무엇인가? 그것은 당신의 신체에 공급하는 단순한 영양소가 아니다. 음식은 당신이 몽상하는 그것이다. 음식의 기준은 사랑이다.

물을 한 잔 마실 때 그 물에 대한 사랑, 감사, 기쁨의 마음을 가지고 그윽한 시선으로 마실 때와 아무렇게나 들이마실 때는 전혀 다른 변화가 물에서 일어난다. 물도 의식하고 느끼며 반응하는 하나의 살아있는 생명체이다.

유리잔에 사랑, 감사, 기쁨의 글씨를 써 붙인 물을 특수 광학현미경으로 보면 선명하고 화려한, 눈의 결정체와 같은 6각형이 나타나며 미움, 불신, 증오의 글씨를 써 붙이면 반대로 흐리고 찌그러진 모습의 6각형이 나타난다.

음식을 먹을 때에도 그 음식에 대한 사랑의 마음을 가지고 먹으면 그 음식의 영양과 기운이 달라진다. 너희가 남에게 대접받고자 하는 대로 너희도 남을 대접하라. 너희가 남에게 대접받고자 하는 대로 너희도 음식을 대접하라. 그러면 그 음식도 감응하여 당신을 사랑하고 존경할 것이다.

인간이 무엇인가를 생생하게 꿈꾸면 그 에너지가 양자들에게 영향을 미치기 시작한다. 양자들은 서서히 물질의 형태로 변화되기 시작한다. 인간이 포기하지 않고 끝없이 꿈꾸면 마침내 양자들은 완벽한 형태의 물질로 전환되어 인간 앞에 나타난다.

이것이 현대 물리학의 최고봉이라고 불리는 양자물리학자들이 발견한 진실이다. 신비주의자들은 양자물리학의 발견을 "네가 진실로 온 마음을 다해서 소망하면 우주가 네 소망을 실현시키기 위해 움직이기 시작한다."라고 표현한다. 에너지가 곧 물질이고, 물질은 곧 에너지다. 당신이 지금 꿈꾸는 것은 미래의 현실이고 지금 당신이 처한 현실은 과거에 당신이 꿈꾸었던 것이다.

사랑하는 사람을 바라보는 사람의 눈에서는 상대방에게 모든 것을 증여하고, 모든 것을 빨아들이고 용해시키는 한없는 애정의 파장이 발산된다. 당신이 그 사람이 어떤 사람인지 알고자 한다면 그 사람의 모습이나 말보다는 먼저 그 눈을 보아라. 그 눈이 어떤 성격인지, 어떤 마음인지를 읽어 보면 드러난다.

그 눈에 욕심이 있는지, 비어있는지, 고요한지, 평화로운지, 교활한지, 정의로운지, 기력이 있는지, 빛이 나는지를 보면 그 사람의 진실성, 영성을 읽을 수 있다.

이제 당신의 밥상 위에 오른 그 음식을 사랑하고 존경하라. 그 음식의 기운을 느끼며 어루만지라. 그러면 에너지가 진동하면서 사랑의 기운이 일어나 당신에게 전해진다. 사랑은 느끼는 것이기도 하지만 어루만지는 것이기도 하다.

당신이 사랑하는 사람을 감정으로 느끼기만 해서는 부족하다. 그 몸을 접촉하고 어루만져야 온전한 사랑을 감촉할 수 있다. 봄날 골짜기의 안개 속에서 수줍게 웃고 있는 진달래 꽃을 보고 입 맞추고 싶은 충동이 일어나지 않는다면, 당신은 아직 사랑이 무엇인지 잘 모를 수도 있다.

사랑은 느끼는 것이기도 하지만 어루만지는 것이기도 하다. 당신이 무엇에 손을 그저 갖다 대었을 때는 "만진다."고 표현하지만, 마음으로 그것을 만지면 "매만지다."라고 한다. 그러나 당신이 그것을 얼로써 만질 때는 "어루만진다."라고 한다.

당신 자신의 모습을 느끼고 어루만지라! 인간 중에 가장 고귀한 인간인 당신 자신의 모습을 느끼고 어루만지라! 음식을 차린 후 밥상 앞에 앉아서 사랑과 감사와 기쁨의 기도를 하라! 그러면 신의 은총이 소리 없이 내릴 것이다.

성질이 비슷한 음식끼리 먹는다

동물들은 매우 단순한 식사를 하고, 음식을 섞어 먹지 않는다. 숲에서 풀을 뜯어 먹는 사슴도 풀을 거의 섞어 먹지 않으며, 견과류를 먹는 다람쥐도 한 가지 견과를 충분히 먹을 뿐 그것을 다른 음식과 섞어 먹지 않는다. 새들도 벌레를 먹을 때는 벌레만 먹고, 낟알을 먹을 때는 낟알만 먹는다.

소화는 소화효소의 작용에 의한 것이다. 효소만큼 우리 몸에 중요한 것도 없다. 효소 없이 인간은 아무것도 할 수 없기 때문이다. 우리 몸의 피, 뼈, 호르몬을 만드는 것도 효소의 작용이며, 생각하는 것, 사랑하는 것, 보는 것도 효소의 작용이다. 효소는 생리적 촉매이며 서로 혼합될 수 없는 물질들도 효소의 촉매작용이 있으면 반응을 일으킨다.

각 효소는 한 종류의 음식에만 작용한다. 탄수화물 식품에 작용하는 효소는 단백질, 지방식품에는 작용하지 않는다. 만약 빵이나 쌀밥을 고기와 같이 먹는다면, 처음 두 시간 동안은 중성의 위액이 분비되는 대신 강산성의 위액이 분비되어 전분효소는 즉시 작용을 멈추게 된다. 그러므로 탄수화물식품, 단백질식품, 지방질식품은 서로 섞어 먹으면 안 되고 따로따로 먹어야 한다.

또한 탄수화물 식품은 전분식품과 당분식품으로 나뉘는데, 전분식품과 당분식품을 섞어 먹어서도 안 된다. 당분은 입과 위에서 소화되지 않고 곧바로 장에 보내진다. 그런데 단백질과 전분 등의 다른 음식과 함께 섭취되면 더 오랜 시간 동안 위에 머무르게 되어 다른 음식이 소화되는 동안 부패가 일어난다.

그러나 한 가지 음식에 탄수화물, 단백질, 지방이 같이 있는 것은 그들이 서로 유기적으로 결합되어 있으므로 문제가 일어나지 않는다. 이미 그들은 그들 자체로서 한 가지 물질이 된 것이며, 자체에 그들만의 효소가 존재하고 있는 것이다.

여기에 우리가 꼭 알아야 할 것은 유기물질, 무기물질의 차이가 무엇이고 왜 유기, 무기인가를 이해해야 한다. 단어 그대로 유기, 무기는 기氣가 있다, 없다는 것이다. 기는 전기적인 성질을 띤 파동에너지이며, 단순히 전기라고 생각하면 된다.

기는 식품에 있는 각각의 영양소나 조직세포를 서로 연결시키며 하나의 생명체로 존재하게 하는 전기회로이다.

만일 당신의 신체에 철분이 필요하다고 쇳가루를 먹으면 안 되듯이, 그 철분은 기가 없는 무기물질, 즉 광물질이다. 그러나 상추나 시금치에 들어 있는 철분은 유기철분이므로 좋은 것이다.

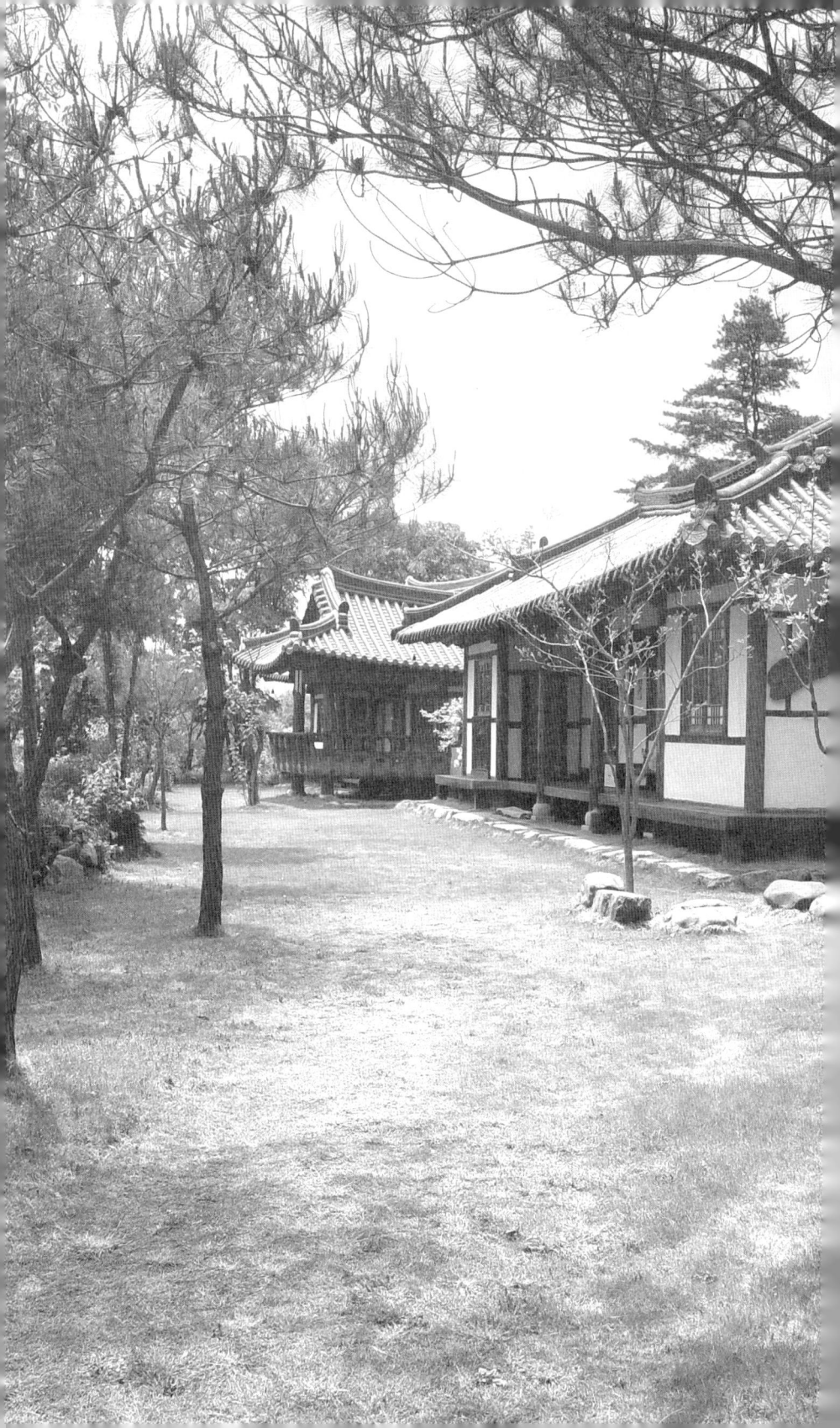

자연식품을 익히고 조리하면 다른 유기물질과 마찬가지로 염분도, 철분도 광물질화되어 유기염, 유기철이 무기염, 무기철로 변한다. 그래서 소금 성분을 넣어야만이 음식의 맛이 살아나고 소화흡수도 잘 이루어진다.

당분도 설탕이나 감미료 같은 화학당이 나쁘고 과일이나 꿀의 자연당은 유익한 것이듯이 염분도 가공염, 정제염, 양조간장은 해롭지만 자연염, 자연숙성간장은 유익한 것이다. 자연식품은 그 자체에 인체에 필요한 미네랄, 염분이 다 들어있으므로 따로 염분섭취가 필요 없어진다.

신장병인 사람은 염분과 칼륨 섭취를 줄여야 한다고 싱겁게 먹고 과일, 고구마 등을 먹지 말라고 하는 것은 무지의 소치다. 당뇨병인 사람은 당분 섭취를 줄여야 한다고 수박이나 꿀 등을 먹지 말라고 하는 것도 유기, 무기의 원리를 이해하지 못해서 생기는 희극이다.

신장이 나쁜 사람도 자연발효간장과 같은 좋은 염분을 꼭 섭취해야 하며, 당뇨가 있는 사람도 과일이나 꿀 같은 자연당을 섭취하면 아주 좋은 것이다. 한 끼에 가난하고 단순하게 먹으라고 해서 채소 한 가지만 밥상에 올리라는 것이 아니다. 비슷한 성질의 식품은 같이 먹어도 좋다. 지금 7월에 내가 먹는 음식은 오전에 생감자 두 개, 생미역 조금, 마늘 한 통, 고추 5개, 양파 반쪽, 상추 한 접시를 생식하고 마지막에 꿀과 감식초 탄 물을 한 잔 마신다. 식사는 이것으로 하루 한 끼를 하고 낮에 과일을 두 번 먹는다. 지금은 오전에 자두 5개, 오후에 참외 한 개를 먹고 있다.

감자와 채소는 쌈장(고추장:된장:꿀 = 1:1:1)을 찍어 먹고, 미역은 약 20분정도 물에 불린 후 초고추장(고추장:감식초:꿀 = 1:1:1)을 찍어 먹는다. 꿀과 감식초 탄 물은 물:꿀:초 = 7:2:1정도로 섞어 항상 냉장고에 넣었다 마신다.

하나의 자연식품에 쌀이나 밀, 고구마와 같이 전분과 당분이 유기적으로 결합되어 있는 경우에는 그 음식물 자체에 적합한 소화효소가 들어있고 체내의 소화효소도 그에 맞춰 자연스럽게 작용하므로 전혀 문제가 되지 않는다.

탄 밥, 탄 고구마는 소화를 돕고 해독작용을 한다

껍질에 농약이 있다고 하여 과일의 껍질을 벗겨서 먹는 것이 잘못된 고정관념이듯이 탄 음식은 무조건 나쁘고 암의 요인이 된다고 하여 기피하는 것도 잘못된 고정관념의 하나이다. 동물성 식품인 생선이나 소, 돼지고기 등의 탄 것은 우리 몸에 나쁘지만 식물성 음식의 탄 것은 우리 몸에 소화와 해독 효과를 가져오는 좋은 것이다.

농약 중에 가장 독성이 심한 것이 제초제인데, 제초제에 중독되면 병원에서도 치료가 불가능하지만 숯가루를 먹으면 해독이 되듯이 숯가루와 같이 식물성 탄 것은 소화작용을 돕고 제독 효과가 있는 것이다.

숯이 약이라는 사실은 새로운 이야기가 아니다. 대한약전은 약용탄을 분명히 약으로 고시하고 있으며, 미국의 약전USPX V2도 활성탄Activated Carbon을, 일본약전JP V2도 약용탄을 약으로 지정하고 있으며 이들 약전은 숯이 지사제, 해독제로서 유효하다는 사실을 밝히고 있다.

숯의 효과는 이 밖에도 흡착해독, 진통, 해열, 발암물질 제거 등이 있으며, 약용탄의 흡착력은 대단히 강하고 신속하며 사용 즉시 효과가 난다는 것이다. 그러나 흡착력이 강하다고 모두 약용으로 쓸 수는 없으며 인체에 유익한 성분은 그대로 두고 유해한 것만 흡착해야 하는데 숯은 대체로 영양소 등 유익한 것은 내버려 두고 유해한 것만 집중적으로 흡착하는 신비한 특성을 갖고 있다.

숯을 분광기로 보면 빨간빛을 띠고 있으며, 이 빨간빛이 바로 양의 에너지이고 인체를 양성으로 바꾸고 다스린다. 차가운 몸을 뜨겁게 하고 음으로 치우친 나쁜 기운을 내쫓아 기의 균형을 효율적으로 맞춰줌으로써 판단력을 향상시키고 활력을 증진시키는 에너지이다.

이에 비해 보랏빛과 푸른빛을 띠는 것은 음성에너지로 작용하며, 인체의 상태를 바꾸고 몸을 차갑게 하며 나쁜 기운과 병을 가져온다. 병이란 몸이 차고 음성에너지가 균형을 잃어 과잉 상태가 되는 것 때문이다. 몸이 차다는 것은 기氣가 막힌 상태를 말한다.

우리가 사는 우주에는 109가지의 원소가 있으며, 모든 물질은 원소로 구성되어 있고, 이 원소들의 조합에 따라 각 물질의 성질이 규정된다. 이 원소를 세분화하면 원자에 의해서 이루어졌고, 원자의 중심은 원자핵(양자+중성자)과 원자핵의 둘레를 빙빙 도는 전자로 구성되어 있다.

양자는 양전기, 즉 플러스(+)이고, 전자는 음전기, 즉 마이너스(-)다. 양자와 전자의 수는 같고 서로 달라붙어 있으며 합하면 제로이고 원자 전체는 전기적으로 중성을 유지하게 된다. 하지만 경우에 따라서는 전자가 떨어져나가며 이때 플러스인 양자만 남아 음양의 균형이 깨진다.

이 불균형의 상태를 산화현상이라고 하며, 산화酸化란 물질의 부패와 노화를 뜻한다. 산화는 원자 수준에서 보면 전자의 이탈현상이며 마이너스 전자가 떨어져 원자의 음양이 균형을 잃으면 원자의 집합체인 물질이 부패하는 것이다. 반대로 이탈한 전자가 원래의 상태로 돌아오고 원자가 음양의 균형을 다시 회복하는 것을 환원이라고 한다.

사람의 몸은 산화와 환원을 무수히 반복한다. 세포가 노쇠하거나 부패했다가도 다시 새로운 세포가 생겨 활동을 시작하며, 기능을 잃어버렸다가 다시 그 능력을 회복하기도 한다. 사람이 나이를 먹으면 점점 대사 기능이 쇠퇴하며 산화가 우위를 차지하면 결국 산화의 끝이라고 할 수 있는 죽음을 맞이하게 된다.

인간의 육체는 태어나면서부터 반드시 이러한 과정을 밟아간다. 다시 말해 건강을 유지하고 오래 살기 위해서는 되도록 산화를 방지하고 환원력을 유지하는 것이 무엇보다 중요하다.

물과 음식이 썩는 것은 전자가 이탈했기 때문이며, 특히 수소의 전자는 원자핵에서 이탈하기 쉬운 성질을 가졌으므로 수소를 많이 함유한 물질은 부패하기 쉽다. 그런데 사람의 몸은 70%가 물로 이루어져 있어서 썩기 쉽고 산화되기가 쉽다.

그렇다면 우리 몸이 잘 산화되지 않고 노쇠하지 않게 하려면 어떻게 해야될까? 원자에서 전자가 떨어지는 것을 막으면 된다. 바로 지금 자기가 숨 쉬고 자는 곳, 자기가 살고 있는 곳의 환원력을 높게 하면 된다.

숯의 주요 성분은 탄소와 미네랄이며, 탄소는 활동력이 있는 활발한 전자를 많이 가졌고 에너지를 수집, 유도, 축적하는 능력이 뛰어나다. 이 특성을 발휘하여 탄소, 즉 숯은 산화한 물질에 전자를 융통하고 보완하여 환원작용을 가져오게 한다. 숯은 자신의 전자를 제공해 주위에 있는 물질의 산화를 방지하고, 동시에 산화한 물질을 원래의 상태로 되돌리는 큰 힘을 갖고 있다.

숯의 중요한 성분은 미네랄이다. 나무는 오랜 시간에 걸쳐 흙에서 빨아들인 각종 미네랄을 갖고 있는데 그 나무를 태워도 미네랄 성분은 숯 속에 재로 남으며 숯의 회분이 바로 미네랄이다. 일반적으로 숯 속에 2~3% 포함되어 있는 회분은 인체에 유익하다.

숯에는 칼슘, 칼륨 등의 각종 미네랄이 함유되어 있으며 태우는 온도가 높은 숯, 1,000°C 정도의 고온에서 구워 딱딱한 숯인 백탄의 미네랄은 친수성이 높고 물에 녹기 쉬운 성질을 가졌다. 물에 녹기 쉽다는 것은 체내 침투성이 높다는 말이며 숯에는 인체에 흡수되기 쉬운 미네랄이 포함되어 있다.

밥이 탄 누룽지나 숭늉을 마시면 뱃속이 편하고 소화가 잘된다. 고구마도 껍질이 부분적으로 탄 것을 같이 먹으면 소화가 잘되며 해독 효과도 있다. 옛날에도 배가 아프면 무쇠 솥의 밑부분에 있는 검은 재 같은 것을 먹게 한 것도 같은 이치라고 할 수 있다.

고구마, 감자, 옥수수, 밥, 쑥개떡, 부침개, 호박전, 파전, 팥죽 등이 탄 것은 우리 몸에 유익한 것이므로 껍질째 탄 것을 먹으면 좋다. 밥 남은 것을 냉장고에 넣었다가 결국 버리지 말고 프라이팬에 들기름을 치고 밥을 납작하게 눌러 태워진 누룽지를 만들어 먹으면 좋다.

요리는 이루 말할 수 없이 간단히 한다

요리는 간단히, 더욱 간단히, 이루 말할 수 없이 간단히 하라. 그리고 거기에서 아낀 시간과 에너지는 음악을 듣고, 등산을 하고, 꽃과 나무를 기르고, 정원을 가꾸고, 자연과 대화하고, 친구를 만나고, 사랑을 하는 데 사용하라.

한 번에 한 가지 요리를 먹는 사람에게는 의사가 필요 없다. 요리를 간단히 하고 음식을 단순하게 먹는 사람에게는 의료보험이 필요 없다. 오래전에는 음식에 관심이 있어서 요리학원에도 다니고, 온갖 요리책도 읽고, 요리에 대한 많은 스크랩도 해왔는데 이제는 요리라는 단어가 필요 없게 되었다.

"요리는 손맛이다."라고 한다. 그리고 그것은 정성이 깃든 것이라는 말이다. 그러나 이제는 "요리는 일회용 비닐장갑 맛이다."라고 할 수 있듯이 필요 없는 과잉의 위생 개념이 음식과 손가락 사이에 환경호르몬 물질인 비닐이 사랑의 에너지를 차단해 버렸다.

그러나 그것도 아니다. 손에서는 아무리 주물러도 맛을 내는 조미료가 나오지 않는다. "음식은 재료가 좋으면 맛있다." 기술이나 솜씨, 정성은 그 다음이다 라는 것이다. 싱싱한 음식을 그냥 날것으로 먹는 것이 가장 좋으며, 꼭 필요한 경우에 살짝 데치거나 양념 소스를 뿌려 먹는 정도가 좋다.

아들이 휴가 온 날에는 어머니는 아들이 좋아하는 돈가스를 정성들여 만들어준다. 좋은 고기를 사고, 빵가루를 입혀서 신선한 콩기름으로 갓 튀겨낸 돈가스에 토마토 케첩을 뿌려서 내준다. 그러나 그것도 질 나쁜 싸구려 돈가스에 길들여진 아들의 입맛에는 별로이다.

돼지고기는 공장식 축산으로 항생제, 성장촉진제, 식욕촉진제 등으로 만들어진 고기이며 빵가루는 수입 밀가루로 만든 빵가루에 방부 처리한 것이며, 기름은 미국에서 수입한 유전자 조작된 대두로 만든 외제이며, 토마토 케첩은 방부제, 색소, 감미료, 기타 등등이 잘 혼합되어 변질되거나, 침전되지 않는 붉은색의 걸쭉한 물질인 것이다.

결국 아들을 위해 애쓴 보람도 없게 되었다. 좋은 재료라는 것도 실상은 불량한 것이었으며 그리고 시중에서 파는 음식에 입맛이 길들여져 버렸기 때문이다.

조리하는 것은, 심지어 보수적인 조리법까지도 음식의 생명력을 파괴시킨다. 온도를 너무 올리면 재료가 변질되고 생명력이 완전히 파괴된다. 향신료와 양념이 너무 많이 들어가면 식재료 본연의 맛은 사라지고, 미각을 자극하여 과식을 조장한다.

　전주는 비빔밥과 한정식이 유명하지만 그중 어느 한 집도 갈 만한 곳이 없다. 화려한 모양에다 반찬의 가짓수도 많지만 고추장, 된장, 간장, 기름이 전부 공장에서 만든 좋지 않은 재료이기 때문이다. 전주 콩나물국밥집도 마찬가지의 경우다.

　주부는 복잡한 요리를 하면서 힘들고, 가족은 먹고 나서 뱃속이 힘들고 그리고 복잡한 요리를 하는 데 쓰이는 여러 가지 그릇들을 설거지하는 데 힘들다. 음식 재료는 가능한 건드리지 않는 것이, 요리하지 않을수록 건강한 것이고 그 식품 본연의 맛을 느끼게 한다.

　우리는 살아있는 조직으로 이루어진 산 음식을 먹어야 한다. 시체가 되어 들어온 음식은 활력을 일궈내지 못한다. 조리하여 죽은 세포가 산 몸에 어떻게 영양을 줄 수 있겠는가? 음식물 속의 살아있는 조직과 인체의 조직 세포가 서로 에너지를 교환하면 건강을 주는 힘이 생성된다. 이처럼 음식을 흡수해서 소화시키는 과정이야말로 진정 인체의 신비한 능력이자 생명력이다.

　간단히 요리한 신선한 음식, 특히 채소와 과일에는 신비한 에너지가 있어서 태양광선과 전기 작용으로써 인체의 건강을 증진시키는 힘을 발휘한다. 자연에 있는 신선한 음식인 채소와 과일에는 생명과 치유의 에너지가 있다.

　존재하는 유일한 치유의 에너지는 당신이 인식하고 있는 사랑이다. 당신이 신선한 채소와 과일을 섭취하면 사랑의 치유에너지가 신체에 내적 환희와 희열을 일으켜 내부로부터의 치유가 일어나게 한다. 채소와 과일에 담겨있는 태양광선과 전기 작용이 사랑의 치유에너지를 불러일으킨다.

　생식을 하는 경우에 주식으로 꼭 생쌀만을 먹으려고 하지 마라. 생감자,

생고구마, 생옥수수, 생밤 등을 계절에 따라 제철에 먹는 것이 그 계절의 기운을 섭취하는 좋은 방법이다. 부식의 경우도 배추김치, 무김치, 생배추잎, 생무잎, 마늘, 양파, 고추, 상추, 깻잎, 김, 미역, 다시마, 생들깨, 생땅콩 등의 주변에 흔히 있는 것이 좋다. 그리고 꿀과 감식초, 매실효소 등을 상시 먹고 마시면 더욱 좋을 것이다.

여름에는 생감자 두 개, 토마토 한 개, 감식초 2순가락, 매실효소 3순가락, 꿀 5~10순가락을 믹서에 갈아 주스로 해서 마시면 좋은 주식이 된다.

화식에서 생식으로 바꾸면 서서히 신체의 모든 부분이 좋아지는 것을 느낄 것이다 그에 따라서 마음도 긍정적으로 되고 세상을 바라보는 눈도 바뀌어진다. 살아있는 음식에 당신을 살리는 기운이 담겨져 있으므로 요리는 간단히, 더욱 간단히, 이루 말할 수 없이 간단히 하라. 신이 주신 그대로 먹는 것이, 자연에 있는 그대로 먹을 때에 신의 은총이, 자연의 기운이 당신 안에 깃들 것이다.

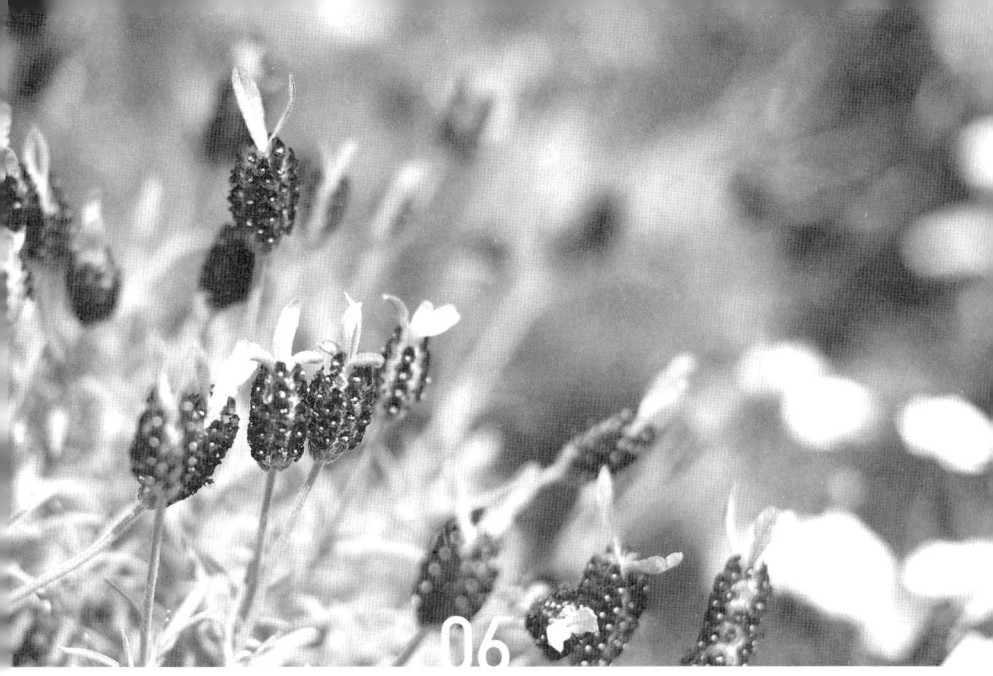

06
치료가 아니다!
치유하라!

●

만물은 역동적인 흐름 속에 있다. 에너지와 빛 조차도 그러하며 물질이라는 비활성적인 에너지도 그러하다. 에너지는 운동이고 리듬이며, 운동은 에너지고 생명현상이다. 또한 힘은 생명이고, 생명의 비밀은 양면성과 운동에 있다.

자연에서 반대극성이 존재하지 않는다면 아무런 인격도 반발력도 존재하지 않으며 아무런 운동도 일어날 수 없다. 서로 상반된 에너지가 균형을 이룬 평형상태란 있을 수 없으며 자연계의 운동은 균형이 깨어져있는 비평형상태로부터 기인한다. 그러므로 중용中庸이란 있을 수 없으며, 헛된말이다. 만약 중용과 같이 균형잡힌 평형상태가 된다면 정지, 정체, 획일 단조로움이 되며 발전이나 진화가 이루어지지 않는다.

사랑이 없으면 미움도 없다. 사랑과 미움은 공존하지만, 항상 사랑의 힘이 우세한 비평형상태가 되므로 생명현상이 일어난다.

치유는 이 사랑의 힘이 우세할 때 일어나며, 그것은 생명을 당신을 살아나게 한다.

06
치료가 아니다!
치유하라!

종양이 스스로 사라지게 하라

여기까지 읽어온 당신에게 감사와 축복을 드린다. 이 책으로 당신을 만나게 된 것이 더 없이 기쁘다. 그리고 그 사람은 어떤 사람일까 알고 싶고 만나고 싶고 보고 싶다. 내 속에 있는 것을 다 드러내고 보여 주었기 때문에 한편으로는 부끄럽고 설레며 당신도 나에게 보여주기를 바라게 된다. 내 안에 있는 것을 모르는 타인에게 남김없이 증여하는 기쁨과 함께 부족하고 미흡한 것을 전시하는 것 같아 부끄러운 마음이다.

우리의 만남은 인연이고 필연이고 숙명이기도 하지만, 그 만남이 그저 스쳐가는 바람이 되기도 할 것이다. 지금 당신은 고혈압, 당뇨, 심장병, 골다공증, 인공혈액투석에 고민하고 있으며 며칠 후에 암수술 날짜가 잡혀 있으니 원인과 이유는 그만두고 빨리 해결 방법을 알고 싶은 것이다.

일반 만성 퇴행성 질환은 사실 병도 아니다. 병원에 가지 않고 식이요법과 운동만으로도 쉽게 치유가 된다. 환경과 의식을 바꾸는 과정까지 가지 않아도 된다는 것이다. 그러나 암은 아니다. 유전자가 변이되어 암세포가 생기는 상황에 처한 것이다. 다행히 그 암이 콧물감기같이 약한 경우는 자연식이나 운동만으로 치유될 수 있으며, 설사 수술을 했더라도 재발이 안 되고 잘 살아갈 수 있다. 그러나 그런 경우는 정말로 드물다. 독감같이 심한 경우에는 그렇게는 되지 않으며 단식, 생식, 환경, 운동 그리고 긍정적인 마음과 열정이 있어야 한다.

지금 4기암, 말기암이라 해도, 그동안 방사선, 수술, 항암치료를 했어도, 전혀 치료를 안 받은 초기라 해도 당신이 어떻게 하느냐에 의해 모든 상황이 바뀌어지고 완치될 수 있다. 단 내가 확신할 수 있는 것은 당신이 지금 걸을 수 있고, 운동할 수 있어야지 그렇지 못한 경우는 내 수준을 넘어섰고 그것은 특별한 신념이나 신앙, 또는 신유의 치유가 있어야 가능한 것이다.

먼저 당신이 가져야 할 것은 돈이나 보호자, 암보험이 아니고, 가져야 할 것은 신념과 확신, 믿음과 열정이다. 이것이 우선되지 않고는 기적은 일어나지 않는다. 두 번째 중요한 것은 암을 완치시키는 것은 치료 Treatment가 아니고 치유Healing라는 것을 당신이 철저히 인식하고 병원, 민간요법, 대체의학에 현혹되지 않는 것이다. 세 번째 중요한 것은 환경이다. 공기 좋은 산속이나 골짜기 그리고 건강한 황토 한옥집 같은 자연환경이다. 당신을 치유하는 것은 기술Technic이 아니고, 사랑Love의 힘이며 생명에너지다. 자연환경의 공기와 에너지 그리고 파동이 당신을 치유하고 당신의 신체와 공명을 일으켜야 한다.

네 번째는 올바른 단식 방법과 식이요법이다. 일반적인 단식원은 물을 하루에 2~3ℓ씩 마시게 하거나 뜨거운 물을 마시게 하거나 소금물을 먹게 하고 풍욕, 냉온욕, 된장찜질, 관장, 보식 등을 하는 기술적인 방법을 사용

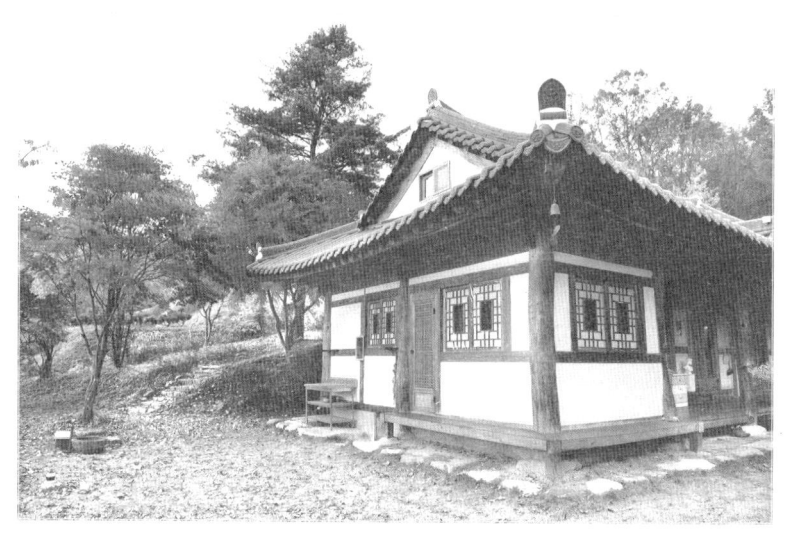

하고 있으며 괴이한 곳은 암을 채식 뷔페식으로 치료한다는 이상한 일이 벌어지고 있다. 이러한 것은 인체의 영양학, 생리학, 생명 에너지, 자연의 힘, 자연치유, 사랑의 에너지를 인식하지 못하는 기술적인 치료일 뿐이다.

다섯 번째는 운동이다. 에너지는 운동이고 운동은 에너다. 자연 치유는 운동이 있을 때 가능한 일이고 운동을 얼마나 열심히 했느냐에 의해 기적이 일어난다. 내 몸에 생명 에너지가 일어나게 하는 자가발전소가 작동되어 생명력과 전기 에너지의 작용으로 암세포를 물러나게 해야 한다.

가장 좋은 운동은 등산이며 최고의 운동은 공기 좋은 환경에서 뛰는 것이다. 뛰는 것은 걷는 것의 100배 이상의 효과를 가져 오며 기적의 조건이다. 체조나 걷는 정도는 안 된다. 낮 동안에는 종일 걷거나 움직이며 하루에 30분에서 1시간을 뛰어라. 처음부터 뛸 수는 없으니 조금씩 뛰다 걷다 하면서 단련하면 된다.

당신이 병이 있든, 없든 하루에 30분 이상 뛰면 당신의 인생은 아픔, 걱정, 두려움의 트랙에서 사랑, 감사, 기쁨의 트랙으로 바뀌어지며 무지개가 뜨는 풍경이 펼쳐진다. 뛰면 옷에 묻은 먼지가 떨어져나가듯이 근심, 걱정, 불안, 두려움, 에고도 떨어져나간다.

종양이 있다면, 그것이 초기이든, 말기이든, 치료를 받았든, 안 받았든 산골짜기 같은 공기 좋은 환경에서 처음 5일간은 물도, 아무것도 먹지 않는 완전 단식을 한다. 낮에는 종일 운동을 하고 밤에는 늦어도 9시 전에는 잠을 잔다. 단식 중에는 갈증도 나고 두통, 발진, 설사 같은 명현현상이 있다. 명현현상은 독소가 배출되는 좋은 현상이므로 걱정하지 말고 며칠 지나면 사라진다. 세상에 공짜는 없다. 아픈 만큼 성숙하듯이 어렵고 힘든 과정을 넘겨야 거듭날 수 있다.

5일 완전 단식이 끝나면 한 달간 과일 단식을 한다. 아침에 일어나면 한 시간 정도 운동하고 9시경에 과일을 먹는다. 과일은 국산 제철 과일로 어느 것이든 껍질째 먹는다. 먹는 양은 사과, 참외 같은 것은 한 개 정도면 된다. 수박만은 겉껍질을 안 먹어도 되겠지만 배, 복숭아, 포도 등 모든 과일은 껍질째 먹으며 한 번에는 한 가지만 먹는다. 그리고 오전 내 계속 운동을 한다.

오후 2시쯤에 과일 한 개를 먹고 오후에도 계속 운동을 한다. 낮에는 절대 누워있지 않고 가능한 서서 움직인다. 자동차 운전 두 시간 하고 내리면 다리에 힘이 빠지고 기력이 떨어지듯이 움직이지 않으면 휴대폰 배터리 방전되듯이 기운이 빠진다. 움직일 때 에너지가 충전되며 내 몸의 생명 에너지가 강해진다.

저녁 6시경에 꿀과 감식초 탄 물을 한 잔 마시고, 자기 전까지 산책을 하거나, 건강 관련 책을 읽거나 상념을 집중하여 기도한다. 나는 지금 내 속에 영원히 아름답고 젊은 영적인 몸이 깃들어 있다. 건강하고 생명력이 가득한 나의 몸은 마음, 눈, 코, 귀, 입, 피부, 혈관, 장기, 경락 모두가 완전하다. 나에게 필요한 것은 지금 채워지고 있으며 앞으로도 영원히 부족함 없이 채워질 것이다. 무한한 사랑이 나의 마음을 채우고 완전한 생명력이 나의 육체를 전율시키고 있다. '사랑합니다. 감사합니다. 너무 너무 기쁩니다. 내 안에 생명력이 넘치고 있습니다. 자연과 더불어 조화롭게 살겠습니다. 온 세상에 평화가 가득하기를 기원합니다.' 이 말을 외우고 낮이나 밤이나 끊임없이 소리쳐 기도하라.

오늘 하루도 열정이 가득한 불 같은 하루가 되도록 한다. 단식을 시작한 첫날부터가 가장 중요하다. 치유에 열정을 다하여 내 몸에 생명력이 왕성하게 하여 자가 발전소가 가동되도록 해야 생명 에너지, 전기 에너지가 강해지며 계속적으로 충전되어 암세포 에너지를 사라지게 할 수 있다. 처음에 시들시들하게 하면 암세포도 내성이 생겨지며 강해진다. 일반적으로 단식 한 달 전후에서 암세포를 이기느냐 지느냐의 판가름이 난다. 특별한 경우 2~3개월 사이에 판가름이 나는 수도 있다. 그러니 불안해하지 말고 열정에 열정만을 더하라.

한 달 과일 단식 중에 숙변이 나올 수도 있고 그 후에 나올 수도 있으니 걱정하지 마라. 한 달 과일 단식이 끝나는 중에 체중이 빠지고 여위지만 기운이 살아나고 좋아지고 있는 것을 스스로도 느낀다. 그다음부터는 생식 과정에 들어가는데 과일 이외에 다른 것을 먹으면 불편하고 소화가 잘 안 되는 느낌이 있으면 계속 과일 단식을 한 달을 더 해도 좋다.

과일 단식이 끝나면 3개월 정도 1일 1식 생식을 한다. 과일 단식 과정에 한 끼 생식만 10시경에 추가하면 된다. 생식 한 끼는 제철 음식으로 한다. 봄, 여름에는 생감자, 생옥수수를 하면 좋고 가을, 겨울에는 생고구마, 생쌀, 생밤 등으로 하면 좋다.

주식이 생쌀일 때는 전날 물에 불려서 먹으면 된다. 부식은 언제나 제철 채소로 하며 마늘, 양파, 상추, 고추, 당근, 깻잎, 미역, 다시마, 김, 김치, 무잎, 배춧잎 등으로 쌈장이나 초고추장, 양념 간장을 찍어서 먹으면 맛있고 소화도 잘된다. 그리고 다 먹고 나서 마지막에 꿀과 감식초 탄 물을 반 잔 정도 마시면 아주 좋다.

단식은 철저히 자신을 비우는 혁명이다

완전 단식은 철저히 자신을 비우는 혁명이다. 그동안 신체에 입력된 좋지 않은 프로그램, 관습, 나쁜 기운을 지우고 새롭게 바꾸려는 의도이며 개혁이다. 비우는 것은 청소하는 것이며, 비워야 받아들일 수 있다. 그래서 그 효과를 극대화시키기 위해 물도 마시지 않는다.

완전 단식을 오래하면 좋지만 한계가 있으므로 5일에서 7일 정도면 좋다. 기력이 너무 빠지면 운동을 할 수가 없는 것이다. 운동을 해야 몸에 생명력, 전기 에너지가 충전되며 암세포를 사라지게 할 수 있는 기운이 생긴다.

완전 단식 후에 과일 단식을 하는 것은 쉽게 하려는 것이 아니고 생명이 있는 과일의 생명과, 영양소, 기운을 받으려는 것이다. 과일의 비타민, 미네랄, 효소가 신체 내의 독소, 불순물, 노폐물 등을 분해, 연소, 청소시키며 새로운 세포를 재건시키는 재료가 되고 섬유질이 장청소와 장운동을 촉진시킨다.

특히 과일의 껍질에 강한 섬유질, 항산화성분, 해독제, 항생물질 등이 있으며 껍질의 색소에 치유효과를 가져오는 태양의 전기 에너지와 신비한 성분이 들어있다. 모든 병은 위와 장이 나빠서 생기는 것이라고 할 수 있으며, 위와 장을 개선시키는 것은 다른 영양소도 필요하지만 특히 섬유질이 장청소를 하는 중요한 역할을 하는 것이다.

몸의 독소를 배출시키고, 피부를 좋게 하고, 장을 개선시킨다고 어설프게 관장, 마그밀 복용, 된장 찜질, 풍욕, 냉온욕 등을 하는 것은 30여 년 전에 일본에서 수입되어 온 기술을 막연히 답습하는 좋지 않은 방법이다.

몸의 독소를 배출시킨다며 찜질방, 게르마늄 방에 앉아있는 것도 인위적으로 만든 막힌 공간이며 환기도 잘 안 되는 숨 막히는 방이고 근본적인 효과가 일어나지 않는다. 환자를 침대에 눕혀서 치료하는 병실과 같이 환자를 앉거나 눕혀서 치유한다는 것은 치유의 원리, 생명체의 원리, 파동의 원리를 모르고 하는 인위적이고 기술적인 방법이다.

황토나 게르마늄, 숯 등을 이용하고 물을 많이 마시게 하고 뜨거운 열기로 독소를 짜낸다고 하는 것은 얼굴에 화장을 한다고 피부가 좋아지지 않듯이 근본적인 치유 효과가 일어나지 않는다.

공기 좋은 숲 속에서 숲 속의 생명과 에너지를 교류하고, 흡수하고, 공명을 일으키는 전신운동을 해야 피부도 좋아지고, 세포 조직 내에 있는 독소가 배출되고 의식이 확대되고 몸과 마음의, 정신과 육체의, 의식과 영혼의 혁명이 일어난다.

단식은 의식의 확대를 가져온다. 이제까지 가지고 다닌 편협한 고정관념, 관습, 일상의 통념을 뒤바꾸는 의식의 확대가 일어난다. 이전에는 한 끼만 안 먹어도 큰일 날 것 같고 며칠 굶는다면 걷지도 못 할 줄 알았는데 한 달을 단식해도 체중은 줄어들었지만 전보다 기운이 나고 생기가 솟아나는 것을 경험하게 됨으로써 의식의 확대가 일어난다.

단식을 하면 인체도 즉시 이에 적응하게 됨으로 한 달 단식을 할 수 있는 것이지, 억지로 참고 할 수 있는 것이 아니다. 의지가 아니고 의식이다. 의지를 가지고 인내하는 것이 아니고 의식의 변화가 있으므로 자연스럽게 하는 것이다. 외부 환경이든 내부 환경이든 환경이 변화되면 인체는 그 환경에서 살아남고 존재하기 위해 즉시 적응을 함으로써 가능한 것이다.

단식은 철저히 자신을 비우는 혁명이다. 그러기 위해서 단식 중에 중요한 것은 긍정적인 마음과 열정 그리고 운동이다. 진실로 진실로 내가 당신에게 드리고자 하는 말은 긍정적인 마음으로 열정을 가지고 운동하고, 완치 된다는 신념과 확신이 있을 때 기적이 이루어진다는 것이다. 기적은 내가 만든다. 누군가에게서 일어난 일은 누구에게나 이루어질 수 있다.

단식을 한 번도 해보지 못한 사람, 며칠도 단식을 견디지 못하는 사람은 진실로 인생을 알지 못하는 사람, 진실로 타인의 불행을 알지 못하는 사람, 진실로 사랑이 무엇인지 알지 못하는 사람이다. "불행을 겪어보지 않고서 불행을 이해할 수는 없는 법이다."라고 시몬느 베이유도 말하지 않았는가?

슬픔이라는 빛을 통과하지 않고는 그 어느 것도 아름다운 예술로 승화될 수 없다. 단식이라는 고개를 넘어보지 않고는 그 어느 누구도 진실로 세상을 안다고 할 수 없다. 슬픔이 인간을 더 아름답고, 더 강하게 만든다. 단식이 인생을 더 아름답고 더 강하게 만든다.

유방암, 자궁암, 난소암도 단식이 해답이다

특히 여성의 생식기관에 종양이 발생하는 것은 과잉된 에스트로겐에 의한 문제이다. 성장촉진제인 합성화학 여성호르몬 에스트로겐이 남자에게는 이성에 대한 욕구감퇴, 여성화, 동성애의 문제가 생기는 데 비해 여자에게는 여성의 생식기관 계통인 유방암, 자궁암, 난소암이 발생하는 비극이 일어난 것이다.

　최초에 공장식 축산업계에 신 물질로 등장한 성장촉진제(합성화학여성 호르몬)는 가축의 성장을 놀랍게 앞당기는 기적의 물질이라며 환호성을 질렀다. 그러나 이제 그 물질이 인간에게 저주를 가져오는 비탄의 물질이 된 것이다. 성장촉진체가 함유된 사료를 먹인 소, 돼지, 닭을 인간이 먹게 됨으로써 그 화를 입은 것이다.

　결국 과잉된 에스트로겐에 의하여 유방, 자궁, 난소의 조직들은 계속 자극되고 세포분열이 조장된다. 이러한 계속적인 호르몬 자극이 오늘날 세계에 그렇게 허다한 유방암, 자궁암, 난소암의 주요인이다. 여성의 초경이 빨라지고 폐경이 빨라지는 것도 그 때문이다.

　몸이 비대한 여자들은 더욱더 많은 에스트로겐을 생산한다. 높아진 에스트로겐 수준과 함께 자궁벽에 매월 벽들이 덧입혀지고 거기에 암세포가 자리잡고 성장할 수 있는 터전이 마련된다. 혈액에 에스트로겐이 가해질 때마다 여성 호르몬에 관계된 조직의 세포들이 분열을 구하게 되며 결국 종양이 나타나게 되는 것이다.

　암이란 DNA유전자의 변질로 세포 기능이 망가지며 세포분열이 비정상적으로 일어남으로 발생하는 것이다. 유전자의 변형으로 치명상을 입은 세포들은 악성 암으로 변하고 신속히 자라며 무차별적이며 잔인할 정도로 주변 조직들을 침범한다.

　그러나 종양은 문제에 대한 해답이다. 종양은 그 사람의 신체 내에서 당질을 분해하는 데 필요한 아드레날린이 더 이상 생산되지 않기 때문에 생성된다. 과잉의 당, 과잉의 단백질은 위험하며 따라서 신체는 종양을 만들어내는 것이다. 종양은 당을 연소시키며 단백질을 먹어치우고 급속한 세포분열로 많은 양의 당과 단백질을 소비한다. 특정 종양들의 크기가 그토록 신속하게 커지는 것은 바로 그 때문이다.

　암세포는 간세포와 같이 기능하며 차이는 훨씬 능률적이라는 점뿐이다. 종양은 신체에서 독을 제거하는 일을 돕는 것이며 종양이 없다면 당신은 그야말로 병들어 있을 것이다. 종양은 신체의 입장에서는 놀랍도록 영리한 해결책이다. 과잉의 당, 과잉의 단백질이 사라지고, 독소가 사라지면 생명력이 높아지며 종양은 저절로 사라진다. 그러므로 곧바로 종양제거 수술을 받지 말고 해독작업부터 해야 한다. 종양은 문제가 아니라 해결책이다.

　고기를 좋아하는 여자들에게 동물성 지방은 혈액 가운데 여성호르몬 에스트로겐의 수준을 최고도로 높인다. 혈액에 과잉된 에스트로겐은 우리의 간이 처리한다. 간은 에스트로겐을 운반 분자와 결합시킨 후 담즙과 함께 소장으로 배설케 한다.

　고기와 우유 그리고 유제품들을 주식으로 하며, 사람들의 대장에 번창하는 박테리아들은 거기에 운반된 에스트로겐과 운반 분자의 결합을 분리시키는 일을 한다. 에스트로겐이 분리되면 그것은 혈액에 재흡수된다. 이것이 여성호르몬이 높은 수준으로 되는 주원인이다. 그러나 육식을 자연식으로 바꾸면 대장박테리아균들을 바꿀 수 있으며 에스트로겐을 성공적으로 배설, 발암률을 크게 줄일 수 있다.

　남자에게도 같은 일이 일어나고 있다. 육식으로 남성호르몬androgen의 수준은 극도로 높아지며 그 호르몬의 자극에 의하여 전립선이나 대장의 세포들은 자극을 받고 분열을 구하게 된다. 그리하여 거기에 부어오르는 증세 즉 염증과 종양tomor이 발생한다.

　특히 기름에 튀긴 것, 기름기가 많은 고기, 술과 담배 그리고 스트레스 등으로 인해 면역기구가 허약한 상태로 떨어진 상태라면, 종기가 발생한 장소에 발암물질이 발생하고 그것이 암으로 성장해 가는 것이다.

육식은 성호르몬의 수준을 고도로 높이는 것이므로 성욕을 보통 이상으로 유발한다. 어떤 사람은 자기의 성욕을 가지고 자기 몸의 건강을 판단하려고 하며 고기를 먹는 것이 원기를 돋우는 최상의 일이라고 생각한다. 그러나 육식으로 인한 흥분을 건강으로 오인해서는 안 될 것이다.

암세포는 단백질로 되어 있기 때문에 과잉의 단백질은 암이 되기 쉽고 암세포에 원료를 공급해서 증식을 촉진한다. 또한 단백질이 체내에서 분해되면서 만들어지는 아민이라는 물질은 발암물질인 니트로사민의 원료가 되는데 이것은 위장 내에서 아질산염과 반응하여 만들어진다. 아질산염은 가공육이나 어육연제품 등에 식품첨가물인 발색제로 첨가된다.

지방의 지나친 섭취는 동물성이건 식물성이건 간에 암을 유발할 가능성이 커진다. 또한 지방의 과다 섭취는 뇌하수체에서 프로락틴이라고 하는 황체 자극 호르몬을 분비하도록 만드는데 이것은 황체호르몬뿐만 아니라 유즙 분비도 촉진시키는 작용을 하며 이렇게 되면 유방암을 일으키기 쉽다는 것으로 결국 지방의 과다 섭취는 결장암과 유방암을 일으키는 원인이 된다.

결국, 원인을 알고 보면 유방암, 자궁암, 난소암도 기술적인 방법으로 해결될 일이 아니다. 항암제는 암세포와 함께 신체의 항암세포까지 죽인다. 암세포는 초기라도 이미 신체 전체에 혈류를 타고 퍼져 있으며 수술이나 방사선은 보이는 큰 것만 제거하는 것이고 암씨는 제거할 수 없다.

자연 치유는 내 몸 스스로 낫게 하는 것이다. 앞에서와 같이 먼저 단식과 운동을 하고 긍정적인 마음과 믿음, 열정을 가지고 행하면 종양은 제 역할을 끝내고 저절로 사라지는 것이다.

만성 퇴행성 질환은 병도 아니다

고혈압, 당뇨, 위장병, 신장병, 심장병, 관절염, 골다공증, 통풍, 크론장염, 아토피성 피부염, 변비, 치질, 십이지장궤양, 우울증, 불면증, 두통 등의 일반적인 만성퇴행성질환은 사실 병도 아니다. 자연식과 운동만으로 쉽게 치유된다는 것이다.

그러나 화를 내면 즉시 혈압이 올라가고, 괴로워하면 위장이 쓰리고, 걱정이 많으면 불면증이 생기듯이 모든 것은 먹는 것, 움직이는 것, 생각하는 것, 사는 곳이 문제가 된 것이며 결국 생활 자체가 올바르지 못해서 몸과 마음이 고장난 것이다. 모든 질병은 결국 의식의 산물이다.

지금 어떠한 질환이 있더라도 현재 복용하고 있는 약과 치료받고 있는 것을 중단하고 단식을 시작하라. 완전 단식을 하면 더 좋겠지만 힘들다고 생각되면 과일 단식만을 하여도 좋다. 한 달간 과일 단식을 하고 그 이후에도 현미밥 자연식, 채식을 한다. 생식을 하면 더 좋겠지만 그렇게까지 하지 않아도 치유가 된다.

젊은 시절 한때 혈압이 240에서 180까지 간 적이 있었다. 그러나 정상 혈압으로 바뀐 지가 40년이 다 되어간다. 자연식, 채식, 운동 그리고 30년 넘게 한 1일 1식의 효과이리라. 고혈압과 신장염으로 오랫동안 병원 다니고 고생하던 대구의 50대 남자가 한 달간 과일단식하고 자연식으로 바꾸고 나서 혈액투석과 혈압강화제를 끊고 정상적으로 생활하게 되었다.

부산에서 온 30대 여성이 그동안 10년 가까이 위장이 안 좋아서 수박만 먹어도 설사하고 흰 쌀죽만 먹고 살았는데 여름에 10일간 단식하면서 수박을 먹어도 괜찮고 지리산 피아골을 5시간 등산하고 나서 스스로 놀랐으며 돌아가서 현미밥 자연식을 하면서 건강한 생활을 되찾았다.

70대 부부가 당이 있고 기운이 없어서 차에서 내려 골목길도 올라가기 힘들었는데 10일 단식을 하면서 순창 강천산 신선봉의 험한 바윗길을 오르면서 자식들에게 놀라운 일이라며 전화를 한 일도 있었다. 전주에 사는 10년간 당뇨로 스스로 인슐린 주사를 놓던 40대 남자가 한 달간 단식하면서 인슐린 주사도 끊고 혈당이 내려가 정상적인 생활을 하면서 살고 있다. 담낭암이던 50대 남자, 자궁암이던 40대 여자, 신장 이식한 30대 여자, 혈액투석하던 20대 학생, 무릎관절이 나쁜 70대 여성, 천식이던 30대 여성, 비만과 무릎관절이 나쁜 40대 이스라엘남자 등이 오랫동안 고생하던 것을 10일에서 30일 단식하고 자연식, 채식, 운동을 하면서 건강을 찾은 것을 보며 만성 퇴행성 질환이라는 것은 병도 아니다 라는 것을 느꼈다.

그러나 회복되지 않은 사람도 많다. 그것은 하라는 대로 제대로 운동도, 단식도 하지 못한 사람이며 돌아가서 9백 식품 등의 일상적인 식생활을 한 사람 또는 녹즙이나 해독주스를 먹거나 한겨울에 제철이 아닌 딸기를 먹거나, 수입 과일을 먹거나 채소를 너무 많이 먹거나 건강보조식품을 여러 가지 먹는 사람, 병원에 들락거리는 사람, 욕심 많고 인색하며 마음을 비우지 못하여 스스로 스트레스를 받는 사람 등이다.

단식을 하면서 신체를 정화시키고 세포를 재생시키면 자연치유가 되어 그렇게 쉽게 해결할 수 있는 것을 돈 버리고 몸 버리는, 약과 수술을 하는 기술적인 방법으로 고생한다는 것이다.

다시 한 번 단식 방법을 설명하겠다. 암이 아닌 고혈압, 당뇨, 신장염, 천식, 피부병, 관절염, 크론장염, 변비, 치질 등의 만성 퇴행성 질환은 3일간 물도 아무것도 안 먹는 완전단식을 한 후 최소 10일에서 30일간 과일단식을 하면 된다. 장소는 도시를 벗어나 공기 좋은 환경에서 하면 가장 좋고 가능한 황토 집에서 하면 더욱 좋을 것이다.

아침에 일어나면 한 시간 정도 운동을 하고 제철 과일을 사과라면 한 개정도 껍질째 먹는다. 수입과일은 절대 안 된다. 오전 내 운동하고 오후 두 시 정도에 다시 과일을 먹고 오후에도 많이 움직인다. 낮에는 절대 눕지 말고 힘들면 가끔 앉기만 한다. 저녁 6시쯤에 물, 꿀, 감식초를 7:2:1로 섞은 것을 보통 컵으로 한 잔 마신다. 물은 생수로 하고 항시 냉장고에 넣어 시원하게 마신다.

늦어도 저녁 9시에는 잠을 잔다. 그전에는 건강 관련 책을 열심히 보고 공부해야 하며 의식을 강화하고 세상을 보는 가치관을 새롭게 한다. 자연과 조화로운 삶을 살고 마음을 비우라는 뜻이다. 다시 말하면 그동안의 구태의연하고 안이한 도시문명적인 생활자세를 버리고 꿈과 희망을 가지고, 자신과 자연과 이웃을 돕는, 가치 있는 의욕적인, 열정적인 삶을 살아가라는 것이다. 열정과 꿈과 사랑이 있을 때 당신은 삶의 의의를, 가치를, 목적을 가질 수 있다.

단식 동안에 필요 없이 풍욕, 냉온욕, 관장 등을 하지 말고 물을 많이 마시지 말고 감식, 보식 등을 할 필요가 없다. 단식이 끝난 뒤에는 생식을 하면 가장 좋지만 그것은 당신의 선택 사항이다. 한번에 몇 계단을 뛰어오르려 하면 다리를 다친다. 그러므로 현미밥 자연식 채식을 하면 된다. 낮에는 항상 움직이며 운동하여야 되고 밤에는 일찍 자는 것이 당신의 생명력과 건강을 찾는 길이라는 것을 명심하라.

현미밥 자연식, 채식은 주식이 쌀이므로 흰쌀밥이 아닌 100% 현미밥을 먹는 것이며 9백 식품을 피하고 채식을 하는 것이다. 처음 현미밥을 먹으면 먹기가 안 좋다고 하므로 멥쌀보다는 찹쌀현미를 먹으면 쉽게 적응된다. 찹쌀은 독이 있다고 하는 무지한 말에 속지 않으면 된다. 현미에 여러 가지 잡곡을 넣지 않고 100% 현미만을 먹는 것이 소화흡수도 잘되며, 현미만으로도 영향은 충분하다.

　밥을 할 때는 가능한 압력밥솥, 전기밥솥을 쓰지 말고 무쇠솥이나 돌솥, 스테인리스냄비를 쓰면 좋다. 먹는 음식을 전기로 감전시키면 안 좋고, 밀폐된 통 안에서 고압으로 질식시키는 것도 좋지 않다. 무쇠솥이 가장 좋으나 불편하면 스테인리스냄비로도 괜찮다.

　현미를 물에 불리지 않아도 물 양만 조절하면 잘된다. 밥을 하는 요령은 물을 적당히 붓고 가스렌지의 가장 센 불에 올리면 몇 분이면 끓는다. 끓기 시작하면 즉시 가장 낮은 불로 꺼질 듯 말 듯하게 하여 30분 정도면 된다. 그러면 가장 맛있고 잘 익은 밥이 된다. 시간이 더 지나 누룽지가 생기면 더 좋고 밥은 가능한 질퍽하게 하면 씹히지 않으므로 되게 하는 것이 좋다.

　채식 반찬은 가급적 익히지 않고 생으로 먹으면 좋다. 김치찌개나 생선은 어떤 때 한 번씩은 괜찮지만 잦은 육식은 피하는 것이 좋다. 하루 세끼는 자해행위이다. 하루 한 끼면 가장 좋지만 우선 두 끼 식사를 한다. 한 번에 10계단을 오르려 하면 무리가 생긴다. 한 계단씩 단계를 거쳐야 몸에 적응이 되고 1일 1식이라는 정상에 오를 수 있다.

　이처럼 올바른 식생활을 하고 열심히 운동을 하면 3개월에서 6개월이면 완치되어 모든 병으로부터 자유로워진다. 이제 당신은 의식의 확대가 이루어져 먹는 것으로부터 자유로워지고 모든 것으로부터 자유로워질 수 있다. 이 정도도 하지 못한다면, 당신은 살아갈 자격도, 존재할 이유도 없다고 한다면, 당신은 화를 낼 것인가? 무시할 것인가?

　밥상 혁명을 일으킬 것인가? 두려워서 현재에 안주하고 말 것인가? 그것은 당신의 선택사항이다. 이 책을 만난 것이 축복인지, 스쳐가는 바람인지는 당신만이 결정할 수 있다.

　인간의 존엄성은 그 손에 있다. 그 손이 어떤 것을 선택하는지에 따라 그 사람의 건강이, 행복이, 운명이, 존엄성이, 세상을 보는 눈이 바뀌어진다.

신장세포는 새로 태어나고 재건된다

"신장이 좋아질까요?" 검사 결과에 불안해하며 그는 물었다.
"신장은 다시 살아나거나 좋아지지 않습니다."
"치료를 받으면 좋아집니까?" 희망을 찾으려는 듯 의사를 본다.
"치료를 하면 좋아지지는 않고 나빠지는 속도를 완화시킵니다."
"그러면 어떻게 해야 됩니까?" 혼란에 빠지면서 매달리듯 묻는다.
"면역억제제와 스테로이드 약을 복용하세요."
그리고 얼마 후에 "혈액투석 할 준비를 하세요."
그리고 얼마 후에 "신장 이식할 준비를 하세요."
그리고 10년 후에 "재이식할 준비를 하세요."

이것은 개그콘서트에 나오는 대사가 아니고 최고의 의료시설, 최고의 의료 인력이 진치고 있다는 대도시 종합병원에서 새어나오는 대사이며 이것은 논픽션이다.

신장세포가 망가지면 다시는 새로운 세포가 생겨나지 않는다는 것을 그는 어디에서 배운 것일까? 그리고 그것을 어떻게 믿고 확신하는 것일까? 남을 정죄하는 일은 삼가야 한다. 자신도 모르는 무지를 알려주는 것보다는 빨리 그들과 거래를 중단하는 것이 이득이다.

인체의 모든 세포는 끊임없이 성장과 쇠퇴를 반복한다. 오래되고 낡은 세포는 떨어져나가고 새로운 세포가 생기는 것이다. 우리 몸의 손톱, 머리카락이 자라듯이 신장세포도 다 같은 세포이며 자라는 속도가 느릴 뿐이지 성장 쇠퇴하는 것은 마찬가지라는 엄연한 자연의 법칙이 존재한다.

어떻게 해도 신장세포는 좋아지지 않고 나빠지는 속도를 완화만 시킨다는 정보는 장사꾼의 정보다. 태어난 아기가 머리카락과 이가 없지만 성장하면서 머리카락도 많아지고 이도 생기듯이 신장도 성장하는 동안 세포가 새로 태어나며 자라는 것은 당연하다.

예전에는 장기이식환자에게만 처방했던 면역억제제와 스테로이드약을 이제는 신장이 나쁘다면 혈액 투석하기 전에도 복용하게 하는 무서운 일을 저지르고 있다. 면역억제제와 스테로이드약은 심각한 부작용을 일으키는 독극물이다.

그들이 알고 있는 의료정보는 약을 만드는 제약회사와 의료기계를 파는 기업에서 받은 정보일 뿐이다. 혈액투석을 하면 그들은 의료보험 공단에서 많은 돈을 지원받으므로 투석환자를 유치하려고 열을 올린다.

신장이 나쁘다거나 인공혈액투석을 하는 사람이라면 즉시 복용하는 약과 투석을 중단하고 과일 단식을 하라. 2~3년 정도 투석 중인 사람도 소변이 어느 정도 나오는 상태라면 약과 투석을 중단하고 과일단식을 해도 괜찮은 것은 단식 중에 과일, 꿀, 감식초, 물 이외에는 음식물 섭취를 하지 않으므로 신장에 부담을 주거나 피로하고 힘들게 하지 않으므로 가능한 것이다.

5년 이상 투석을 한 사람이라도 소변이 어느 정도 나오고 있다면 일부 신장 기능이 있다는 것이므로 과일 단식을 해도 좋다. 그런 경우는 일주일에 세 번 투석하던 것을 한 번으로 줄이는 식으로 적응을 시키면서 하면 된다.

신장이 나쁘면 칼륨 섭취를 줄여야 한다며 현미밥, 고구마, 수박을 먹지 말라는 의사의 말은 무시하고 자연의 원리에 따라 현미밥, 과일, 채소를 섭취해야 치유된다는 확신을 가지고 열심히 하라.

당신이 신장 이식을 한 사람이라면 일반적으로 10~15년 살 수 있으며 그 이후에는 재이식을 해야 하는 상황이 된다. 그렇게 될 수밖에 없는 이유는 올바른 식이요법을 알지도, 행하지도 않으며 특히 부작용이 심한 면역억제제와 스테로이드약을 복용하기 때문에 신장과 몸 전체의 기능이 망가지기 때문이다.

양의학에서는 장기이식 수술을 하면 백혈구 중의 T식이세포(T림프구, 임파구)가 이식한 남의 장기를 공격하기 때문에 공격하는 백혈구를 강력한 항생제로 제거해야 한다고 한다. 왜냐하면 T임파구는 B임파구와 협동하여 남의 살을 판별하는 능력이 뛰어나 이식한 장기를 제거하는 작용을 하기 때문이라 한다.

그러나 그것은 부분적이며 일시적인 상황이다. 남의 장기를 이식한 초기에는 당연히 그러한 상황이 벌어지나 1년 정도만 지나도 인체는 스스로 남의 장기를 내 몸으로 받아들인다.

이식 수술 시에는 큰 혈관을 연결시킬 수 있지만 모세혈관, 림프관, 경락은 수술로 불가능하다. 초기에는 거부 반응이 일어나지만 시간이 지나면 서서히 모세혈관, 림프관이 연결되기 시작하며 마지막으로 기의 통로인 경락이 연결되면 인체의 전기회로 연결이 완성되어 일심동체가 되는 기적이 일어난다.

문제는 면역억제제와 스테로이드 약을 끊어야 신체가 빨리 회복되고 전기회로 연결 작업이 완수되므로 식이요법, 운동, 단식을 하면서 서서히 약을 줄여 나가면 된다.

처음에 두 가지 약을 각각 3개씩 먹고 있다면 3개월 동안은 2.5개씩으로 줄여라. 그리고 식이요법, 운동을 열심히 하면서 한 달에 한 번씩 크레아치닌 수치가 1.0 이하를 유지하는 것을 확인하면서 진행해야 한다. 모든 것이 정상이라면 다음 3개월은 2.25개로 또 다음 3개월은 2.0개로 줄이는 과정을 계속 진행한다. 그러면 2~3년이면 약을 끊을 수 있고 그러면 몸 전체의 건강이 더욱 좋아진다.

그동안 사이사이에 과일 단식을 하면 더 좋은 치유가 일어난다. 고욤나무에 단감나무를 접붙이는 것과 같은 이치다. 처음에는 서로 모르는 남남이지만 오래 같이 있으면 친해지고 일심동체가 된다. 관심을 가지면 알게 되고, 알게 되면 느끼게 되고, 느끼게 되면, 사랑하게 된다.

세상의 이치는 다 같은 것이다. 조직세포들의 관계도 그러하다. 그러나 그것은 동질의 것이어야지 전혀 다른 성질끼리는 합일이 되지 않는다. 간 이식을 한 사람도 이와 같은 방법을 하면 된다.

항상 중요한 것은 마음이다. 욕심이 많은 사람, 돈에 인색한 사람, 화를 잘 내는 사람, 베풀지 못하는 사람은 이러한 과정이 잘 이루어지지 않는다. 작은 것에도 감사하고 기뻐하는 사람, 사랑의 힘이 있는 사람이어야 자연스럽게 기적이 이루어진다.

당뇨는 자연식을 하면 저절로 치유된다

당뇨병은 동맥경화증을 유발하므로 생명을 잃을 위험이 있다. 저혈당은 당뇨병과 밀접한 관계가 있는 질병이다. 당뇨병은 혈당이 정상치 이상으로 올라가는 것이고 저혈당증은 반대로 혈당이 정상치 이하로 떨어지는 것이다. 저혈당증은 당뇨병의 첫출발이라고 할 수 있는 증상이며 탄수화물인 흰밥, 흰 밀가루 음식, 흰 설탕, 흰 우유 등의 9백 식품을 섭취한 것이 문제가 된 것이다.

탄수화물 음식은 소화되어 단순당인 글루코스(포도당)로 바뀌며, 일부는 간에 글리코겐(당원)으로 저장되고 필요에 따라 혈액에 방출하여 정상적인 혈당을 유지하게 된다. 나머지는 혈액으로 보내어져 세포 내에서 분해될 때 에너지가 방출되어 조직 활동의 원동력으로 쓰인다.

그러나 간이 나빠지면 글루코스를 저장하지 못하고 모두 혈액으로 방출하면 인슐린이 과잉으로 분비되어 많은 글루코스를 제거하게 되며 저혈당을 일으킨다.

저혈당이 되면 충분한 적혈구를 생산하지 못하고 스트레스를 이기지 못하며 스트레스에 관련된 질병인 위궤양, 위염, 대장염, 고혈압, 천식, 관절염, 편두통, 불안과 우울증 등으로 발전한다.

저혈당의 증후들은 신경질환의 증후들과 유사하다. 불안과 우울증, 피로, 노이로제, 편두통, 위궤양, 만성불면증, 갱년기장애, 알콜 중독, 간질, 만성피로, 비정상행위와 범죄, 이혼과 자살충동, 심장마비, 뇌졸중 등의 증상을 나타낸다.

저혈당 환자들은 의사들을 전전하면서 구제를 희망한다. 그러나 의사들은 저혈당증을 이해하지 못하고 진정제, 흥분제, 항우울제, 재산제 등을 처방하며, 비용이 엄청나게 드는 각종 검사를 하게 한다.

저혈당증의 근본 원인은 빈약한 식사에서 시작한다. 우리 몸의 세포들이 요구하는 영양을 얻지 못할 때에 우리 몸은 여러 가지 문제가 생긴다. 너무 과다한 노동으로 혹은 정신적 스트레스로 우리 몸의 탄수화물 즉, 글루코스를 신속히 탕진해 버림으로써 저혈당을 초래할 수 있다.

췌장이 음식물을 소화시킬 충분한 소화효소들을 생산하지 못할 수도 있다. 혹은 췌장에 종양이 생길 수도 있다. 간이 간세포를 만드는 데 필요한 영양을 얻지 못하여 기능 이상의 충분한 글리코겐을 저축하지 못한 것이 원인일 수도 있다. 그리고 부신이 기능 저하로 낮아져가는 혈당을 올리지 못하는 것이 원인일 수도 있다.

당뇨와 저혈당은 자연식품을 섭취하였을 때만이 최상으로 치료할 수 있다. 비타민과 미네랄을 음식물을 통해 섭취할 수 없을 경우에 우리 몸은 불가불 체내에 저장된 것들을 사용하게 된다. 그런데 문제는 그러한 영양소들이 결여되었을 때에 내분비선들은 제대로 호르몬들을 생산하지 못하고 손상될 뿐 아니라 기능부전이 된다. 저혈당은 췌장과 간과 부신이 영양실조로 인해 기능부전의 상태에 있음을 알리는 적신호이다.

특히 정제된 백설탕과 흰 밀가루, 그 밖의 정제된 곡물은 섬유질이 없기 때문에 혈류 가운데로 신속히 흡수되며 너무 과잉으로 인슐린을 분비하게 하는 원인이 된다. 그리하여 혈당은 갑자기 낮아진다. 혈당 수준은 신속히 떨어지고 지나칠 정도로 낮아진다. 저혈당증과 당뇨병은 모두 정제된 당질 음식물들을 과잉으로 섭취하는 식생활을 오랜 세월 동안 계속해온 결과로 나타나는 병적 현상이다.

우리 몸의 세포들은 항상 적정한 혈당이 필요하다. 특히 뇌세포들이 충분한 혈당을 얻지 못하면 다른 어떤 기관보다도 먼저 그 반응을 나타낸다. 뇌의 무게는 체중의 약 3%밖에 되지 않지만 산소 소비량의 20%, 혈액의 20%의 혈당을 사용하고 있다. 혈당이 낮아지면 먼저 뇌에서 반응이 나타나며 두통, 의기소침, 피로, 현기증, 몸이 떨리는 증세들이 나타난다.

당뇨가 10년 되고 인슐린 주사를 가지고 다니는 사람도 과일 단식을 한 달하고 자연식, 채식을 하면 몇 달만 지나도 저절로 혈당이 정상이 된다.

저혈당증인 경우도 마찬가지다. 그러나 운동을 열심히 해야 하며 체중이 줄어들어야 관절에 무리가 생기지 않으므로 영양가 있게 먹지 말고 가난하게 먹어야 살아난다.

설탕은 당뇨와 저혈당을 일으키는 주범이지만 천연꿀은 아주 좋은 것이다. 익힌 밥이나 익힌 고구마를 먹으면 신체는 소화 과정에서 당을 만드는 것이다. 그러나 그 당은 살아있는 천연 당이 아니고 죽은 당이다. 신체는 당이 없으면 에너지가 생기지 않으며 움직일 수가 없다. 그러나 과일이나 꿀에는 천연 당이 있으며 특히 꿀에는 온갖 꽃에서 모은 비타민, 미네랄이 가득 들어있는 천연 치유제이다. 그리고 꿀은 세상의 어느 식품보다도 위장에 특히 신장에 무리를 주지 않는 식품이다.

과일 단식을 하면 신속히 정상으로 치유될 수 있다. 그것이 어렵다면 자연식, 채식, 운동만 열심히 하여도 치유될 수 있다. 그러나 시간이 걸리고 문제는 과체중을 줄여야 운동을 잘할 수 있으므로 체중을 줄이는 것이 급선무다.

모든 병은 식습관의 잘못과 잘 움직이지 않기 때문에 생기는 현상이다. 그것이 정신적인 질환이든, 육체적인 질환이든 너무 많이 먹고 너무 적게 움직인 결과이다. 진실로 진실로 내가 당신에게 드리고자 하는 말은 적게 먹고 많이 움직이라는 것이다.

노예 중에서 가장 나쁜 노예는 자기의 사상의 노예가 되고, 그 사상에 자신의 모든 것을 희생시키는 것이다. 자신에게 속아선 안 된다.

노예 중에서 가장 나쁜 노예는 자기의 관습의 노예가 되고, 그 관습에 자신의 모든 것을, 건강과 인생까지도 희생시키는 것이다.

식탐과 과식의 관습, 움직이지 않고 편하게 살려는 관습, 노동과 육체적 활동을 경시하고 무시하는 관습, 비우지 않고 끊임없이 채우려는 관습, 설탕이 들어있는 빵, 커피, 음료를 좋아하는 관습, 정제된 음식인 흰쌀밥, 흰 밀가루 음식, 9백 식품을 좋아하는 관습, 만나면, 앉으면 술 마시고 고기 먹는 관습, 배가 나오고 내장 비만인 것을 당연시하는 관습, 퇴직해서도 시골생활을 하지 않고 도시의 아파트에 살려는 관습, 이 모든 관습에 물든 자신에게 속아선 안 된다.

관절염, 골다공증은 밥상을 바꾸면 치유된다

관절염이란 그것이 골관절염이든 류마티스성 관절염이든 단순한 관절의 이상이 아니다. 관절염은 부신의 작용에 크게 관계되는 질병이며 동시에 소화관의 기관들, 특히 췌장과 간에까지 뿌리내리고 있다.

관절염은 염증Inflammation에서 시작된 질병이며 염증이란 불완전하게 소화된 단백질이 알레르기 현상을 일으킴으로 생기는 현상이다. 또한 관절염은 간이 손상되어 연골과 혈액, 관절의 근육 조직들을 수리하고 회복시키는 적절한 단백질(아미노산)을 생산하지 못하는 데 원인이 된다.

우리가 먹는 음식물은 입안에서 분쇄되며 탄수화물의 소화 시 침과의 혼합과 더불어 시작된다. 단백질의 소화는 위 안에서 소화되며 위 안의 산도가 올라갔을 때에 단백질을 소화시키는 효소들이 작용을 개시할 수 있다.

그리고 우리가 섭취한 칼슘도 위에서 강한 산성의 위액에 의해 분해되어 뼈나 이에 운반되어야 그 재료로 쓰일 수 있는데 불완전 소화가 되면 불완전 소화된 칼슘은 연골이나 관절과 같은 연하고 부드러운 곳에 머물고 축적되어 돌기물이나 돌기마디를 형성하며 관절염을 일으킨다.

몸이 병드는 이유 중 하나가 위산의 결핍으로 단백질이 제대로 소화되지

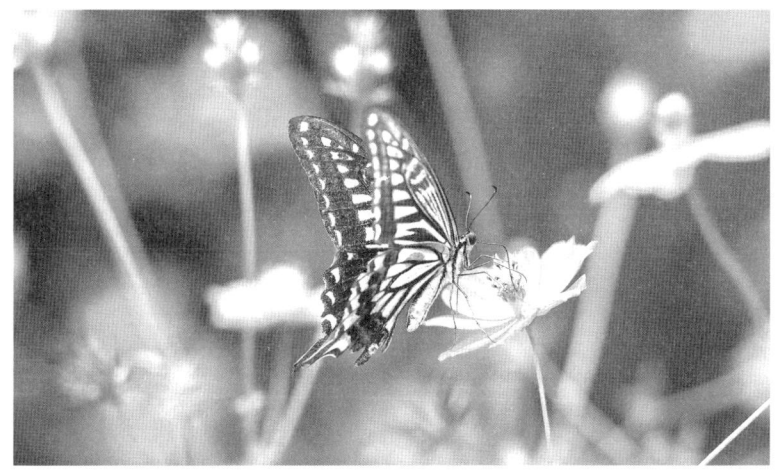

않은 채 간으로 운반되는 데 있다. 또한 알레르기로 인해 소장의 벽에 이상이 일어나고 구멍이 많이 생겨서 불완전하게 소화된 단백질과 소화되지 않은 다른 물질들의 큰 분자들이 그대로 소장의 구멍들을 통과하여 혈류에 흡수되는 것이다.

소장의 벽은 원래 그러한 불완전 소화물의 흡수를 막도록 된 것이지만, 거기에 고장이 생기면 그 일은 불가능하게 된다. 이러한 소장에서 흡수된 불완전 소화 물질들은 우리 몸이 사용할 수 없는 이물이며, 거기에 포함된 독소들은 염증을 일으키고 알레르기와 관절염으로 발전하는 원인이 된다.

알레르기는 불완전하게 소화된 단백질이나 먼지, 꽃가루 같은 것이 침입하였을 때에 일어나는 증상이고, 관절염은 소화되지 않았거나 분해되지 않은 단백질과 다른 음식물의 큰 분자들이 원인이 된 질병이다. 그리고 간의 세포들이 허약한 상태 가운데서 독성 단백질과 이물질들을 해독하는 능력을 상실했을 때 일어나는 질병이다. 간이 나빠진 것은 간세포들을 만들기 위한 영양소가 결여된 정크푸드Junkfood를 섭취하는 것이 원인이 된다.

만일 당신이 종합검진결과 골다공증이라는 진단을 받았다면 그것은 본래의 뼈 구성 성분 중 50~75%가 이미 뼈대에서 빠져나갔다는 것을 뜻한다. 오늘날 골다공증으로 인한 사망은 여성들의 사망원인 중 큰 비중을 차지하는 유방암과 자궁암을 합친 것보다 더 많다는 것이다. 불행히도 뼈에서 칼슘을 비롯한 무기질이 빠져나가는 과정은 그것이 심각한 상태로 발전했음이 확연하게 드러나기 전까지 오랜 세월에 걸쳐 꾸준하면서도 서서히 진행된 것이다.

우리 몸이 칼슘을 잃어가고 있음을 경고해주는 반짝이는 빨간불 같은 것은 없다. 뼈대의 점차적인 부식이 가져오는 마지막 결과는 약간의 충격으로도 쉽사리 부서지고 마는 것이며 그냥 재채기를 한 번 한 것뿐인데 늑골에 금이 갈 수 있는 것이다.

뼈 밀도의 감소가 그토록 심각한 지경에 도달할 때까지도 우리가 자각하지 못하는 이유 중 하나는 극단적인 골다공증일 경우에조차 혈액 속 칼슘 농도는 언제나 정상 수준을 유지한다는 데 있다. 이것은 우리 몸의 생체 순환에서 혈액의 칼슘 농도를 유지할 필요성이 뼈의 칼슘 농도를 유지할 필요성보다 명백한 우위를 점하고 있기 때문이다.

신체가 가장 중점을 두고 조절하는 역할은 혈액의 농도를 중성으로 유지하는 것이며 혈액이 너무 산성화되면 우리는 죽게 된다. 혈액의 산성을 중화시키는 물질은 알칼리성 물질인 미네랄과 칼슘이며 비상대책으로 부족한 칼슘을 뼈에서 뽑아 쓰게 되어 골밀도가 감소되는 것이다.

그런데 우리 몸을 산성화시키는 식품은 고기, 계란, 우유, 치즈이며 결국 과잉의 단백질이 문제를 일으킨 것이다. 시험 결과에서 보듯이 골다공증은 칼슘 공급이 부족한 것이 아니고 과잉 단백질 섭취로 산성화된 혈액을 중화시키기 위해 뼈에서 칼슘을 뽑아낸 것이 원인이 된 것이다.

연구번호	칼슘섭취	저단백 식사 시 칼슘 균형치	고단백 식사 시 칼슘 균형치	결과
1	500	+31	−120	아무리 칼슘 섭취량을 늘려도 고단백 식사를 하면 골다공증이 발생한다.
2	500	+24	−116	
3	800	+12	−85	
4	1400	+10	−84	
5	1400	+20	−65	
평균	920	+19	−94	

과도한 단백질 섭취로 인해 뼈에서 빠져나온 칼슘은 혈류 속에서 자신의 역할을 다하고 나면 어딘가로 가야 한다. 소화는 되었지만 높은 인/칼슘 비율 때문에 흡수되지 못한 칼슘의 경우도 마찬가지다. 사용되지 못한 칼슘은 결국 오줌으로 배출되는데 문제는 그 과정에서 신장 계통의 칼슘 비율을 크게 높임으로써 신장 결석을 유발하게 된다는 것이다. 인/칼슘 비율이 높은 식품이 고기, 계란, 우유, 치즈이다.

칼슘 결핍증은 특히 동물성 단백질을 많이 소비했을 때에 일어나는 문제이다. 그러나 육식을 많이 하지 않는 채식가라도 정제된 식품인, 흰쌀밥, 흰 밀가루 음식, 흰 설탕과 같은 9백 식품을 섭취하고 채소를 익혀서 먹는 경우에도 생긴다는 것을 알아야 한다.

그것은 칼슘과 같은 알칼리성 물질인 유기 미네랄이 불로 익히면 무기칼슘, 무기미네랄로 변하므로 칼슘 결핍증이 일어나기 때문이다. 그래서 골다공증 치료 방법이라는 칼슘제제, 우유, 에스트로겐이 오히려 골다공증을 악화시키게 되는 것이다.

관절염과 골다공증은 육식과 9백 식품, 그리고 화식이 원인이 된 것이다. 정제되지 않은 곡식, 생으로 먹는 과일과 채소를 섭취하면 그곳에 신체가 필요로 하는 비타민, 미네랄, 효소, 섬유소 그리고 생명력이 가득 들어있다.

밥상을 바꾸어라. 그러면 나이 들어도 씩씩하게 걷고 허리가 반듯해지며 인생에 거칠 것이 없어진다.

관절염과 골다공증을 없애기 위해 필요한 것은 당신의 의식 변화와 자연식, 채식으로 밥상을 바꾸는 것이다. 빨리 좋아지게 하는 것은 최소한 일주일 정도의 과일 단식을 하고 자연식, 채식을 하라. 체중이 많은 사람은 처음부터 무리하게 운동을 하지 말고 체중을 줄이면서 점차 운동량을 늘려야 한다. 배고프고, 기운이 빠지고, 힘이 들면 언제든지 과일을 먹어라. 그러면 할 수 있다.

알레르기는 만병의 근원이며 불완전 소화물이 주범이다

음식물을 먹는 것과 그 음식물을 소화하는 일 사이에는 큰 차이가 있다. 우리가 어떤 음식물을 먹었을 때에 몸에 알레르기 증상들이 나타난다는 것은 그 음식물이 우리의 소화관에서 완전히 소화되지 않았다는 사실을 말하는 것이다. 우리가 영양가가 높고 배합이 잘된 건강 요리를 먹었다 하더라도 우리의 위장이 그러한 음식물을 완전히 받아주고 소화하지 못한다면 그 음식물은 우리 몸에 유익한 영양소가 될 수 없으며, 오히려 알레르기 증상을 일으키는 독소와 같은 이물異物로 흡수될 수 있다.

이러한 소화 문제를 가지고 있는 사람들은 비타민과 같은 영양제를 먹는다 할지라도, 그 가운데 포함된 첨가물과 접합체가 알레르기의 원인이 될 수 있으므로, 그것은 큰 이익이 될 수 없을 것이다. 보약을 먹는 사람들은 흔히 자신들이 가진 소화나 흡수 문제에 대해서는 전혀 생각이 없는 사람들처럼 보일 때가 많다. 보약을 먹기만 하면 무조건적으로 그 약의 성분들이 문제없이 흡수되는 것으로 생각하며 돈을 아끼지 않고 약에 투자하는 것을 볼 수 있다. 그러나 보약을 먹는 것과 보약이 흡수되는 것 사이에는 큰 차이가 있다.

음식물을 바르고 완전하게 소화할 수 있는 사람은 건강한 사람이다. 그들에게는 소화불량, 가스 발생, 눈과 피부가 가려운 일, 천식 등과 같은 알레르기 증상들이 나타나지 않는다. 그러나 이러한 증상들이 어떤 사람의 몸에 나타났을 때, 자연적으로 일어날 수 있는 증상이고 약국에서 지은 한두 첩으로 퇴치할 수 있다고 가볍게 생각하기 쉽다. 어떤 사람들은 유전, 체질, 계절, 환경, 나이 탓 등으로 합리화하고, 예상했던 보통의 징후들로 받아들이려고 한다. 그러나 알레르기란 그렇게 가볍게 넘길 것이 결코 아니다.

알레르기 증상이란 우리 몸안에서 비정상적인 일이 일어나고 있다는 사실을 몸 밖으로 보여주는 한 증상이다. 그것은 우리 몸이 현재 고투하고 있는 문제들을 제거하는 일에 우리가 하루속히 함께 협력해 주기를 호소하는 표상적 언어이다. 우리 몸은 몸안으로 침입해오는 독소와 이물을 견디고 견디다가 그 한계점에 도달하였을 때 그 한 표시로서 알레르기 증상들을 나타내는 것이다.

알레르기에 대한 전통적인 개념은 너무나 천박하고 편협한 것이었다. 알레르기라 하면 눈이 가렵고 붉어지는 일, 코가 찍찍하게 막히는 일, 피부 발진, 두드러기, 천식 등의 증상을 나타내는 것으로 생각하였다. 어떤 사람들은 계절에 따라 알레르기 증상이 나타난다. 그러한 사람들은 자기 체질이 그러니까 그 계절이 지나기까지 약을 먹고 불편을 감수해야 한다는 정도로 알고 있다. 그러나 알레르기의 실체는 그 이상의 존재임을 우리는 파악해야 할 것이다.

알레르기는 만병의 근원이라고 말할 수 있을 정도로 무서운 존재이다.

알레르기는 신체 조직을 쇠약하게 만들고 각종 질병이 자리잡을 수 있는 기초를 놓는 일을 한다. 우리의 생명을 노리는 어떤 질병이 우리 몸의 한 조직에 자리를 잡으면 알레르기는 질병의 배후에서 그 질병을 원조하고, 거기에 머물면서 발전을 촉진하고 조종한다.

알레르기 현상은 우리 몸의 어떤 기관에서도 일어날 수 있다. 불완전하게 소화된 음식물의 미립자들이나 살균되지 않은 세균들은 혈액을 통하여 우리의 전신을 여행할 수 있으며, 어떠한 조직이나 기관에서도 자리잡고 알레르기 반응을 일으킬 수 있다.

우리가 먹는 음식물은 어떠한 종류의 것이든 즉, 탄수화물, 단백질, 지방 등은 아직도 우리 몸에 있어서는 이물이며, 우리 몸이 그것을 바로 우리 몸에 속한 물질로 사용할 수는 없다. 그러한 음식물은 소화관의 효소들에 의하여 완전히 소화, 분해되고 흡수되어야 하며, 그 흡수된 물질은 간으로 운반되어 거기서 재조정을 받아 우리 몸이 사용할 수 있는 그러한 물질로 전환되어야만, 비로소 우리 몸에 속한 물질이 될 수 있다.

우리가 먹은 단백질은 위에서 위산과 단백질 소화효소들에 의하여 첫 단계 분해가 이루어져야만 한다. 그렇게 분해된 단백질은 십이지장으로 내려가서 췌장이 분비하는 소화효소에 의하여 더욱더 완전히 분해되어 아미노산으로 전환된다. 그 아미노산은 소장에서 흡수되고 간으로 운반된다. 간으로 운반된 아미노산은 간에서 우리 몸의 각 세포조직에 쓰일 재료들, 호르몬들, 효소들과 담즙을 만드는 단백질로 재조정, 재형성된다. 간으로 운반된 탄수화물은 몸의 에너지로 바로 방출되며, 그 나머지 전분은 간에 저장된다. 간으로 운반된 지방도 결국 에너지로 사용된다.

그런데 알레르기 문제는 위에서 출발한다. 만일 위에 충분한 위산이 없다면, 이물로서 위에 들어온 음식물은 완전히 소화될 수 없으며 또한 완전한 살균도 안 된 불완전 소화물로서 소장으로 내려간다. 알레르기 문제는 특별히 불완전하게 소화된 단백질에서 시작된다. 위에서 첫 단계의 소화를 완전히 이루지 못한 단백질은 소장에서도 제 2단계의 소화를 이루지 못하고, 계속 우리 몸의 이물로 남는다. 그것들의 일부는 소장의 고장난 벽의 구멍들과 틈을 통하여 혈액으로 들어가며, 그 나머지는 소장과 대장에서 부패된다.

혈액으로 흡수된 그 단백질 분자들은 혈액을 따라서 피부, 소화관 벽, 폐, 전립선, 신장, 뇌 등 우리 신체의 어떠한 곳으로도 여행할 수 있으며, 어떠한 곳에서도 자리를 잡을 수 있다. 그러나 우리 몸의 세포들에게 그 단백질은 받아들여질 수 없는 재료요 이물이요, 그것이 세포 조직에 부착될 때에 세포들은 과민반응 즉 염증질병을 발생케하는 기초를 놓게 된다. 이러한 불완전하게 소화된 단백질과 그 밖의 음식물에 첨가된 화학물질, 위에서 살균되지 않은 세균들, 먼지, 꽃가루 등도 모두 이물이며, 우리 몸에 있는 세포조직들의 과민증의 대상이 될 수 있는 것들이다. 이러한 물질들을 보통 알러젠Allergen이라고 부른다.

염증이란 말은 원래 치유와 회복을 표현하는 좋은 뜻의 생리학적 용어이며, 염증Inflammation이란 어떤 이물이나 세균들이 우리 몸을 침범하여 세포 조직에 스트레스를 주었을 때에 우리 몸을 이물로부터 보호하려는 방어작용으로 일어나는 하나의 생리현상을 말한다.

손상을 입은 세포조직이 주위를 덮고 있는 모세혈관이 확장되므로 거기에 더욱 많은 혈액이 집결된다. 따라서 혈액에 들어있는 항체들, 응고작용물, 단백질 등이 팽창된 혈관 벽을 통하여 쉽게 세포 조직으로 침투할 수 있으며 또한 세포 조직으로부터 죽은 세포들과 독소가 있는 부산물이 쉽게 혈관으로 배출될 수 있는 것이다. 그리하여 손상받은 세포 조직은 신속히 수리되고 회복될 수 있다.

알레르기 반응의 일반적인 결과는 이물 알러젠과 항체들이 알러젠 면역 복합체Immune Complex를 형성하는 것이다. 이러한 복합체가 형성되었을 때에 그것은 신장, 폐, 모세혈관, 자궁과 같은 조직에 축적될 수 있다. 그 복합체는 관절과 혈관을 봉쇄함으로 신체의 국부 조직과 기관을 마비시키거나 손상을 입힐 수 있다. 그 복합체는 특히 신장 질병에 90%의 책임이 있다.

그 복합체는 모세혈관을 확장시킬 수 있는 것이므로, 그 모세혈관을 통과하여 어떠한 세포 조직체에 침투할 수 있고 또한 거기에 자리를 잡고 축적될 수 있는 것이다. 알레르기 반응은 항원항체반응이라고 부르는, 전신에 충격을 주고 졸지에 생명을 잃는 무서운 사고까지도 일으킬 수 있다.

불완전하게 소화된 음식물은 소장, 담낭에도 큰 고통을 준다. 담낭에 알레르기 반응을 가장 잘 유발하는 물질이 계란이며, 돼지고기도 때때로 심각한 문제를 일으키는 물질이다. 소화기관들 중에서 불완전 소화물에 제일 첫 번째로 영향을 받는 기관은 췌장일 것이며 췌장이 타격을 받으면 위에서 내려온 산성 음식물을 중화시키는 알칼리성 중탄산염을 분비하지 못하는 일이다. 산성 음식물이 중화되지 않을 때에 그 산은 소장에서 흡수되고 전신이 과산 상태에 빠진다. 그리하여 원인 모르는 두통이 일어난다.

불완전 소화물에 두 번째로 타격을 입는 췌장의 기능은 소화효소 생산을 중단하는 일이다. 그 췌장 소화효소들 가운데는 탄수화물, 단백질, 지방을 마지막으로 소화시키는 효소들이 포함되어 있으며, 그 효소들에 의하여 소화 과정은 거의 완성되고 소장에서 흡수되기 시작하는 것이다. 그 소화효소들이 충분히 생산되지 않을 때에는, 특히 단백질 소화가 그 이상 진행되지 않으며, 소장 벽에 비정상적으로 생긴 구멍을 통하여 혈류 속으로 그것이 흡수되는 일이 생긴다. 그리하여 전신에 알레르기 증상이 나타나게 된다.

단백질이 소화되지 않을 때에 일어나는 문제들 중의 첫 번째는 우리 몸이 충분한 아미노산을 얻을 수 없게 되는 일이다. 이것은 큰 문제이다. 우리 몸에 필요한 여러 가지 종류의 단백질이 형성되는 것이 불가능하게 된다. 알레르기를 위하여 싸우는 수많은 항체, 수많은 종류의 호르몬 그리고 10,000종이 넘는 효소가 모두 그러한 아미노산들로 만들어진다. 당뇨를 저지하는 인슐린과 우리에게 당장 필요한 소화효소들도 아미노산으로 만들어지는 것이다.

모든 사람이 건강하기를 희망하고 있다. 그러나 그들은 건강의 목적을 달성하기 위하여 무엇을 행해야 할 것인가에 관해서는 실질적인 지식을 가지지 못하고 있다. 건강에 관하여 그들이 가진 대부분의 정보는 텔레비전과 잡지 혹은 신문광고에서 얻은 것들, 이 사람 저 사람으로부터 들은 이야기이다. 배탈이 난 사람들은 위산을, 칼슘을 얻기 위하여 제산제를, 심장마비를 예방하기 위하여 아스피린을, 콜레스테롤이 낮은 식품으로 버터보다 마가린을 사용한 것들은 오히려 질병을 조장하는 것들이다. 건강하기를 원한다면 우리는 반드시 건강하게 되는 일을 수행해야 한다.

알레르기 정복을 위해서는 자연식품, 운동, 햇빛, 공기 그리고 항상 긍정적인 마음, 의식이 있어야 하며 그 가운데에서도 특별히 그 첫째 법칙이 되는 영양에 특별한 주의가 있어야 한다. 우리가 무엇을 먹을 것인가에 대하여 우리는 많이 알고 있는 것 같지만 사실은 많이 알고 있지 못하고 있는 것이 현실이다. 많은 사람들이 어떠한 음식물이 최상인지 그리고 그것이 왜 그런가에 대하여 확신하지 못하고 있다. 음식물에 대한 사람들의 지식은 주로 전통과 관습에서 온 것이며, 반드시 과학적인 증거가 있는 것은 아니다. 특히 알레르기 증상들은 오랜 세월 동안의 파괴적인 식사습관에 근본적으로 기인한 것이다.

알레르기 정복을 위한 밥상 혁명이란 첫째로 알레르기에 대한 바른 개념을 확립해야 하며 둘째로 좀 더 효소가 풍부한 자연식품을 선택하는 일이다. 당신이 피해야 할 식품은 고기, 계란, 우유, 치즈이며 정제된 식품인 9백 식품이다. 당신이 가까이해야 할 식품은 정제되지 않은 곡식, 과일, 채소이며, 당신이 진정으로 가까이해야 할 것은 나무와 숲이며 자연이다. 당신이 진실로 진실로 가져야 할 것은 긍정적인 마음과 깨어있는 의식이다. 자연은 당신을 사랑하고 당신을 기다리고 있다는 것을 기억하라.

전립선 비대증을 치유하는 것은 자연식품이다

어떤 경우이든 병원은 아니고, 약이나 수술, 영양보조식품이 아니라는 것을 꼭 알아야 한다. 그리고 꼭 알아야 할 것은 오랫동안의 잘못된 식생활로 전립선 비대증에 걸렸다는 것이다. 40세를 넘은 남자들이라면 두 명 가운데 한 명은 전립선에 문제가 있다는 것이다. 나이를 먹으면 먹을수록 그 확률은 더 높아진다. 70세에는 네 명 가운데 세 명이 80세에는 거의 모두가 그렇다는 말이다.

전립선이란 남성생식기에 속한 부속기관이며, 정액의 일부가 여기서 마련된다. 전립선은 방광에서 요도가 시작되는 바로 그 지점에 도넛 모양과 같이 요도를 두르고 있는 기관이며, 오르가즘이 시작되는 순간 거기서 만들어진 분비물, 정낭선에서 분비된 액체 그리고 정관에서 온 정충이 함께 짜내어진 정액을 요도로 내려가게 하는 작용을 한다.

전립선이 비대해져 갈 때에 요도를 두르고 있는 전립선의 내경은 더욱 좁아지고 요도는 더욱더 압박을 받는다. 그리하여 소변 시에 여러 가지 불편을 느끼는 증상들이 나타난다. 전립선 비대증은 생명에 위협이 되지는 않는다고 했지만 그대로 방치해 두는 것은 위엄한 일이다. 전립선 문제가 지속되면 그것은 방광 고장의 원인이 될 수 있다. 방광은 출구가 좁아지기 때문에 내용물을 배설하기 위하여 더욱 많은 힘을 쓰게 된다.

방광의 근육은 더욱 두터워지고 물을 수용할 수 있는 용량은 더욱 줄어든다. 그리하여 화장실 출입을 더욱 자주하게 된다. 갑자기 소변이 마려운 충동이 일어나는가 하면, 때로는 화장실에 미처 도착하기 전에 실수하는 일도 생긴다. 방광이 거기에 담긴 소변으로 인해 비정상적으로 흥분하고 경련을 일으키기 때문이다.

방광에 남은 소변 찌꺼기는 방광염, 방광석 그리고 신장 손상까지 유발할 수 있다. 방광을 완전하게 비우지 못할 때에 신장 역시 완전하게 비우지 못하는 문제가 생길 수 있다. 위험한 압력이 신장에 가해지기 때문이다. 최악의 경우에는 소변이 주는 압력과 그 내용 물질들로 인해 신장이 손상된다. 전립선 비대증은 전립선염, 방광염, 요도염을 일으키게 된다.

전립선염이란 신체의 다른 부분에서 병균들이 침입함으로 전립선 조직에 감염이나 염증이 일어난 상태를 말한다. 전립선암이란 전립선에 발생된 악성 종양을 말한다. 전립선암은 오늘날 남성들 사이에서 가장 유행하는 남성 질환이다. 남성들이 40~70세가 되면 반 이상이 발기 불능으로 고통당하고 있으며 성적 불능 치료약 비아그라가 세계 각국에서 수용되자 그 매상고는 천문학적이 되었고 그 제약회사는 일약 최대 제약회사의 하나로 등장하게 되었다.

전립선 수술과 유사한 수술이 편도선에도 시술되고 있었다. 과거에도 편도선에 문제가 생기면 그것을 바로 수술로 절단해 버리는 것이 상례였다. 그러나 오늘날은 편도선을 절단하는 일은 전염에 대한 저항력을 감소시키는 일임을 알게 되었고 이제 편도선 수술은 오로지 최후 수단으로만 실시하게 되었다. 편도선은 항상 식생활에 예민하게 반응하는 기관이며 식생활 개선으로 그 기능을 부활시킬 수 있다는 사실도 알게 되었기 때문이다.

전립선 문제 역시 그것이 매일의 음식물에 관계된 것이며 전립선이 요구하는 영양소 공급을 통하여 극복할 수 있다는 사실이다. 전립선 비대는 기본적 영양소의 결핍에서 오는 것이다. 이 말은 어떠한 사람이라도 전립선 비대를 예방할 수 있다는 뜻이며 또한 비록 전립선이 비대해져 있더라도 그 최후 수단으로 수술을 결정하기 전에 회복을 위하여 일할 수 있음을 의미한다.

현대인은 지방 즉 기름을 놀라울 정도로 다량 소비한다. 불행하게도 이러한 기름은 소위 포화지방이라고 하는 것인데, 이것이야말로 이 시대의 건강을 위협하는 큰 요인이다. 육류와 유제품을 다량으로 소비하는 식사의 변동으로 전립선 문제가 더욱 많이 나타나게 되었다. 이러한 현상의 또 다른 한 요인은 공장식 축산으로 사육되는 동물들의 고기에는 지방이 비상할 정도로 많이 함유되어 있다는 데 있다.

원시시대에 지방 소비는 총 에너지 소비의 20% 정도였으며 소비되는 지방의 종류도 역시 달랐었다. 산과 들에 자유롭게 사는 동물들의 지방은 몸무게의 단지 4%밖에 되지 않으며 그 지방의 대부분이 불포화지방으로 되어 있다. 그런데 현대의 농장에서 기르는 소의 지방은 몸무게의 30%이고 그 대부분은 포화지방으로 이루어져 있다. 사육동물과 야생동물이 가지는 지방의 차이, 바로 이것이 퇴행성질병을 발생시키는 주요 요인이다. 우리 인간과 가장 친숙한 가축인 개에게서 전립선 문제가 유행하고 있는 것이다.

전립선 문제를 감소시키기 위하여 사육동물의 고기, 소, 돼지, 양, 닭고기 등과 우유, 치즈, 버터 등 유제품까지도 통제해야 한다. 과잉의 당분 Sugar 역시 혈액의 트리글리세라이드 Triglyceride 수준을 높이는 것이며 우리의 면역성을 저하시키는 것이므로 백설탕, 황설탕, 과자, 사탕 등도 삼가야 한다. 이러한 식품들은 모두 긍정적으로 전립선 문제를 가져오는 요인이 된다. 그러나 섬유질 음식물 섭취는 필수적이다. 그것은 단순히 채소와 과일을 풍성히 섭취함으로 쉽게 얻을 수 있다. 낮은 포화지방, 고섬유질, 천연당의 식사는 전립선 문제를 치유해주는 열쇠가 된다.

임신과 출산은 여성의 존귀함이며 그것은 자연식품으로 완성해야 한다

남성의 존귀함은 일생 동안 여성을 사랑하고 여성이란 대지에 씨를 뿌리는 것이며 여성의 존귀함은 결혼하여 아이를 가지기 전까지는 남성을 사랑하지만 임신과 출산으로 아이를 가지게 되면 오로지 아이만을 사랑하는 일이다. 그것이 자연의 원리이다. 그래서 남성은 아이가 태어나면 가정에서 왕따가 되기 마련이며 남성은 다른 여성을 사랑하게 되며, 남성은 끊임없이 씨를 뿌리기를 원한다. 그것은 자연스러운 일이다. 그러나 인습과 사회윤리로 그것이 허락되지 않는 것일 뿐이다.

씨를 뿌리는 일이 남성의 존귀함이라면 뿌린 씨를 가지고 아이를 키우는 일이 여성의 존귀함이며 일생의 가장 큰 과업이다. 남성은 예술과 창작, 명예와 권력, 꿈과 이상에 목표를 걸지만 여성은 아이에게 모든 것을 바친다. 여성에게 있어서 아이는 예술과 창작이며 꿈과 이상이기 때문이다.

사랑은 변하는 것이며, 변하기 때문에 그것을 지키려고 하는 것이 사랑이다. 그래서 사랑은 안타까운 것이다. 변하는 것을 사랑하기에, 남성들이여 여성을 많이 사랑하라. 그리고 아이를 가진 여성을 이해하라. 여성들이여 남성을 많이 이해하라. 그리고 왕따가 된 남성을 조금쯤 사랑하라. 사랑은 외로운 두 사람이 만나 서로 기대는 것이 아니라 독립된 두 영혼이 만나 사랑하는 것이다. 그래야 온전하고 자유로운 사랑이 이루어진다.

여성에게서 자식이 결혼하여 떠나면 여성은 삶의 의미도 없어지고 설 자리가 없어진다. 아들을 가져간 며느리를 미워하게 되며 고부문제가 일어나기 마련이다. 남성은 60이 넘으면 명예와 권력, 돈에 대한 욕심도 퇴색되며 희미해진다. 열정도 식어지며 안주하고 싶어지고 자연으로 돌아가고 싶어한다. 그래서 그때 자연 속에서 전원생활을 해야만이 부부가 다시 화합하고 온전한 조화로운 삶을 이룰 수가 있는 것이다.

결혼이 두 사람에게 있어서 매우 중요한 것처럼, 임신과 출산 역시도 매우 중요한 일이다, 특히 임산부의 식사는 태어날 아기의 일생에 지울 수 없는 영향을 준다. 건강하고 인류 사회에 공헌할 수 있는 생명을 출산하기 위하여 기도하며 심사숙고하여야 한다.

인간 성장의 전반적 과정이 임신으로부터 출생 후 두 살까지의 영양에 크게 좌우된다. 임신과 출산 직후에 뇌는 신체의 다른 어떤 기관보다 더욱 신속히 자라난다. 태중에서 인간의 뇌는 모든 기관 중 가장 먼저, 가장 빨리 그리고 가장 크게 발달한다. 네 살까지 뇌의 무게는 성인의 90%에 이르지만 몸의 다른 기관들은 불과 20%에 미치지 못한다. 출생 후 만 1년이 지나면 뇌는 출생 시의 3배로 자라난다. 이러한 뇌의 급속한 성장은 다른 어떤 동물에서도 볼 수 없는 현상이다.

어머니의 부주의한 식생활은 태아가 지닌 잠재력을 십분 발휘하지 못하게 하고, 생산되는 뇌세포의 수를 제한한다. 그러므로 어머니의 밥상은 태아기뿐 아니라 전 생애에 영향을 끼칠 만큼 중대하다. 성인은 뇌의 무게가 체중의 2%밖에 되지 않지만, 뇌는 우리 몸이 사용하는 총 산소량의 20%를 그리고 총 영양소의 25%를 사용한다. 뇌는 2,000칼로리의 식사 중에서 대략 400칼로리를 사용한다.

매분 우리 몸의 영양분을 운반하는 혈액의 20%가 뇌에 공급되고 있다. 11조의 뇌세포Neurone로 이루어진 뇌 조직에는 과외의 혈액을 저장해둘 여백이나 저장소가 전혀 없기 때문에 혈액순환이 5초만 중단되더라도 무의식 상태를 초래할 수 있다. 충분한 영양소가 있을 때에 태아의 뇌세포들은 성장을 계속하고 24시간 동안 그 크기는 배로 늘어난다. 태반은 태아에게 영양분과 산소를 공급하도록 되어 있으며 태반에 결함이 있을 때에 태아는 적절한 영양을 받을 수 없게 된다.

그 결과 육체와 정신 양면으로 불완전하게 성장하거나 왜소한 어린이로 태어날 수 있다. 그 결함들은 차후에 적절한 영양을 받는다 할지라도 회복될 수 없다. 짧은 기간에 급속도로 자라는 성숙기에 있는데, 영양의 결핍이 있을 때에 어떤 기능은 그 발육이 영구적으로 저지되어 돌이킬 수 없는 불행을 초래한다.

태아와 영아의 뇌세포 생성에 그러한 특별한 성숙기가 주어지고 있다. 그 성숙기는 임신 15주에서 20주 사이에 그리고 25주에서 생후 24주 사이에 일어난다. 그러므로 어린이의 정신 발달은 그 시기에 영양 섭취가 얼마나 충실하였는가에 따라 크게 좌우되는 것이다. 특히 임신기에 조성되는 뇌세포의 크기와 수효와 질은 어머니가 섭취하는 영양에 따라 크게 결정되는 것이다.

어머니가 무엇을 먹는가는 태아의 정신과 육체를 위하여 극히 중대한 문제이다. 먹어야 할 것을 제대로 먹지 않았을 때에, 신생아는 이미 열등해졌거나 혹은 노화된 뇌를 가지고 출생할 수 있으며, 그 어린이는 일생 잠재력을 온전히 계발할 수 없는 운명에 놓이게 된다. 그러므로 태아의 운명이 어머니가 선택하는 음식물에 크게 의존되는 만큼 무엇을 먹어야 할 것인가 하는 문제의 중요성은 아무리 강조해도 지나칠 수 없다.

　어머니는 가능하면 다양한 자연식품을 섭취해야 하며, 거기에 비타민과 미네랄의 자원이 되는 신선한 과실과 야채를 결코 빼놓을 수 없다. 또한 배변을 돕기 위해 섬유질이 필요하다. 비타민과 미네랄 결핍은 태아의 뇌와 신체 기관의 발달에 큰 문제를 가져온다. 오늘날에는 정제된 곡물과 가공식품이 날로 증가하고 있기 때문에, 그러한 식품의 섭취로 귀중한 비타민과 미네랄을 빼앗기는 결과를 낳고 있다.

　어떠한 비타민이나 미네랄일지라도 그중 하나가 결핍되면 그것은 반드시 우리 신체 발달에 어떤 지장을 준다. 항산화제가 되는 영양소들(비타민A, E, C, 셀레늄, 아연 등)이 결핍되면 유리기Free Radical가 태아의 뇌세포 조성에 영향을 미쳐 신생아는 이미 노화 과정을 밟고 있는 상태로 출생하게 된다. 또한 비타민 B군과 엽산Folic Acid은 태아의 세포분열과 성장, 정상적 뇌와 심장의 발전, 선들과 면역, 피부와 눈, 혈액을 위하여 필요하다. 또한 그 비타민들은 어머니의 단백질과 탄수화물의 소화를 증진시키며 빈혈, 임신 중독증, 신경과민, 피부문제, 원기 쇠태 등 임신에 따른 여러 증후를 예방한다.

　그러나 우리가 예민하게 비타민, 미네랄의 종류에 대해서 반응할 필요는 없다. 신선한 과일과 채소를 혹은 꿀과 감식초 등을 섭취한다면 그것이 어떤 과일이든 채소이든 한 가지 식품에는 우리 몸에, 태아의 건강에 충분히 공급될 수 있기 때문이다. 왜냐하면 인체의 생화학 공장인 간에서 한 가지의 신선한 과일과 채소, 곡식을 가지고도 인체에 필요한 다양한 영양소들을 만들어줄 수 있기 때문이다. 어떠한 곡식, 과일, 채소라도 그 식품 안에는 그 식품이 신선하다면 비록 소량일지라도 인체에 필요한 모든 영양소들이 다 들어있기 때문이다. 그것이 바로 자연의 신비이다.

임신이란 참으로 신비스러운 생명 과정이다. 여성의 몸은 새로 출발하는 한 생명의 보금자리를 마련해 주기 위하여 계속 변화하는 생리현상들이 일어난다. 그로 인해 전날에 평범했던 일이 오늘에는 불편을 느끼는 일이 될 수 있다. 임산부는 독성과 부작용이 있는 대부분의 약품 사용을 금지해야 한다. 또한 고기, 계란, 우유, 치즈와 9백 식품을 피해야 한다.

임산부가 음식을 먹으면 토하고 메스꺼운 증세가 나타나는 것은 그 음식이 태아에게 좋지 않은 것이며 그리고 임산부 신체 내에 있는 기존의 독소 등이 태아에게 나쁜 것이므로 배출 시키려고 하는 자연 치유, 신체 정화 현상이다. 근본적인 원인은 생식을 하지 않고 화식을 하는 문제로 인한 것이다. 익혀서 죽은 음식은 그것이 좋은 자연식품이었을지라도 비타민, 미네랄, 효소, 생명이 사라진 노폐물이기에 신체는 이를 거부하는 것이다,

영아를 위한 최상의 음식물은 모유이다. 모유는 온전히 영아를 위하여 고안되고 만들어진 것이다. 모유 가운데는 영아의 섬세한 몸의 구조와 조직을 위한 적량의 단백질, 적량의 지방 그리고 탄수화물이 들어있다. 그것은 쉽게 소화되고 흡수되며 어린이의 몸의 필요를 채우고 건강하게 자라날 수 있게 한다.

우유는 성인에게도 나쁜 식품이지만 영아에게도 금지해야 할 식품이다. 소의 젖은 근본적으로 소를 위하여 있는 것이며 영아들을 위하여 만들어진 것이 아니다. 우유에는 단백질이 모유의 3배 이상 들어있다. 이러한 단백질은 어린이의 위에서 단단한 덩어리로 응고된다. 우유의 지방도 잘 흡수되지 않는 것이며, 그것에는 건전한 성장과 건강한 피부 유지에 긴요한 필수지방산이 결여되어 있다.

또한 우유는 모유보다 탄수화물이 적으므로 영아들에게 필요한 칼로리를 채울 수 없다. 우유는 뇌의 성장을 저지하고 몸의 성장만을 촉진할 수

있다. 그리고 염분이 과다하게 들어있어 영아에게 갈증을 일으키게 하는 원인이 된다. 아이가 계속 배고픔을 나타내는 원인이 우유에 있다. 우유를 먹었을 때 영아들은 여러 가지 증세가 나타난다.

  피부 증상으로 발진, 뾰루지, 두드러기
  소화관의 이상으로 복통, 설사, 변비
  호흡기관의 이상으로 콧물, 귓병, 천식, 호흡곤란
  불안한 태도와 체중이 늘지 않는 증세

이러한 증세들은 영아들이 우유에 대하여 민감하고 알레르기가 있다는 것을 보여준다. 이러한 증세들은 만 2세까지 계속될 수 있다. 최상의 방법은 우유 사용을 중단하고 수입 콩이 아닌 국산 콩을 갈아서 꿀을 첨가하면 해결이 된다.

임신을 계획하거나 이미 임신한 여성은 결코 정제 가공한 식품, 흰 밀가루와 백설탕, 산화된 기름, 정크푸드는 입에 대지 말아야 한다. 임산부는 무엇을 먹든지 그것이 사랑하는 태아의 장래 운명을 결정한다는 엄숙한 사실을 기억해야 한다. 어머니가 식욕을 통제하고 올바른 자연식품을 선택한다면 그 보수로 건강하고 아름다운 신생아를 출산하게 될 것이다.

만일 부부에게 아이가 만들어지지 않는다면 그들은 흰쌀, 흰 밀가루, 흰 설탕, 흰 우유 등의 정제된 9백 식품을 먹기 때문일 것이다. 그들이 건강하지만 아기를 갖지 못하는 것은 칼륨 등의 미네랄 부족이며 그것은 특히 꿀과 초에서 쉽게 얻을 수 있다. 식사 때마다 부부가 한 컵의 물에 꿀 두 숟가락, 감식초 두 숟가락을 커피를 마시듯이 조금씩 마시면 미네랄, 특히 칼륨의 섭취량을 날마다 증가시켜 드디어 임신하게 되고 건강한 아기를 낳게 한다.

꿀과 감식초는 자연에서 얻을 수 있는 가장 좋은 치유식품이다

우리의 심장은 즉각 사용하기 위하여 당분을 필요로 할 뿐만 아니라, 항상 장벽을 통하여 당분의 묽은 액이 혈관 속으로 흘러가도록 자연계가 설계해 두었다. 꿀에는 두 가지 종류의 당분이 있는데, 하나는 포도당으로 꿀의 40%이고 또 하나는 과당이며 꿀의 34%이다. 꿀을 먹으면 포도당은 곧 혈액 속으로 들어간다. 과당은 이보다 완만하게 흡수되어 혈액 중의 당분 농도를 확실한 수준으로 보존케 한다. 과당은 우리 몸이 처리할 수 있는 이상으로 혈액 중의 당분 수준을 올리지 못하도록 당분을 억제하는 일을 하고 있는 것이다.

날마다의 음식물은 과일, 꿀, 먹을 수 있는 잎과 뿌리에 있는 당질을 많이 먹고 고기, 계란, 우유, 치즈에 있는 단백질을 적게 먹어야 하는 것은 사람의 생애의 연장과 날마다의 음식물 섭취 사이에 긴밀한 관계에 의한 것이다. 일반적으로 믿어지고 있는 것은 동물의 최단 수명은 그 동물들이 성숙해지는 데 소요되는 기한의 5배라는 것이다. 앞에서 동물들의 모유 내 단백질 함량 비교표에서 보았듯이 인생의 처음 20년 동안은 심장과 혈관의 능력, 소화와 배설의 효율, 정신력과 육체의 기능, 또 자기 보존과 자기 방위의 감정들의 발달을 위하여 바친다.

동물과 같은 기준으로 생각하면 인간의 일생은 100세가 된다. 20세가 지나면 인간의 정신력과 인생의 목표는 확대해 가지만 육체 기구는 쇠퇴해 가는 것을 알 수 있다. 그러므로 정신력과 인생의 목표 등의 상승선과 하향선이 교차되지 않을 뿐만 아니라 80세가량이 되어도 절대로 교차하지 않도록 할 수 있으며 그것은 인간의 정신력과 인생 목표는 육체 기구가 그의 일과 열정을 계속하도록 보장해줄 때 최고의 모습을 나타내줄 수 있는 까닭이다.

　육체 기구가 쇠퇴하지 않고 강건해지기 위해서는 흙과 밀착하여 자연과 조화롭게 살며 날마다의 음식물을 과일과 꿀의 천연 당질을 많이 섭취하고 고기, 계란에 있는 단백질을 적게 먹는 것이다. 단백질 섭취를 많이 하면 성장이 빨라지는 대신 쇠퇴도 빨라지는 것이 자연계의 법칙이다. 그리고 이 인간 가옥에 상당히 오래 살 수 있도록 이것을 유지하고 재건할 수 있는 길은, 그 효율과 보존력은, 먹는 식품과 마시는 음료와 호흡하는 공기, 그리고 움직이는 활동에 달렸다.

　당신의 인간 가옥을 건축하고 또 이것을 재건하고, 그 효율을 보존하고, 오랫동안 그 속에서 살려면 당신의 몸에 미네랄(광물원소)을 가장 최우선적으로 공급해 주어야 하는 것을 알아야 한다. 이들 미네랄은 체내에서 원활한 운전을 확보해 주는 것인데, 이것은 생명을 뜻있게 해주는 것이다. 인체 기능에 포함된 미네랄 수가 얼마나 많은지 참으로 놀라운 일이다. 금과 은을 제외하고는 사실상 모든 미네랄이 몸 기능에 관여하고 있다.

　자연계에서 마련해 놓은 온갖 미네랄은 꿀과 초에 들어있다. 체내의 미네랄의 필요량을 충족시키는 데 지극히 간단한 처방은 한 컵의 물에 꿀 두 숟가락, 감식초 두 숟가락을 타서 하루에 여러 번, 그날의 정신적 또는 육체적 활동량에 따라 적당히 마시는 것이다. 이 혼합물의 맛은 감 술과 같다. 감식초는 감이 가지고 있는 미네랄을 그대로 가지고 있으며 꿀은 온갖 꽃이 가지고 있는 미네랄을 그대로 가지고 있는 것이다.

　동물은 병에 걸리면 먹는 것을 거절한다. 음식물을 먹지 않으면 체내에 새로운 생화학적 생태가 생기고, 이것이 회복을 빠르게 해준다. 만일 우리가 동물들을 흉내내어 회복력을 가진 생화학적 상태를 체내에 만들기를 원한다면 산성의 음료(몸에 들어가면 알칼리성으로 작용)를 마시기만 하면 된다. 사람들은 만일 식사를 한 끼라도 먹지 않으면 큰일이라도 일어날 것 같은 묘한 생각을 가지는 습성이 있다. 우리 몸은 필요 시를 위하여 체내에 예비 물을 가지고 있으므로 필요하면 보통의 병중에는 아무것도 먹지 않아도 별 지장이 없다는 것을 모른다.

동물은 먹이를 찾아서 온 들판을 헤맨다. 이것은 많이 걸어야 한다는 것이다. 어린 동물은 더 한층 활동적이다. 강아지와 새끼고양이는 뛰고 달리고 올라가고 맞붙어 싸우고 탐험하면서 항상 움직이고 있다. 나이가 들면서 먹이를 찾는 일에, 자신과 새끼를 적의 공격으로부터 막아내는데 몸의 운동을 집중시킨다. 만일 우리가 동물들을 본받는다면 우리들은 좀 더 걸어야 한다. 이상적인 운동은 정원을 만드는 것이다. 동물들이 먹이를 찾아 들판을 헤매는 것과 같이 정원을 꾸미는 사람은 몸을 움직이게 된다.

기후가 변하여 몸 기관의 무엇인가 다른 조정이 필요하게 되면 그들은 틀림없는 본능에 끌려 먹는 음식물까지 바꾼다. 그들이 자기 의사대로 살아간다면 무엇 하나도 정제한 것은 먹지 않는다. 그들은 맛있게 요리한 음식을 먹는 것이 아니고 자연계가 그들에게 준비해준 자연 상태 그대로의 먹이를 먹는다.

꿀은 훌륭한 식품일 뿐만 아니라 식품의 보조 구실도 한다. 꿀은 위장에서 발효를 막고, 빨리 흡수되며 새로운 피를 만드는 데 중요한 요소를 포함하고 있다. 또 완화제의 효과도 있으므로 변비를 막을 수도 있다. 또한 육체의 수면제로서 상쾌하고 깊은 수면을 할 수 있게 한다. 그리고 출산 전의 산모가 한 숟가락의 꿀을 식사할 때마다 양념으로 먹든가 또는 숟가락으로 직접 마시면 이것은 아기가 좋은 신경 계통을 만드는 데 큰 도움이 되는 것이다. 또한 출산 전의 어머니에게 꼭 필요한 산(酸)류는 요리한 식품에서는 찾을 수 없으므로 아침에 일어나자마자 꿀에 한 숟가락의 감식초를 마시면 그 부족을 보충할 수 있다. 이 음료는 아침에 구역질이 나는 것을 막아주며 또한 완화시켜준다.

꿀은 인체 내에서 소화시킬 필요가 없다. 꿀벌의 위에서 이미 소화가 되어졌기 때문이다. 뼈, 이, 머리털, 손톱을 만들고 있는 체내의 구성 요소는 칼슘 10에 인 4의 비율이다. 대체로 인은 결핍되지 않으나 부족한 것은 10의 비율을 이루고 있는 칼슘이다. 꿀을 먹고 피 중의 칼슘의 양을 올려야 한다. 혈액 연구가는 꿀을 먹은 지 두 시간 반이면 혈액 중의 칼슘 양은 상승하고 24시간은 존속한다는 것을 알고 있다. 날마다 섭취하는 꿀은 4의 인과 결합할 수 있는 10의 칼슘 양을 유지시켜 준다.

성장 기간 중, 정상 이하로 자라면 칼륨 부족이 원인이라고 할 수 있다. 발바닥에 못이 생기든지 머리털이 빠지면서 감소된다든지, 이의 부식, 쪼개지는 손톱 등의 현상은 칼륨의 필요량이 몸에 결핍되어 있다는 것을 나타낸다. 칼륨은 인체의 연한 조직에 있고, 칼슘은 단단한 조직에 있다. 칼륨이 전혈관 계통을 위협하는 경화작용을 느리게 해준다. 사과초나 감식초의 칼륨은 육체 조직을 연하게 하고 부드럽게 해준다.

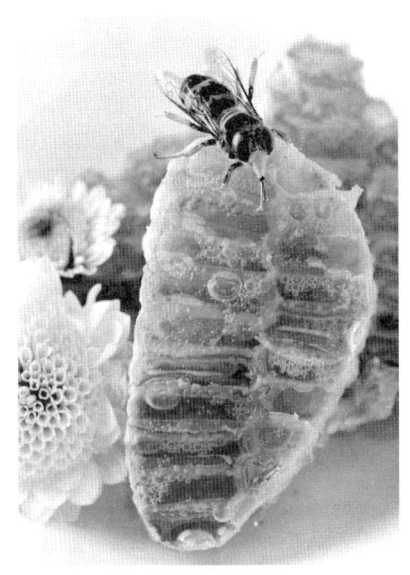

체내 세포가 수분을 흡수하는 것을 수화水和작용이라고 하며, 배출하는 것을 탈수작용이라 한

다. 박테리아는 자기 보존에 필요한 수분을 육체의 세포로부터 빼앗는다. 그러나 육체의 각 세포에 칼륨이 충분히 포함되어 있으면, 세포는 거꾸로 박테리아로부터 수분을 빼앗는다. 그러므로 과일, 딸기, 먹을 수 있는 잎과 뿌리, 꿀과 같은 칼륨 자원인 식품을 섭취하거나 사과초나 감식초를 섭취하면 체내의 세포는 박테리아와의 싸움에서 이기는 데 필요한 수분 흡수력이 강한 칼륨의 보급을 받게 된다.

약으로 사용하는 사과초나 감식초의 효력은 각양각색이다. 그 이유의 하나는 이것이 많은 미네랄을 칼륨과 결합시켜 주는 까닭이다. 이들 미네랄은 인, 염소, 나트륨, 마그네슘, 칼슘, 황, 철, 풀루오르, 실리콘 그 밖의 많은 미네랄 등이다.

"하루 한 개의 사과는 의사를 필요치 않는다."는 것은 잘 아는 속담이다. 그 진리의 핵심은 사과는 우리들 인간 몸에 아주 건강적이라는 이야기이다. 사과초는 원래의 사과에 있는 미네랄을 모두 가지고 있으며 사과 중의 당분이 초의 성분인 산으로 변하여 우리 몸에서 화학적인 변화를 일으킨다는 것이다.

사과초 대신 감식초를 사용하여도 같은 효과가 일어난다. 요즘의 사과는 농약을 치지 않으면 수확할 수 없는 실정이지만 감식초를 만드는 산중의 감은 개량되지 않은 나무라서 농약을 치지 않아도 병이 없다. 감식초는 가을에 잘 익은 감을 따서 그대로 항아리에 넣어 뚜껑만 덮어 놓으면 겨울이 지나 초가 되고 다음 해 6월경에 초가 된 물만 거르면 된다. 내가 그래도 보통 사람보다는 훨씬 건강하고 30년 넘도록 감기 한 번 걸리지 않은 것은 꿀과 감식초의 효능이 크다고 할 수 있다. 그래서 이곳 구수골에 정착하여 살게 되면서 먼저 시작한 것이 벌을 키우는 것과 주위에 있는 감을 따서 감식초를 만드는 것이었다.

식사 때마다 한 컵의 물에 꿀과 감식초를 두 숟가락씩 넣어 마신 사람이 밤에 보아 놓은 변기의 소변을 다음날 아침에 보면, 변기에는 붉은 빛깔의 먼지 같은 침전물이 하나도 없는 것을 볼 수 있다. 이것은 소변에 주목할 만한 화학변화가 일어난 것을 말해주는 것이다. 신장에 신장염이라는 염증이 생기면, 소변에 고름 세포가 나오게 되는데 꿀과 감식초를 탄 물을 마시면 대부분은 이 증세가 없어진다.

과잉의 지방을 제거하기 위하여도 꿀과 감식초 탄 물을 마시면 큰 효과를 볼 수 있다. 드레스가 몸에 딱 맞게 된 여성은 식사 때마다 커피 마시듯 하면 대개 두 달 후에는 허리를 1인치 정도 줄일 수 있다. 두 달 더 지나면 또 1인치 정도 줄며, 다섯 달 후에는 또 1인치가 줄 것이다. 일 년 후에는 드레스 사이즈가 50이었던 사람은 42를, 20인 사람은 18을 입게 될 것이다. 만일 배가 나온 남자가 이렇게 하면 2년 내에 그 나온 배가 없어질 것이다.

육체에 진정 효과를 줄 수 있는 꿀은 잠을 오게 하는 가장 좋은 약이다. 꿀은 이미 벌의 위에서 소화되어졌으므로 인간의 위에서 소화될 필요 없이 그대로 육체에 이용된다. 입에 넣고 20분 후면 혈액에 혼합된다. 만성의 피로를 치료하는 가장 좋은 처치는 한 컵의 꿀에 세 숟가락의 초를 섞어 자기 전에 이 혼합체를 두 숟가락 먹는다. 그러면 이불 속에 들어가서 30분 이내에 자게 될 것이다. 만일 한 시간 이내에 잠이 오지 않으면 다시 두 숟가락을 먹고, 그대로 잠이 오지 않으면 다시 두 숟가락을 먹으면 해결될 것이다.

꿀과 감식초는 만성피로와 관절염에 효과적이다

당신의 만성피로를 완치시키려면, 비누를 쓰지 않는 것을 진지하게 생각하기 바란다. 물에 젖은 비누 표면에 나이트라진 시험지를 대어보면 종이는 청색이 되면서, 강한 알칼리성 반응을 보일 것이다. 알칼리성인 이상, 비누는 당신이 퇴치하려는 만성피로를 당신 몸에 더해주는 구실을 할 것이다. 비누는 결국 사람이 만든 것이지 나무나 풀 속에 들어있는 것은 아니다. 이와는 반대로 산(酸)은 대자연 곳곳에 산재하고 있다. 식물 중에 갖가지 상태로 존재하는 것을 볼 수 있을 것이다.

만일 피부를 깨끗이 하는 재료가 산성이면, 당신은 피부에 정상적인 산을 주어야 한다. 피부가 산성이면 피를 그곳으로 끌어당긴다. 그러나 알칼리성 비누나 물 등을 묻히면 피부는 청백색으로 변하게 되고 건강하게 보이려면 화장을 할 필요가 생긴다. 피부에 정상적인 양의 피가 있으면 핑크색으로 반짝인다.

이와는 반대로 청백색의 피부는 대체로 산성이 결핍되어 있다. 만일 때를 씻기 위해 꼭 비누가 필요하면 될 수 있는 한 조금만 쓰고, 그 후에 감식초와 물의 혼합액을 발라준다. 이렇게 하면 피부는 원래의 산성 반응으로 돌아간다. 똑같은 이야기를 목욕에도 할 수 있다. 욕탕에 300㎖가량의 감식초를 넣고 적어도 15분간 그 물에 잠기어 있으면 된다.

내 피부가 산성이 아닐 때, 어떻게 하면 이것을 알 수 있느냐고 묻는다면 대단히 간단한 증세가 있다. 알칼리성 반응을 가진 피부는 가렵다. 당신의 머리나 피부의 표면이 가려운 것은 당신 몸이 특수한 방법으로 당신에게 호소하고 있는 것이다. 비누를 쓰지 말고 피부를 정상적인 산성으로 돌리고 가려움이 없어지는 세제를 쓰라고 호소하는 것이다. 만일 당신이 남자로서 머리가 가려우면 한 컵의 물에 사과초나 감식초를 찻숟가락으로 하나를 혼합하여 빗을 그 속에 넣어 적신 다음 축축하게 될 때까지 계속하여 머리를 빗으면 된다.

당신이 만성피로로 괴로워하면 먹어서는 안 되는 식품이 몇 가지 있다. 이때도 사람은 동물의 지도를 받아야 한다. 예컨대 새는 밀은 먹지 않는다. 만일 배합사료 중에 밀을 넣어주면 닭은 밀은 남겨 놓고 다른 것만 먹는다. 젖소도 그 사료에 밀가루가 많으면 먹지 않는다. 먹는다는 것은 힘을 얻기 위함인데, 약해진다든지, 병에 걸린다든지 하는 것을 동물은 본능적으로 잘 알고 있다. 밀을 먹으면 약한 새끼를 낳게 된다는 것을 잘 알고 있다.

만성피로에 괴로워하는 사람은 해산물을 먹고 살아가는 법을 알아야 한다. 피로의 원인 중 하나는 생선 등 바다에서 산출되는 것에 풍부하게 있는 요오드 같은 미네랄에 대한 심한 결핍이다. 볶은 콩도 만성피로에 고민하는 육체는 잘 받아들인다. 편두통으로부터 구해주는 길은 알칼리성을 일으키는 갖가지 원인을 없애는 것이다. 산의 섭취는 사과초나 감식초를 날마다 사용하여 증가시키도록 한다. 또 많은 편두통은 꿀을 쓰면 예방될 수 있다. 그러나 만일 두통이 다시 생기면 곧 한 숟갈을 더 먹는다. 꿀은 소화 과정이 필요 없이 곧 혈관으로 들어가게 되므로 30분 후에는 두통이 없어진다.

자연계가 인간을 위하여 준비해둔 계획은 고기, 계란, 우유, 치즈, 두부 등 단백질을 많이 가지고 있는 식품보다 과일, 채소, 꿀 등 탄수화물을 먹게 하는 것이다. 인간은 이 자연의 계획을 자기 마음대로 변경시켜 탄수화물이 적고 단백질이 많은 식품을 찾아 먹기 시작하였다. 이때 그는 고혈압에 걸리는 제 일 보를 딛게 된 셈이다. 날마다 단백질을 많이 섭취하면 우리의 피는 원래의 약한 알칼리성을 훨씬 넘어 강한 알칼리성이 된다. 그러나 이 강한 알칼리성을 없애려면 사과초, 감식초를 마시면 된다.

당신이 나이를 먹게 되면, 날마다 칼륨의 섭취량을 많이 해주어야 하다. 원칙적으로 꿀, 신선한 야채, 과일 등을 섭취하여 칼륨을 보급해야 한다. 짠 음식과 소금으로부터 취하는 나트륨의 배가 되게끔 칼륨을 취해야 한다. 칼륨의 섭취를 증가시키는 방법은 칼륨이 많은 고추를 먹는 것, 꿀과 초를 탄 물을 마시는 것, 포도주스, 사과주스를 마시는 것이다.

매 식사 때마다 꿀과 초를 섞어서 먹으면 아주 효과적이다. 이 혼합액을 마신 다음날은 관절의 고장이 약 20% 좋아지고 그다음 날은 더 좋아진다. 그달 끝 무렵엔 75%가 좋아지며 관절이 자유롭게 된다. 또한 등어리나 후두부의 아픔도 사라진다.

박테리아가 벌꿀 중에서는 살 수 없는 것은 꿀은 훌륭한 칼슘 자원인 까닭이다. 칼륨은 박테리아가 생존하는 데 필요한 수분을 흡수해 버린다. 벌꿀에서는 다른 것에서는 볼 수 없는 생명력이라는 특성을 가지고 있다. 육체가 좋은 건강을 쌓아 올리고, 또 그것을 유지하려면 미네랄이 꼭 필요하다는 사실을 생각해 볼 때 벌꿀에 대한 어떠한 미네랄이 있는지 알아야 한다.

철, 구리, 망간, 규산, 염소, 칼슘, 칼륨, 나트륨, 인, 알루미늄, 마그네슘 등은 모두 벌꿀 중에 포함되어 있다. 이것들은 원래 식물이 자라는 흙으로부터 빨아올려, 꽃의 꿀주머니에 모아둔 것을 벌이 꿀의 주원료로서 채취한 것이다. 그러므로 벌꿀이 생기게 되는 제 일 보인 흙 중의 미네랄 함유량에 따라서 벌꿀도 갖가지로 다르다.

식품 문제의 권위자들은 벌꿀 중의 미네랄을 등한시했다. 이 함유량은 중요시하기에는 너무 미량이라고 생각하였기 때문이다. 그러나 지금은 인체가 필요로 하는 많은 종류의 미네랄은 아주 미량으로 우리들의 몸의 균형을 이룰 수 있다는 것을 알았다. 벌꿀은 보통 사람이 필요로 하는 미네랄을 거의 적절한 양을 포함하고 있다.

구리, 철, 망간 등은 엷은 빛깔의 벌꿀보다 진한 빛깔의 벌꿀에 더 많이 있게 된다. 영양가로 보아서 철이 제일 중요하다. 그 까닭은 피를 빨갛게 해주는 물질 즉 헤모글로빈 때문이다. 우리는 식사로부터 헤모글로빈을 만든다. 이 물질은 무엇보다 중요한 산소를 육체 조직에 운반해주는 힘을 가지고 있다. 거기에 철분이 포함되어 있지 않으면 헤모글로빈은 산소를 보존할 수가 없을 것이다. 빈혈로 괴로워하는 환자의 혈액 중의 헤모글로빈 함유량을 늘려주고, 철이 병의 치유력을 내게 할 수 있도록 힘을 내게 해주는 것은 구리이며 구리는 철의 힘을 강하게 해준다.

벌꿀에 포함된 비타민 함유량은 어떤가? 꿀은 자연계의 완전한 생산물이므로 그런 뜻에서도 비타민을 가졌다고 기대된다. 수많은 꽃가루는 거의 모두가 어떤 과일과 야채보다 비타민 C를 많이 가지고 있다. 벌꿀은 그런 꽃가루를 포함하고 있다. 꽃가루를 많이 포함하면 할수록 벌꿀은 더 많은 비타민 C를 가지고 있는 셈이 된다.

가장 중요한 것은 벌꿀이 비타민을 우리에게 운반해주는 매개물이라는 것이다. 정말 과일이나 야채와는 비교도 되지 않는다. 시금치는 채집 후 24시간 안에 비타민 C의 50%가 없어진다. 과일은 저장하고 있는 동안 대단히 많은 양의 비타민을 잃어버린다. 당분도가 높은 많은 식품과 같이 벌꿀에는 비타민 B_1은 많지 않지만 B_2와 니코틴산은 상당히 많다. 그러나 영양학자가 건강에 필요하다고 생각하는 비타민의 전량을 가지고 있다.

꿀은 육체 재건의 재료이다

벌꿀은 식사 메뉴를 갖가지 모양으로 변화시켜주고 향기롭게 해주는 부식인데, 이런 것은 제쳐놓고라도 꿀은 우리 몸을 만들고, 또 재건하는 데 필요한 많은 것을 아주 풍부하게 가지고 있으므로, 육체 재건의 재료라고 할 수 있다. 이것은 아주 빨리 에너지를 만들어 준다. 건강한 하루의 일과를 시작하는 데 필요한 에너지를 손쉽게 내주므로 아침 식탁의 비품으로 특히 적당하다. 다른 당분과 비교하여 벌꿀의 좋은 점을 알아보자.

1) 위장의 내벽을 자극하지 않는다.
2) 쉽고 빠르게 동화한다.
3) 바라는 에너지를 곧 얻을 수 있다.
4) 운동선수 등 많은 에너지를 소비하는 사람의 피로를 급속히 회복시킨다.
5) 모든 당분 중 신장을 가장 자극지 않는다.
6) 자연적이고 순한 설사약이다.
7) 육체를 진정시키는 진정효과가 있다.
8) 쉽게 얻을 수 있고 값이 비싸지 않다.

그러나 무엇보다도 의학적 가치가 꿀의 최고 좋은 점이다. 신경질적인, 튼튼하고 강한 경마형의 사람이 식사 때마다 꿀을 섭취하면 조용해지는 진정제이다.

날마다의 식사 때마다 섭취하여도 사람 몸에 좋기만 하고 조금도 해를 주지 않는 것을 어디 가서 구할 수가 있겠는가? 밤에 잠을 편안하게 잘 자게 해주는 감미료가 또 어디 있겠는가?

　벌꿀은 위의 진정제이기도 하다. 이것은 또한 기침의 고통을 없애주기도 한다. 벌꿀은 변비에 대해 아주 약한 완화제이지만 아주 효과적이다. 때로는 동맥의 아픔을 제거해 주는 힘도 가졌다. 날마다 벌꿀을 먹고 관절염이 나았다고 하는 것은 결국 벌꿀로 칼륨의 부족이 충족된 것이며, 염증을 해소시킨 것은 벌꿀에 있는 비타민, 미네랄이 경락과 혈관 그리고 조직 세포에 있는 이물질, 독소를 분해한 것이다.

　벌꿀은 여러 가지 효과를 가지고 있는데, 노년을 보다 더 평안하게 해준다. 흰 설탕보다 값이 비싸므로 꿀을 먹을 수가 없다고 하는 사람이 있으면 나는 섭섭하게 생각한다. 그런 사람에게는 건강은 자기가 원하는 대로 가질 수 있는 것은 아니라고 나는 역설해 주고 싶다. 좋은 건강은 자기가 노력하여 획득해야 한다. 결국 당신은 식료품 상점이든, 약국에든 돈을 지불하지 않으면 안 된다. 당신이 병에 걸리면 당신이 식료품으로 절약한 돈을 건강을 되찾기 위해서 모조리 병원과 약국에 지불해야 한다. 벌꿀과 같은 올바른 식품을 구함으로써 당신의 회계는 절약이 된다.

　당분은 흡수되면 혈액으로 들어가 간장으로 가서 글리코겐이라는 동물 전분으로 변한다. 만일 탄수화물(전분이나 설탕)을 많이 섭취하여 간장에 글리코겐이라는 형태로 저장해 둘 한도가 지나면, 그 과잉 분은 조직 내에서 지방으로 변하고 지방이라는 형태로 축적된다.

　벌꿀은 이와는 다른 특별한 결과를 가져온다. 처음의 15분간은 포도당을 제외하고는 쉽게 흡수되는 텍스트로오즈와 레브로오즈가 서로 결합되는 까닭이다. 벌꿀은 그 텍스트로오즈가 빨리 체내로 흡수되고, 벌꿀은 텍스트로오즈를 너무 많이 포함하고 있는 설탕류보다 훨씬 좋다. 그것은 우리 몸이 쉽게 처리할 수 있는 이상의 높은 수준까지 혈액 중의 당분을 높여주지 않는 까닭이다.

바다에는 생명에 필요한 모든 요소가 있고 해초는 미네랄의 보고이다

내가 할 수 있는 가장 아름다운 일은 무엇인가? 그것은 무엇보다 자신을 사랑하는 일이며 그리고 그것은 자신의 몸안에 미네랄을 넣어주는 일이다. 그래야 세포가 살아나고 생명력이 일어나는 아름다운 일이 이루어진다. 그대는 사랑으로써 그것을 했나요? 그 동기는 사랑이었나요? 막연히 음식을 몸안에 집어넣지 말고 사랑의 마음으로 그 음식을 느끼며 먹으라는 것이며, 그때에 사랑의 에너지가 발현되는 신비로움이 일어난다.

바다에는 생명에 필요한 모든 요소가 있고, 해초는 미네랄의 보고이다. 문명의 혜택이 인간의 삶의 질을 올려준 것일까? 그것은 아니다. 오히려 인간의 삶의 질을 떨어뜨린 것이다. 삶의 질을 떨어뜨린 나쁜 점 중에서도 미네랄을 가진 식품이 없어진 것은 가장 나쁜 점이다. 인간 육체의 구성에는 미네랄이 가장 중요하며, 이 미네랄은 꼭 있어야 한다. 바다의 해초는 이와 같은 미네랄을 공급해주는 중요한 자원이다. 바닷물은 여러 가지 화합물을 녹이고 있으므로 대단히 중요한 물이다. 무기물을 약 3.5% 포함하고 있는 실로 복잡한 물이다. 해초는 이 무기물을 유기물의 형태로 바꾸어준다.

바다는 지표의 가장 낮은 곳에 있으며 무엇이든지 받아들이는 바다다. 자연계의 갖가지 활동력은 갖가지 물질들을 여기에 넣어준다. 물에 떠서 돌아다니는 것은 그대로 빨리, 또는 무엇인가에 따라서 서서히 밑으로 밑으로 바다로 들어간다. 모든 것은 물에 녹아서 바다로 들어가며 마치 마술에 걸린 것처럼 영구히 바다 속으로 들어가서 무엇인가에 쓰여진다. 이렇게 하여 바다는 축적된 화학 재료의 창고이다. 여기에 비하면 육지의 자원이란 비교도 되지 않을 정도로 빈약하다.

끊임없이 바다로 물질을 운반해 주는 최대의 힘은 물이다. 갖가지 힘이 미네랄을 바다로 보내주는 일을 돕고 있다. 번갯불이 치면 그 부근의 공기 중의 질소를 산화시켜 질산을 만든다. 이것은 비에 녹아 땅에 떨어지고, 몇 가지 미네랄을 녹여 질산염을 만든다. 그 일부는 식물에 흡수되고 일부는 바다로 들어간다. 아주 많은 양이 바다로 들어가는데, 좀 느리지만 모든 미네랄은 아무튼 바다로 흘러들어 가게 된다. 규토, 모래, 알루미나, 인 등도 조금씩 바다로 들어가는데 지질시대를 생각하면 이것도 막대한 양이다. 산과 언덕도 서서히 무너지고 있다. 골짜기도 깎이고 바위로 부서져 분해되고 녹고 씻겨 내려간다.

생명에 필요한 요소는 바다 속이면 어디에나 있다. 바닷물의 조성은 건강한 사람의 피와 거의 같은 화학 조성이다. 바다에는 부족한 것이 없고 또 없을 수 없다. 생명에 필요한 모든 요소가 어디에든지 있고, 바다의 식물과 동물은 무엇이든 자기가 필요한 것을 선택한다. 해산물은 우리들의 식품에 필요한 모든 요소를 가지고 있다. 왜 해산물로 식생활하는 사람이, 해산물을 먹지 않는 사람보다 병에 걸리지 않는가? 이 답은 건강에 필요한 미네랄을 가지고 있는 것이 바다에 완전히 구비되어 있기 때문이다.

바다의 식물은 미네랄이 많은 매체 중에서 자라며, 거기에서 중요한 미네랄을 섭취하여 저장한다. 식물이든 동물이든 바다의 것을 우리가 먹으면, 이들 미네랄이 흡수되어 건강을 유지하고 개선해 준다는 놀라운 화학 작용을 하게 하는 것이다. 바다에서 얻을 수 있는 것 중에서, 균형이 잡힌 식사에 필요한 최후의 한 끝을 이루는 요소가 요오드이다.

육체 구성에 가장 중요 미네랄 요소를, 그 중요성의 순서대로 배열해 보면 요오드, 구리, 칼슘, 인, 망간, 나트륨, 칼륨, 마그네슘, 염소, 황이다. 이 중에서 요오드만 제외하고는 그 기원은 육지이다. 그러므로 우리들이 육지의 산물을 섭취하면 이것들을 충분히 취할 수 있는 것은 당연하다. 자연계도 틀림없이 그렇게 의도하고 계획하였다. 그러나 인간들이 육지에 살고 있는 것은 모조리 없이 할 줄은 자연계는 생각조차 못했었다. 인간들이 이렇게 함으로써, 비가 토지를 침식하고, 귀중한 미네랄을 녹이고, 냇물을 통해 바다로 운반했다. 그 결과 땅에는 미네랄이 없고, 따라서 미네랄이 부족한 식품이 나오게 되었다.

사람은 감미나 전분이나 지방이 부족할 때는 이것을 곧 알 수 있게 된다. 육체는 거의 즉시로 위험 신호를 보낸다. 정상적으로 건강한 사람이면 식욕이 필요한 것을 알려주게 된다. 먹을 것이 많은 이 시대에 부족병이 많이 생겼다. 이 병은 모두 식사 중에 중요한 요소가 없는 까닭인데 그중에서도 가장 부족한 것이 미네랄이다. 갑상선은 요오드를, 부갑상선은 코발트와 니켈을 필요로 한다. 부신선은 마그네슘을, 췌장은 코발트와 니켈을 필요로 한다. 뇌하수체 전엽은 망간을, 후엽은 염소를 필요로 하며, 생식선은 철을 필요로 한다.

흙이 미네랄 결핍이므로 우리의 식사도 미네랄 부족인데, 이 미네랄이 다행스럽게도 바다에 모두 있다. 그러므로 바다에서 미네랄을 구해야 하며 이 모든 미네랄은 바다의 풀인 해초에 있으므로 규칙적으로 해초를 먹어야 하는 것을 기억해야 한다. 바다의 야채인 해초는 인간과 동물이 필요로 하는 식품 성분을 풍부하게 가지고 있다. 해초가 바닷물로부터 섭취하여 저축하고 있는 풍부한 미네랄은 유기적 콜로이드 상태로 존재하므로 그대로 신속하게 사용되며, 직접 사람 몸으로 전달된다.

당신은 세 개의 R자에 관심을 가질 필요가 있다. 즉 저항력Resistance, 수리Repair, 회복Recovery이다. 첫째는 병에 대한 저항력이고 둘째는 만일 사고가 났을 때, 육체 조직의 상처를 수리해 주는 힘이고, 마지막은 병에 걸렸을 때 육체가 회복력을 가지고 있는가 하는 것이다. 요오드는 병에 대한 저항력을 가졌다. 요오드는 갑상선 자극에 필요하다. 인간의 갑상선은 목 밑 부의 앞면에 있다. 체내의 혈액 전부는 17분마다 갑상선을 통과한다. 갑상선을 만들고 있는 세포는 요오드에 대해 유사한 성질을 가졌으므로 17분마다 피가 통과할 때 이 갑상선이 분비하는 요오드는 피부의 상처, 코와 목구멍의 내피 또는 소화기관의 식품 흡수 등을 통하여 침입해오는 악한 세균 같은 것을 죽인다.

만일 갑상선이 적당히 요오드를 보급받고 있으면 강한 독성의 것도 갑상선을 통과할 때 약화되어진다. 17분마다 통과하므로 점점 약화되고, 나중엔 죽게 된다. 만일 갑상선이 보급을 받지 못하면, 자연계의 의도에 배반되므로, 혈액 내에 침입하여 순환하고 있는 유독한 세균을 죽일 수 없다. 갑상선이 가지는 요오드의 함유량은 각 개인이 먹는 식사 중의 요오드에 달려 있다. 만일 요오드가 거의 없는 식사를 하면 갑상선은 일에 필요한 중요한 요소를 잃어버리게 된다.

갑상선은 혈액 중의 세균을 죽일 뿐만 아니라 날마다의 일을 위한 에너지를 재건하는 것이다. 당신이 가진 에너지와 당신의 요오드의 섭취 사이에는 명확한 관계가 있다. 에너지가 고갈되었다는 느낌이 오래 계속되면 요오드 결핍이라고 생각해야 한다. 또한 정신과 인내력이 그날의 일에 충분하지 않다고 느낄 때는 반드시 요오드를 섭취할 필요가 있다.

요오드의 제 2의 기능은 육체를 안정시키고 신경의 긴장을 풀어 준다. 신경의 긴장이 높아지면 신경질적이 되고 밤에 잠을 이루지 못한다. 육체는 항상 싸움하는 상태에 있으며 먹느냐 먹히느냐의 태세를 갖춘다. 이럴 때 육체에 요오드를 투여하면 신경의 긴장이 풀어지고 몸을 휴식시킬 수 있어서 필요시를 위하여 체내에 여분의 힘을 만들고 저축하여 평화와 안정 상태로 된다.

원하지 않는 지방 축적의 문제가 있다면 요오드는 우리들이 가진 가장 좋은 산화촉매의 하나이다. 이 촉매는 말하자면 우리가 날마다 먹는 식품을 태우는 불로, 육체 내에서 태우는 성냥 같은 것이다. 만일 이 식품이 적당히 타지 않으면 원치 않는 지방으로 되어 몸에 축적된다.

갑상선은 17분마다 한 번 갑상선을 통과하는 혈액으로부터 요오드를 공급받고, 이것을 자기를 위하여 저축하는데 잘못하면 이 저축한 요오드를 잃어버리기도 쉽다. 예컨대, 염소를 넣은 물을 마시든지 또는 소금을 너무 많이 섭취하면 갑상선의 저축은 감소된다. 할로겐 원소의 치환 법칙은 잘 알려져 있다.

할로겐	불소	염소	브롬	요오드
원자량	$19.^0$	$35.^5$	$80.^0$	$127.^0$

이들 네 가지 할로겐의 임상적 활동은 각각 그 원자량 무게에 반비례한다. 이 뜻은 이들 할로겐 원소는 어느 것이나, 그것보다 원자량이 무거운 원소와 바뀔 수 있다는 것이다. 원자량이 가벼운 원소는 바꿔지지 않는다. 예컨대 원자량이 가벼운 불소는 염소, 브롬, 요오드와 바꿀 수 있다. 똑같이 염소는 불소만 바꿀 수 없으며 브롬이나 요오드는 바꿀 수 있다. 또 브롬은 육체 내의 요오드를 쫓아내고 자기와 바꾼다. 요오드가 가장 무거운 원자량을 가지고 있기 때문이다.

이런 잘 알려진 화학법칙은 음료수에 정화약으로 염소를 가하는 것이 얼마나 위험한가를 말해준다. 이런 정화수를 마시면 인체에 나쁜 음료수를 넣어주는 셈이다. 이것은 유해한 세균 문제를 그만두고라도, 이 염소가 우리 체내에 아주 중요한 요오드를 쫓아내는 까닭이다. 우리들이 요오드가 부족한 지역에 사는 까닭에 또 음료수에 염소를 넣어 주었기 때문에, 우리들이 자주 병을 앓고, 에너지와 인내력이 없어지고, 신경이 흥분되고, 명확한 사고 능력이 없어지고, 원치 않는 지방이 축적되어진다면, 어떤 방법으로 육체가 요구하는 선까지 요오드 함유량을 높일 수 있을까?

그 첫 번째는 요오드가 많은 식품인 바다에서 얻을 수 있는 해초이다. 그리고 무, 아스파라가스, 당근, 토마토, 시금치, 감자, 완두콩, 딸기, 버섯, 바나나, 양배추, 양파 등이다. 요오드는 육체 기구를 움직여 육체에 평화와 진정을 주고 예비 에너지를 만들며 또 축적시켜준다.

매실 효소는 100일이 아니라 1년 이상 지나야 온전하게 발효된다

존재하는 모든 것은 다 좋은 것이다. 매실에 존재하는 모든 것은 과육, 껍질, 씨 모든 것이 다 좋은 것이다. 나는 당신의 어떤 점은 좋고 어떤 점은 싫어하지 않는다. 나는 당신의 모든 것을, 결점도, 유별난 성격도, 어떤 음식을 좋아하는 것도 다 사랑한다. 왜냐면 아름다우면 사랑하는 것이 아니고, 사랑하면 아름답기 때문이다.

매실의 씨는 독성이 있다고 하여 매실효소를 담근 뒤 100일 만에 꺼내야 한다는 것은 잘못된 상식이다. 발효 식품은 무조건 오래 두어야 익어지고 맛이 좋아진다는 것이 원칙이다. 된장, 간장, 고추장, 김치, 와인, 효소 등 모든 것은 오래될수록, 세월이 지날수록 더욱 익어지고 유기물질이 더욱 풍부해지고 맛과 향이 깊어진다.

내가 죽지 않을 정도의 외부의 공격은 나를 더욱 강하게 만든다. 적당한 스트레스, 적당한 독소, 적당한 물질의 부족, 적당한 안 좋은 환경, 적당한 사랑의 줄다리기가 있을 때 그것은 우리의 삶의 의욕을 더욱 강하게 하고, 더욱 안타깝게 하고, 더욱 간절하게 원하게 만든다. 매실의 씨에 설령 독소가 있다면 그것은 유기적인 성분이지, 무기적인 독소가 아니며, 그 유기물질이 씨 껍질에서 나와 발효가 된다면 아주 좋은 약 성분이 된다. 그런데 씨 껍질이 워낙 단단해서 잘 나오지 않는 것이 문제다.

자연의 모든 과일에 신비의 물질은 그 씨 속에 있다. 포도의 껍질에는 식물성 화학 물질인 폴리페놀 계통의 강력한 항산화 및 암 예방 효능이 있다. 씨에는 폴리페놀 성분이 있으며 노인성치매라는 알츠하이머의 진전을 막는 효능과 충치 예방 효과가 있다. 씨 속에는 생명의 모든 요소가 다음 세대까지 지속되도록 하기 위한 유전인자와 영양소가 다 들어있다. 과육은 짐승이 그것을 먹고 옮기어 다른 곳에서 생존하도록 하기 위한 유인 음식일 뿐이다.

효소에 대한 전문가의 책도 잘못 쓰여진 것이 있다. 매실 효소를 담그면 최소한 1년 이상 봄, 여름, 가을, 겨울을 지나야 제대로 발효가 되며, 유기물질이 풍부해져 맛이 좋아진다. 효소를 담는다고 모든 과일, 채소 등을 다 담을 수는 있지만 효소로 만들어 먹어야만 하는 특별한 식품이 따로 있다. 그것은 그냥 먹기가 곤란한 강한 맛이 있는 식품이며 특별히 강한 신맛, 강한 쓴맛, 강한 떫은맛이 있는 것이다. 그런 강한 맛이 없는 것은 그냥 먹으면 되는 것이지 일부러 설탕을 섞어서 만들 필요가 없다. 강한 맛이 없는 것을 효소로 담그면 강한 성분의 화학작용이 없으므로 말 그대로 설탕물이 되어 버린다. 그래서 효소를 담가서 먹어야 하는 물질은 매실, 애기사과, 모과, 오미자, 쑥, 씀바귀, 익모초, 솔잎 등이다.

효소를 담글 때는 대상물질과 설탕을 중량 비율로 1:1로 하면 되고 설탕은 백설탕이 좋다. 황설탕, 흑설탕은 백설탕에 착색만 시킨 것이며 당도가 낮아 부적합하다. 설탕의 화학당을 사람들은 걱정하지만 매실과 발효시키면 매실에 있는 비타민, 미네랄, 효소가 설탕의 당과 유기적으로 결합하여 화학당이 아닌 자연당이 되며, 원래의 사탕수수, 사탕무와 같은 상태가 되므로 좋은 것이다.

효소를 담는 물질은 가능한 한 가지만을 담아야지 여러 가지가 좋다고 섞어 담는 것은 이것도 저것도 아닌 설탕물이 될 수 있다. 그래서 백초 효소는 좋은 것이 아니다. 매실 효소는 매실만, 애기사과 효소는 애기사과만 담아야 하며, 쑥 효소일 경우에는 비슷한 쓴맛인 씀바귀, 익모초, 칡잎 등을 같이 담아도 괜찮다.

효소를 담는 용기는 숨을 쉬는 항아리가 가장 좋으며 그늘지고, 서늘하고, 바람 잘 통하는 곳에 보관하여야 한다. 효소는 햇빛이 비치지 않도록 어둡게 해야 안정되고 숙성되기 때문에 유리병에 담을 때는 종이 상자로 감싸든지 하고, 병 입구는 천으로 덮어 공기가 통하도록 해야 한다. 발효식품은 무조건 공기 좋고, 어둡고, 바람이 잘 통하게 해주어야 발효가 잘 일어난다. 용기는 항아리 모양으로 되어 있어야 효소 액이 구심성 나선형 회전 운동이 잘 일어나게 되며 생명력이 일어난다.

담근 지 1년 이상 되면 발효된 효소 물만 떠서 먹고 쪼그라진 매실은 계속 놓아두면 좋다. 내년에 다시 매실 효소를 담근다면 과육이 붙어 있는 매실 건더기를 조금 놓아두고 그 위에 다시 담그면 오래된 발효균이 재성장하므로 더 잘 익어진다. 100년 된 씨간장을 새로 담그는 간장에 섞는 것과 같은 효과를 가져온다.

섬유질이 강한 모과 효소는 잘게 잘라 넣고 최소한 3년 이상 지나야 제대로 발효되어 맛이 난다. 감으로 초를 만들 때는 가을에 잘 익은 빨간 감을 씻을 필요도 없고 그대로 항아리에 넣어 비가 들어가지 않도록 뚜껑만 덮으면 된다. 그리고 다음 해 6월에 감식초가 된 액체만 거르면 된다.

매실, 와인, 간장 등의 발효식품은 오래될수록 좋지만, 꿀과 감식초는 오래된다고 좋아지는 것이 아니다. 왜냐면 꿀은 강한 당분이, 감식초는 강한 초성분이 더 이상 발효를 진행시키지 못하게 하는 방부제 역할을 하기 때문이다. 쑥, 모과, 솔 잎 등의 수분이 적은 물질은 설탕을 물에 녹을 정도로만 진하게 녹여 담을 물질이 잠길 정도로 부으면 된다. 그래야 효소 물이 배어나온다.

오래 된다고 다 좋은 것이 아니다. 신선한 과일과 채소는 채취하여 바로 먹는 것이 가장 좋다. 그러나 발효식품은 오래 둘수록 좋다. 종소리가 더 멀리 가기 위해서는 더 아파야 하듯이, 발효식품이 더 좋아지려면 더 오랜 시간이 지나야 하며 인내하여야 한다. 사랑은 모든 것을 참으며, 모든 것을 믿으며, 모든 것을 견디느니라.

잠을 잘 자야 몸과 마음, 영혼의 치유가 일어난다

밤에 잠을 잘 자야 낮에 활력있게 움직일 수 있다는 것은 너무나 당연한 말이다. 그런데도 많은 사람들은 관습적으로 TV를 보면서, 무언가 일을 하면서 자정을 넘어 자는 것이 예사롭게 되었다. 어느 시인이 불면증으로 괴로워하고 있었다. 과거에 마음의 상처를 받은 아픔과 현재의 순탄치 못한 삶이 그녀를 흔들어 놓기 때문이다. 그래서인지 그녀의 시는 난해하고 어두워서 그 의미가 잘 보이지 않는다. 잠 못 이루는 밤에 시를 쓴 것이며 순탄치 못한 삶이 그녀를 흔들어 놓기 때문에, 그 흔들림으로 잠을 이루지 못한 것이다.

그래서 매일 저녁에 한 시간 동안 조깅을 하라고 했다. 힘차게 뛰면 근심, 걱정, 불안, 우울증, 불면증도 옷에 묻은 먼지가 떨어져나가듯이 떨어져 나간다.

힘차게 몸을 움직이면, 신체의 파동 에너지가 충전되며 강해지고, 그 강한 파동 에너지가 불규칙하고 불안정한 신체의 리듬을 규칙적이고 안정된 리듬으로 조율하기 때문이다.

아이들이 낮에 천방지축으로 움직이므로 밤에 길고 깊게 잠을 자게 된다. 잠을 길고 깊게 자는 것에 비례하여 인체의 생명력은 길고 깊어지는 것이다. 잠자는 시간 동안에 몸과 마음 그리고 영혼의 치유가 이루어진다. 밤이 당신을 살린다. 낮에 많이 움직일수록 밤에 잠을 잘 잘 수가 있으며, 밤에 잠을 잘 자야 낮에 잘 움직일 수 있는 것이다. 건강의 비결은 적게 먹고 많이 움직이며 많이 자는 것이다.

많은 사람이 수면 문제를 보통의 일로 가볍게 여기지만, 수면은 어느 것으로도 보충하거나 대신할 수 없을 정도로 중요하다. 50을 넘은 사람들의 반 이상은 불면증, 잠 못 이루는 밤으로 힘들어한다. 깊은 잠을 이루지 못하거나, 밤중에 자주 깨거나, 이른 새벽에 잠이 오지 않는 증세 등이다. 일주일에 다섯 시간의 수면 시간을 잃었다 해도 측정할 수 없을 정도로 면역 기능을 저하시킬 수 있다. 수면 부족의 습관이 만성적으로 지속될 때에 정신 활동은 저하되어가고 행동이 늦어지며 집중력을 잃게 된다.

잠 못 이루는 밤의 가장 큰 요인은 스트레스와 운동 부족이다. 스트레스란 그것이 좋고, 나쁘고를 막론하고 수면 패턴을 파괴하는 신경 에너지를 발동케 한다. 수면을 충분히 취하지 못하면 스트레스 호르몬은 더욱 높아져가며, 더욱 불안하게 된다. 어떠한 불면증의 요인이 있어도 정상적인 수면 패턴을 회복하는 것은 건강의 필수 요건임을 알아야 한다. 그리고 그것만이 당신의 전반적 건강을 바로잡을 수 있게 할 것이며 생애의 질을 높이고 풍요하게 만들 수 있다.

낮 시간에 손상된 것들을 수리하기 위하여 오랜 휴식 시간을 필요로 하며, 그 수면 시간이야말로 모든 생리 체계가 수리와 회복에 초점을 맞출 시간이다. 만일 당신이 수면 시간을 훔친다면 당신의 몸은 수리 작업을 완성시킬 수 없다. 비록 하룻밤을 제대로 자지 못했다 해도 다음날에 무엇인가 거동이, 의식이 흐려지는 것을 경험하게 될 것이다.

잠은 일찍 자고 일찍 일어나는 것이 가장 좋다. 일반적으로 9시 전에

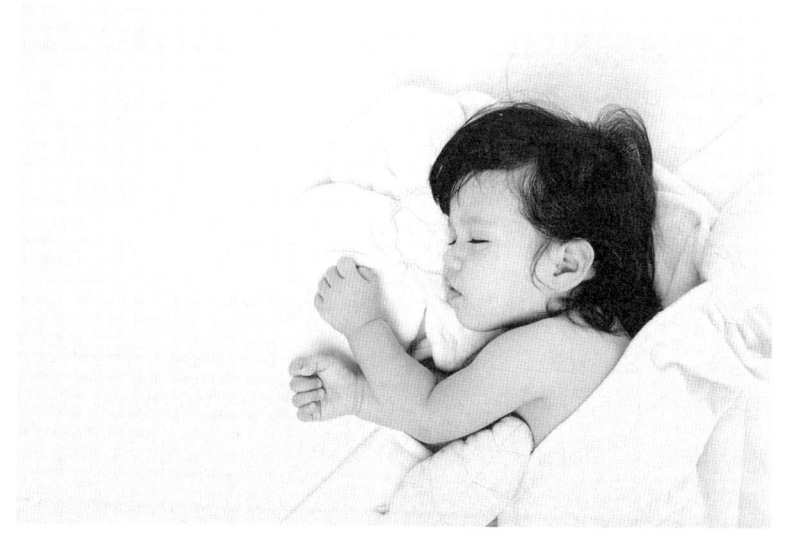

자는 것이 가장 좋고 늦어도 10시 이전에는 자야 뇌파가 자연의 리듬에 맞추어 쉬게 되고 정렬된다. 해지고 어두우면 자고, 날이 밝아지면 움직이는 것이 자연 동식물의 생명의 원리다.

그런데 12시 이후에 잠을 자는 것은 스스로 자신의 생명력을 빼앗는 것이다. 불면증을 치유하는 것은 잠이 안 오면 꿀을 먹는 것이다. 그러나 가장 좋은 방법은 낮에 힘든 육체적 활동을 하는 것이다. 자연의 리듬을 거슬러서는 안 된다. 그러면 생명의 리듬도 거스르게 된다.

잠은 누워서 자는 것이 아니고 태아의 자세처럼 웅크리고 옆으로 자는 것이 올바른 것이다. 그래야 신체의 장기도, 허리도 편해진다. 그래서 베개가 어깨 높이만큼 되어야 하고 푹신한 베개가 아닌 딱딱한 베개가 머리의 호흡을 방해하지 않는다. 반드시 누워서 신체의 급소를 내보이고 자는 동물은 없다. 누우면 허리가 굽어지며 불편하다. 옆으로 자야 허리도 펴지며 장기도 편해진다.

저녁밥을 늦게 먹거나 많이 먹으면 신체의 모든 기관이 음식물 소화를 위해 모두 가동되어야 하므로 숙면을 취할 수 없다. 자는 동안에 혈액의 대부분이 심장과 간에 모여 있어야 세포가 쉬며 회복될 수 있는데 소화작용에 에너지를 사용하므로 잠을 많이 잔다 해도 피로가 풀리지 않는다.

잠을 잔다는 것은 단순히 수면을 취하는 것이 아니고, 그 시간에 몸과 마음 그리고 영혼의 리듬이 회복되고 자연과 하나 되는 무아의 시간을 갖게 되는 것이다. 밤에 온전한 무아가 되어야 낮에 온전한 유아가 된다. 밤에 나를 잃어야 낮에 나를 찾을 수 있다. 힘은 생명이고, 생명의 비밀은 양면성에 있다. 밤이 있으니 낮이 있고, 어둠이 있으니 빛이 있으며, 멈춤이 있으니 움직임이 있고, 무아의 시간이 있어야 유아의 시간이 온전하게 된다.

운동이 일어날 수 없다면 아무런 생명도 존재할 수 없다

만물은 역동적인 흐름 속에 있다. 에너지와 빛조차도 그러하며 물질이라는 비활성적인 에너지도 그러하다. 에너지는 운동이고 리듬이며, 운동은 에너지고 생명 현상이다. 식물의 생장 현상은 생명 에너지의 순환 과정이며 생명 에너지가 충전되어 균형을 이루어 나가는 것이 생장 상태이다. 음극과 양극 사이에 전압 차이만 있고 절연체가 없으면 단순히 방전만 일어나고 충전 현상은 생기지 않듯이 생명 에너지가 충전되기 위해서는 인체 내부와 외부 사이의 벽인 피부가 절연체의 역할을 해야 한다. 피부는 단순히 인체의 겉옷이 아니고 보호피막이며 절연체다. 과일과 나무의 껍질도 보호피막이며 절연체이다.

힘은 생명이고 생명의 비밀은 양면성과 운동에 있다. 자연에서 반대 극성이 존재하지 않는다면 아무런 인력도, 반발력도 존재하지 않으며 아무런 운동도 일어날 수 없다. 운동이 일어날 수 없다면 아무런 생명도 존재할 수 없다. 개개의 운동에는 그 개체 고유의 성질, 리듬이 숨어 있다. 발산하는 운동은 온도의 상승, 생물학적 쇠퇴와 파괴를 유발하면서 마찰을 증가시키고 압력을 상승시킨다. 또한 발산하는 운동은 폭발, 팽창, 중력의 과정으로 나타난다. 반면 응집하는 운동은 온도를 떨어뜨리고 생물학적 고양을 일으키면서 마찰이 감소하고 압력이 줄어들도록 유도한다. 그러한 운동에서는 구심성 응집현상, 반중력의 과정이 나타난다.

서로 상반된 힘을 가진 두 가지 운동이 자연스러운 균형을 이룬 경우에서조차 재창조 역할을 하는 구심성의 나선운동이 보다 우세하게 일어난다. 자연의 생명체에는 완전한 멈춤이 없다. 멈춤 같아 보여도 그 내부에서는 미세한 운동이 끊임없이 일어나고 있다. 죽은 시체 속에서도 부패현상이라는 또 다른 끊임없는 움직임이 일어나고 있는 것이다. 항아리에 들어있는 물은 단순히 저장되어 있는 것이 아니며, 살아있는 생명체인 물은 끊임없이 스스로 구심성 나선 회전 운동을 하고 있으며, 이것이 생명현상이다. 구심성 나선 회전 운동이 잘 이루어지기 위해서는 그 용기의 모양이 항아리 모양이어야 하지 각이 진 상자 모양이 되어서는 그 기운이 원활히 흐르지 못한다.

나선 운동은 시계 방향으로 혹은 반시계 방향으로 일어날 수 있다. 반시계 방향으로 일어날 때 구심성 나선 운동은 공기나 액체 같은 유체인 흘러가는 매질에 대해서 결합하고 합성하는 작용을 하며, 시계 방향으로 일어나는 구심성 나선 회전 운동을 통해서는 분해하고 분리시키는 작용을 한다. 그러므로 가장 효과적인 생명 활성 작용은 두 개의 나선 운동이 서로의 내부에서 중첩되어 일어날 때에 이루어진다. 그 결과로 이루어지는 이중 응집 나선 운동이 생명 현상이며 유전물질을 가진 DNADeoxyribo nucleic acid의 이중 나선형 모양의 그러한 것이다.

이처럼 인체 내에서는 구심성 나선 회전 운동이 끊임없이 일어나고 있으며 이것이 생명 현상이다. 서로 상반된 에너지가 균현을 이룬 평형 상태란 있을 수 없다. 평형 상태란 정지, 정체, 획일, 단조로움을 의미한다. 만약 균형 잡힌 평형 상태가 가능하다면 발전이나 진화가 이루어지지 않는 정체된 상태가 가능하며 이 상태에서는 어떠한 변화나 생산 활동도 이루어지지 않을 것이다. 그러나 그런 곳은 우주 그 어디에도 존재하지 않는다. 자연계의 운동은 균형이 깨져 있는 비평형 상태로부터 기인한다. 비평형 상태는 자연계에서 운동과 진화가 일어나기 위한 필수 전체 조건이다. 평형 상태란 자연계에서는 있을 수 없는 가상적인 상태에 불과하다.

항아리의 물을 휘저어주면 그 힘으로 물의 순환이 더 잘 이루어지며 생명 현상이 왕성하게 일어난다. 마찬가지로 우리 몸도 운동을 하면 생명 에너지의 운동이 일어나며, 에너지 충전이 되어 그 에너지로 생명 활동을 이어 갈 수 있다.

생명체는 비평형 상태에서 발전, 진화하며 끊임없는 운동이 일어난다. 그 운동의 에너지가 우리 몸속의 나쁜 기운, 부패 물질, 종양 등을 제거해주며 세포의 재생, 기혈순환을 촉진시킨다. 고여 있는 물이 썩듯이 끊임없는 운동과 순환이 살아있는 연못을 만든다. 자동차 운전을 오래 하고 나서 차에서 내리면 다리에 힘이 빠지는 것은 자동차를 오래 정지시키면 배터리가 방전되듯이 신체의 에너지 방전이 일어난 것이며 다시 걷기 시작하면 서서히 힘이 생긴다.

건강을 회복시키는 일에 극히 중요한 것은 운동이다. 아무리 식이요법, 환경, 의식이 갖추어져 있다 해도 열심히 움직이지 않으면 회생하기 힘들다. 일반 퇴행성 질환도 마찬가지이며 특히 종양이 있는 사람에게는 운동이 필수 조건이다. 신체 내의 자가 발전이 잘 일어나도록 할 때에 그 강한 파동 에너지로 인해 불규칙하고 불안정한, 부적합한 파동 에너지인 암세포를 물리치고 제압할 수 있다.

힘은 생명이고 생명의 비밀은 양면성과 운동에 있다. 생명체는 어떻게든지 살려는 쪽으로 부단히 분투 노력하며 그것이 자연 치유력이고 그것은 운동 에너지에 의하여 일어난다는 것이다. 항아리의 물을 저어 주듯이 운동을 해야 당신이 살아난다. 낮에 오래 앉아 있거나, 누우면 안 되며 가능한 서서 움직이고 그것도 걷는 것보다 뛰는 것이 최상이다. 낮 시간 동안 계속 뛰라는 것은 아니고, 뛰어서도 안 된다. 적어도 하루에 30분 이상을 뛰면 육체적, 정신적 질환 그 모든 것이 해결될 것이다. 그것도 숲 속에서 뛰면 더 이상 좋을 수가 없다.

밤이 있으면 낮이 있고, 어둠이 있으면 빛이 있으며, 원심력이 있으면 구심력이 존재하듯이 24시간 운동이 있으면, 비평형 상태의 균형이 깨진다. 멈춤이 있어야 운동이 있듯이 잠을 자야 깨어남이 있고 운동이 일어나며 생명 현상이 일어나고 생기가 생기며 종양의 기운을 제압한다. 밤에 피부가 더 가려워지고 종양의 활동이 왕성해지는 것은 인체의 에너지 순환이 적어질 때 일어나는 현상이다. 밤은 악이고 낮은 선이 아니다. 어둠이 있어서 빛이 있듯이 생명의 비밀은 양면성과 운동이다.

자연의 이치에 순응하는 것이 자연치유다

사람들의 그릇된 관습은 병에 걸렸을 때 그 병의 원인인 부자연한 습성을 버리려고 하기보다는 약품과 수술에 의뢰하여 치료하려고 하는 것이다. 오랜 세월 동안의 그릇된 식사 습관과 부절제한 생활의 결과로 초래된 질병을 약품 사용이나 다른 의학적 수단을 통하여 단시일에 그 고통에서 모면하려는 것이다. 그러나 그것은 자신을 속이는 기만이며, 자연은 그것이 정당한 치유 방법이 아님을 교훈할 것이다. 약품 사용은 일시적으로 국부의 상처를 치료하듯이 보일 수 있으나 그 반면 부작용을 일으키며 후일에 더 많은 질환을 일으킬 기초를 놓는다.

모든 질병의 참된 치유력은 우리 몸 자체가 지니고 있다는 사실을 우리는 재발견해야 할 것이다. 병이란 건강 법칙을 범한 결과 나타난 이상이며 그것을 바로잡으려고 하는 자연의 노력이며, 자가 치유 과정이며 생명현상이다. 참된 치유란 사람이 자연의 노력에 협력함으로써만 얻을 수 있다. 자연은 우리가 거기에 협력했을 때에 신선한 자연식품, 물, 공기, 햇빛을 통하여 일한다. 이러한 자연 건강은 오늘의 많은 사람에게 무의미한 것으로 무시를 당하고 있지만 그것이야말로 참되고 과학적이고 자연적인 것이다.

어떠한 생명체이든 생명체는 어떻게든지 환경에 적응하여 살려는 쪽으로 부단히 분투 노력하며 그것이 자연치유력이다. 내 몸은 자연의 도움을 받아 내가 치유하는 것이지 나를 대신해 줄 수 있는 의사는 없는 법이다. 자연의 존재하던 날부터 스스로 자연 동식물에 기억되어 있는, 입력되어 있는, 컴퓨터 프로그래밍되어 있는 본능적인 자기 치유 법칙이 우리 안에 내재되어 있다. 그것은 병이 들면 식욕이 떨어지게 하고, 음식이 들어오지 않는 시간에 그곳에 치유 에너지가 집중되어 병원균을 몰아내고, 신체의 독소를 분해 배출시키며, 혈액을 정화시키고 기혈 순환을 왕성하게 하여 신체의 활력을 증진시켜 다시 생명 활동이 힘차게 일어나게 한다.

자연 치유를 돕는 것은 안정된 마음, 좋은 자연 환경, 신선한 자연 식품 그리고 생명의 기운이 있는 물, 치유 에너지가 가득한 숲 속의 공기, 어둠과 음습한 것을 몰아내는 치유하는 광선인 햇빛이다. 이러한 것은 자연에 항상 존재하는 것이다. 그러나 인간이 도시 문명 생활을 함으로써 그 혜택을 받지 못하게 되었다. 자연 치유의 법칙을 자연 동식물은 자연 속에서 스스로 행하고 있지만 인간은 이미 원초적 감각과 본능이 대부분 퇴화되어 버려서 스스로 행하지 못하며 결국은 인간의 지식에서만 나온 기술과 의학으로 해결하려 하며 그것은 근본적인 치유가 되지 않는다.

자연 요법과 예방의학을 중시한 간디는 서양의학을 암흑의 마술이라고 하며 "병은 단지 우리의 행위의 결과일 뿐 아니라 우리의 사상의 결과이다.

모든 병은 같은 원인, 즉 자연의 건강법을 지키지 않는 데서 일어난다. 신체는 집이다. 그것을 청결하게 유지해야 한다."라고 하였다. 너희 육신은 하나님이 거하시는 성전이라고 하였듯이 거룩한 성전인 우리 몸안에 부정적인 생각, 좋지 않은 음식이 거한다면 안 될 것이다. 자연치유의 법칙이 아닌 양의학, 한의학, 대체의학 등이 어떤 것인지 우리는 알아야 하며 왜 근본적인 치유가 일어나지 않는지를 공부해야만이 그 허상과 진실을 알 수 있을 것이다.

양의학은 한마디로 대증요법이다. 겉에 보이는 증상만을 화학약품이나 수술 등으로 치료하는 것으로 처음부터 잘못 접근한 것이며 근본적인 해결이 안 된다. 그러나 자연치유는 증상 즉 요법이라고 하며 증상은 병이 아니라 치유하는 요법으로 받아들인다. 서양은 기술과 경제 선진국이지 치유와 정신 선진국은 아니다. 서양은 정신문명과 자연 친화성을 포함한 총체적인

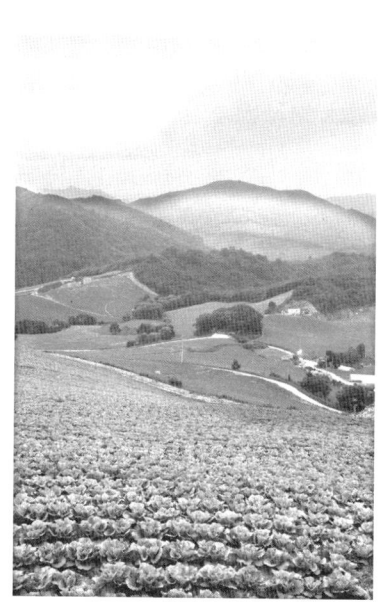

선진국이 아니라는 것을 우리는 분명히 알아야 한다. 서양은 신과 인간의 분리, 자연과 인간의 분리, 즉 이원주의, 분리주의 문화라고 한다면 동양은 신과 인간의 합일, 자연과 인간의 합일, 즉 일원주의, 합일 문화라고 할 수 있다. 그래서 서양 의학은 인간과 자연을, 정신과 육체를, 몸과 마음을, 증상과 요법을 하나로 보지 않고 증상을 기술적으로 제거하려고 하는 것이다.

그래서 열이 나면 해열제를, 설사

가 나면 지사제를, 머리가 아프면 신경안정제를, 고혈압에는 혈압강하제를, 당뇨병에는 인슐린, 관절염은 소염제, 위산과다는 제산제, 치질은 항문 수술, 변비는 유제, 아토피에는 스테로이제를 처방하는 대증요법으로 임시방편적인 치료를 할 뿐이다. 양약은 화학적으로 정제된 것이며 자연 영양소와는 달리 우리 몸의 조직의 일부가 될 수 없으며 또한 에너지가 될 수 없는 물질이다. 양약은 생화학 반응과 효소들의 작용에 관여하여 우리 몸의 기능을 바꾸는 강력한 물질임과 동시에 심각한 부작용을 일으킨다.

피부와 장기, 혈관을 칼이나 가위로 찢고, 바늘로 꿰매는 일은 세탁소에서도 하고 있다. 그렇지만 자동차 사고가 나면 응급실에 가야 하고, 쯔즈가무시균에 물리면 항생제 처방을 받아야 하고, 충치가 생기면 치과에 가야하며, 시력이 나쁘면 안경도수를 바꾸기 위해 안과에 가야 한다.

인간을 자연과 분리시켜서는 그 어느 것도 올바로 존재할 수 없다

너무나 당연한 말이다. 마찬가지로 정신과 육체를, 몸과 마음을, 마음과 영혼을, 증상과 요법을 분리시켜서는 안 된다. 한 사람의 의사가 정신질환의 심리상담과 식이요법지도, 심장내과, 피부비뇨기과, 신경외과, 신장내과, 순환기내과, 항외과 등에서 하는 모든 것을 보아야 명의가 될 수 있으며 제대로 진찰이 되고 처방이 이루어질 수 있는 것이다.

특히 우리 몸은 우리가 먹는 영양분으로 만들어지므로 영양학에 대한 전문적인 지식과 연구가 필수적인데도 현대의 의과대학에서 영양 교육은 그냥 부수적인 정도가 아니고 대개의 경우 아예 강좌가 없다는 것이다.

어느 유명한 의학 박사가 말했다. "영양학 강의는 어느 일요일 오전에 딱 한 번 있었는데 그나마도 필수가 아니었죠. 나는 그 강의에 출석하지 않았기 때문에 영양학이라면 거의 문외한입니다."

건강을 책임지고 질병을 예방하는 데 있어 영양학이 행하는 역할에 대해 거의 배운 적이 없는 요즘 의사들이 새롭게 밝혀진 영양학 연구 결과들을 자신이 담당하는 환자들에게 알려주지 않는다고 해서 비난받을 수는 없다. 스스로 공부하지 않고, 체득하지 않고 제약회사나 의료기계업체로부터 제공받는 정보에 의해 자신을 세뇌시키는 것이 의사들의 문제이다.

동양의학 중에서 중국의학은 음양오행설로 인체의 구조와 생리, 병리를 이론적으로 풀이한 황제내경, 신농본초경, 상한잡병론 등에 의해서 주로 약물과 침으로 치료를 하며 부작용은 적다. 그러나 그것도 일정 기간 부분적으로 효과가 있지 섭생, 환경, 마음 등을 근본적으로 바꿔야 해결되는 만성 퇴행성 질환에 대해서는 완전한 해결책이 되지 못한다.

조선의학은 중국의학을 총정리한 허준의 『동의보감』과 이규준의 『부양론』, 사암도인 『침구요결』 등이 있다. 그러나 『동의보감』은 중국의서를 정리하여 체계화한 것에 불과하며 허준 자신의 독자적인 의론도 없고 처방도 없다. 이재마는 중국의학의 수백 년에 걸쳐 논쟁을 삼아온 양을 보할 것이냐, 음을 보할 것이냐 하는 문제를 사상 체질론으로 결론을 내렸으나, 남녀노소 천차만별의 사람을 획일적으로 네 가지 체질에 기존하여 치료한다는 것은 어려운 일이다.

다람쥐나 토끼에게 사상체질이 없듯이 사람에게도 사상체질은 없다. 체질이 있다면 장비나 유비 같은 체질이 있으며, 알레르기성 체질이 있을 뿐이다. 어떤 사람은 사과가 맞고 복숭아는 좋지 않다는 것은 그 사람이 정상적인 건강 상태를 벗어난 알레르기성 체질이 됨으로써 복숭아를 먹으면 두드러기가 나고 수박을 먹으면 설사하는 것이다. 오링 테스트로 그 사람에게 맞는 음식을 가린다는 것도 그 사람의 현재의 알레르기성 체질에 의하여 반응하는 것일 뿐이다. 복숭아나 수박은 죄가 없다. 그 사람의 알레르기성 체질이 문제인 것이다.

한의의 근본적인 가장 큰 문제는 좋은 약초라고 하는 것을 끓여서 탕으로 먹이는 것이다. 약초라고 하는 자연식물을 불을 가하여 끓이고 짜내면 비타민, 미네랄, 효소, 생명 에너지, 섬유질까지 다 소실되어버리는 사약이 된다. 양의와 마찬가지로 한의에서도 영양학을 무시한 오류를 범한 것이다.

조선 시대까지만 해도 병이란 주로 영양 부족이 가장 큰 요인이었으므로 음을 보하든 양을 보하든, 보하기만 하면 효과를 보았다. 그러나 이 시대는 과잉의 영향, 불량식품, 스트레스, 나쁜 환경, 운동 부족에 의한 것이므로 보하는 것이 아닌 사하는 것인 네거티브, 마이너스 요법인 소식, 금식이 필요한 상황인 것이다.

약초는 없다. 약초라고 한다면 평소 우리가 먹는, 주변에 항상 있는 자연의 곡식, 과일, 채소, 해초가 약초라고 할 수 있는 것이지. 100년 묵은 산삼을 먹어도 감기 하나 낫지 못하는 것이 진실이고 현실이고 사실이다. 우리는 막연히 관습에 의해 오래된 거짓말을 답습하고 신봉하고 있는 것이다.

대체의학이라고 하는 침, 뜸, 부황, 물리치료, 정혈요법, 동종요법, 카이로프락틱, 기타 등등 모든 것은 그때만 잠시 부분적인 치료 효과는 있다. 그러나 만성 퇴행성 질환은 양의, 한의가 어쩔 수 없는 것과 마찬가지로 대체의도 어쩔 수 없는 것이다.

세상에는 병원, 한의원, 침술, 뜸술, 약국이 한 집 건너 있다시피 하여도 아픈 사람들이 병원에서도 약국에서도 줄을 서 있는 현실은 무엇을 말하고 있는 것일까? 진실은, 자연은 항상 외면당하고 간판 달고 장사하는 곳에 사람들이 몰려드는 것은 예나 지금이나 똑같으며 그것이 인간 세상인 것이다. 한의, 양의, 대체의, 민간요법을 정죄하고자 하는 것이 아니다. 진실을 알아야 속지 않으며 당신이 건강한 삶을 이룰 수 있기 때문이다. 문제를 알아야 해답을 찾을 수 있고, 허상을 알아야 진실을 볼 수 있기 때문이다.

자연치유 요법은 돈이 나오지 않는다

의학과 이론, 명의, 건강서적, TV건강 프로는 많고, 의대와 병원, 약국은 한 집 건너 있으며 국민 모두 의료보험에 가입되어 있고, 암이 걸려도 걱정 말고 안심하라는 암보험은 쏟아져나오고 있는데, 왜 주위에는 아픈 사람만 가득할까? 주위를 둘러봐도 온전히 건강한 사람은 눈을 씻고 찾아봐도 보이지 않는다. 어린애들과 소년, 소녀만이 건강하게 보이고 문제가 없는 듯하지만 그들도 곧 아픈 사람들의 대열에 합류하여 따라가게 될 것이다.

진실을 파헤치면 답은 간단하다. 자연치유요법을 도외시하는 장사꾼들이기 때문이다. 자연치유요법은 돈이 나오지 않는다. 그것을 가지고는 저잣거리에서 좌판을 벌여놓고 약을 팔 수가 없으며 돈벌이 장사가 되지 않는다. 자연치유요법을 파는 장사는 세상에 없다. 애초에 병이란 없는 것이다. 병이란 우리 몸과 마음에 있는 유해한 요인을 쫓아내기 위해 자연이 취하는 방법이며, 치유되는 과정이며, 대책인 것이지 그것이 문제의 요인이고 없애야 하는 악마가 아니다. 증상은 요법이며, 병은 우리 몸의 해결사다.

질병은 심신의 위화를 조정하려고 하는 자연양능良能의 작용에 지나지 않으며, 그렇게 볼 때 질병은 요법이고 좋은 현상이라고 받아들여야 한다.

병이 든 것은, 암이 걸린 것은 신이 주신 축복이며, 선물이며, 기회이며, 거듭나라는 메시지다. 그러나 이러한 증상이 일어난 것을 방임해서는 안 되고 신속히 대처해야 된다. 약이나 약초, 수술이나 침이 아니고 몸과 마음을 비우고 자연식, 소식, 채식, 또는 금식, 운동을 하고, 환경을 바꾸고 정신적인 압박에서 벗어나야 한다.

병이 걸리게 된 첫 번째 원인은 세균이나 바이러스 때문이 아니고 잘못된 식생활, 환경, 운동 부족, 스트레스에 의해 저항력이 약해진 까닭이라는 논리적, 객관적 사실에 두어야 한다. 세균이나 바이러스는 그 최후의 단계에서, 자연 질서의 한 부분으로서 더 이상 살 수 없게 된 유기체를 다시 흙으로 환원시키기 위해서 등장하는 존재에 불과하다. 이것이 자연의 법칙이다.

세균이나 바이러스는 우리 생활 주변에 어디든지 존재하며 살아있는 신체 조직이 어디에도 잠재해 있으며 공존 공생한다. 그러나 조직체가 정상적인 건강 상태에 있고, 저항력을 가지고 있으면 전혀 해롭지 않지만, 그 생명의 근원인 활력, 저항력이 떨어지면 곧 그 주인의 조직 속으로 침입하여 그것을 파괴시킨다. 종양은 과잉의 영양을 먹어치우기 위해 나타난 것이며 설사는 장내에 있는 독소를 체내의 수분을 동원하여 신속히 체외로 배설하는 작용이고, 발진은 강한 독소 물질을 신장을 통해서만 배설하면 신사구체가 손상되므로 피부를 통하여 배설하려는 현상이다. 정신 이상은 통상의 정신 상태에서는 이미 생존 불가능 상태가 되므로 맨정신으로는 살기가 힘들어 정신 이상의 상황을 스스로 만드는 것이다.

아프면 자연 동식물이 하듯이 자연 환경에서 쉬고, 금식하면 신체의 독소가 분해 배출되고 기혈 순환이 잘되어 면역력, 생명력이 살아나는 것이다. 더 이상 손댈 곳이 없는 자연의 원리이며 이것은 기술도 아니고 약도 필요한 것이 아니므로 이것을 가지고 팔고 사고 할 수 있는 것이 아니다.

간판 달고 장사하는 사람의 말은 믿지 마라. 그곳이 병원 간판이든, 기업체, 국회, 학교, 심신수련원, 단식원, 은행, 유치원, 백화점, 대형마트, 책방, 심리 상담센터 간판이든 간판 단 곳은 완전히 믿지 말고 조금만 믿어라. 이용은 하되 몸과 마음, 영혼은 맡기지 말아라. 당신의 영혼까지 온전히 믿고 맡길 곳은 오로지 당신 자신과 자연만이 있을 뿐이다. 간판 달고 있는 곳은 거래하는 것이며, 돈이 나오지 않으면 운영이 안 되는 곳이다. 그 돈이 정부에서 나오든, 고객이나 부모에게서 나오든 같은 것이다.

서점에 있는 책도 다 좋은 책이 아니며 베스트셀러라고 다 좋은 책이 아니다. 책방 주인은 어느 책이든 많이 팔리기만 바랄 뿐이다. 올바른 건강 책보다는 잘못된 건강 책이 더 많으며 그것을 구분하는 것은 쉽지 않다. 조직 속에도 들어가지 마라. 동호회, 동창회 모임엔 가도 간판, 이념, 색깔이 있는 모임에는 가지 마라. 아무리 아름답고 좋은 일을 위한 모임이라도 그곳에는 자생적으로 조직의 병폐가 피어난다. 조직은 운영되고 관리되어야 하는 생리를 가지고 있으며 위계질서와 돈이 있어야 존재할 수 있는 것이다.

그렇게 가지 마라고만 말해서 미안하다. 그러나 갈 데도 많다. 국산 콩으로 만든 순두부 백반 집, 채식 식당에는 가끔씩 가도 괜찮고, 5·18민주화 현장, 촛불집회에는 가라. 그러나 진정으로 당신이 가야 할 곳은 자연이며 숲 속이며 강이다. 힘들고 어려울 때는 흐르는 강물을 바라보아라. 그 흐름이, 강물의 파동이 당신의 고통을 풀어 줄 것이다. 당신이 진정으로 가야할 곳은 집이다. 퇴근 후에, 퇴원 후에, 이별 후에 집에 가듯이 당신이 결국 갈 곳은 집이다. 아파트도 집이지만 우주가 집이다. 우주宇宙는 집우宇, 집주宙이다. 이미 우리가 존재하고 있는 곳이 우주이며, 집이며, 나 자신이다. 더 이상 갈 데도, 더 이상 여행할 데도, 더 이상 방황할 필요도 없다.

간판 달고 거래하는 곳에서는 정제된 탄수화물, 9백 식품을 파는 곳이며,

비타민, 미네랄, 효소, 생명 에너지, 그리고 자연 치유를 파는 곳이 아니라는 것을 기억하라. 자연 치유는 간판 달고 거래하는 곳에서는 얻을 수 없으며 당신의 몸안에서 자연 안에서 일어난다. 자연 치유는 자연 속에서 몸과 마음을 비우고 힘차게 움직일 때 생명 에너지가 충전되며 당신을 다시 살아나게 한다.

섭씨 4도의 숙성된 물이 생명력을 일으킨다

인간의 건강과 행복을 위해서 자연 치유를 위해서 우리가 올바로 알아야 할 것이 있다. 그것은 물, 나무와 숲, 대기, 태양, 온도, 에너지 등이며 그 중의 하나인 물에 대해서 우리는 잘 이해하고 있지 못하다. 물은 지구상의 모든 생명에게 가장 소중한 물질이다. 물은 지구라는 생명체에게 생명력을 전해주는 혈액과도 같으며 모든 미생물, 식물, 동물 그리고 인간에게 수액, 혈장, 혹은 혈액의 형태로서 생명력을 전달한다. 그래서 바로 우리 인간의 존재도 우리가 마시는 수질과 직접적인 관련이 있을 수밖에 없다. 물은 우리 자신의 생명과 우리 자식들의 생명에 가장 중요하게 작용한다. 우리가 건강하고 행복하게 살기를 원한다면 물을 하나의 생명체로 받아들이고 소중하고 세심하게 다루어야 한다.

오늘날 대부분의 문명화된 도시에서 염소로 소독한 수돗물을 마시며 살며 심지어 불소를 첨가한 수돗물을 마시며 살고 있다. 그것은 물에 함유된 유해성 미생물과 병원성 세균을 박멸하기 위한 것이다. 그러나 염소는 유익한 세균, 유해한 세균 구분 없이 박멸하므로 실제로 수도 꼭지에 도달한

물은 모든 생명체가 완전히 죽어서 사라진 말 그대로 죽은 물이다. 살아 있는 물이 아니라 물의 주검이 가정으로 보급되는 것이다. 그러나 이보다도 더욱 중요하고 놀라운 사실은 이러한 물을 장기간 지속적으로 복용하면 생물들의 혈액과 수액도 염소에 소독되므로 생물의 체내에서 살아가는 면역세포의 생명력도 악화된다는 것이다.

그래서 결국에는 수돗물로 인하여 바이러스, 세균, 암세포 등을 물리칠 수 있는 면역 체계가 손상을 입게 되어 면역 체계의 숙주에 해당하는 모든 생물들도 마침내 생명력을 상실하게 된다. 그러므로 소독한 물을 마신다는 것은 혈액을 소독하는 것과 마찬가지 행위여서 우리 자신의 몸을 질병의 나락으로 내던지는 것과 다를 바 없다.

물을 끓이면 산소가 증발한다. 암세포가 발생하는 것은 산소 결핍 문제라고 할 수 있다. 세포에서는 탄수화물이 라틱산으로 분해되는 대사 과정이 이루어진다. 그러나 산소가 부족한 상태에서는 역반응이 촉진된다. 이 과정에서 세포가 더 빨리 증식하고 분화되도록 촉진하는 에너지가 부가적으로 발생하여 정상세포가 암세포로 발전하게 된다. 결과적으로 암세포 발생의 가장 대표적인 원인은 산소 부족과 과다하게 높은 산성도라고 할 수 있다.

체내에 흡수되는 염소와 불소(불화나트륨)가 직장암, 방광암, 골수암 등의 암의 원인이다. 물을 끓여서 먹게 되면 그것이 익힌 밥이든, 빵이든, 국이나 찌개, 커피나 녹차이든 산소가 사라진 물로 암의 원인이 된다.

물에 내재되어 있는 활력과 에너지에 영향을 미치는 가장 주된 요인은 수온이며, 참샘 물의 수온은 섭씨 4도다. 모든 액체들은 온도가 내려감에 따라서 일정하게 밀도가 증가하지만 물만이 예외적으로 +4℃ 이상으로 올라가면 물은 팽창하고, 그 이하로 내려가도 물은 팽창하고 밀도는 낮아져서 가벼워지며 그래서 얼음은 수면 위에 뜬다.

물은 지구를 구성하는 단순한 원소가 아닌 모든 생명체의 모체母體에 해당하는 대지의 혈액이다. 물은 모든 생명체들의 체내에서 활동하면서 놀랍게도 모든 생명을 창조하고 유지하는 근본이다. 생명이란 운동이며, 내적 혹은 외적으로 일정한 흐름과 변화의 상태를 의미한다. 이는 다른 말로 생명체 내에서의 물의 운동이며, 물, 수액, 혈액이 흐르면서 생명을 유지한다.

+4℃의 미네랄이 함유된 숙성된 물을 마셔야 하는데 만약 숙성되지 않은 물을 지속적으로 마신다면, 물은 우리 체내를 순환하면서 자신에게 필요한 모든 것들을 취하기 위해서 우리 몸에 축적된 각종 무기물과 미량 원소를 빨아낼 것이므로 신체에 문제를 일으키게 된다. 물은 자신에게 필요한 다양한 원료 물질들을 흡수하여 충분히 숙성되었을 때에야 비로소 자신이 흡수한 것들을 주위로 방출한다. 이처럼 숙성된 물이어야만 생명력을 증진시킬 수 있다.

우리의 심장은 체내로 혈액을 순환시킬 수 있을 만큼 강력한 펌프 작용을 할 수 없으며, 단지 일정한 리듬에 맞춰서 작동하고 있을 뿐이다. 새가 하늘에서 나는 것이나, 물고기가 물속에서 헤엄치는 것도 마찬가지다. 새는 그저 하늘을 나는 것이며 물고기는 물속을 헤엄칠 뿐이다.

물의 종류	물의 종류별 설명	음용수 등급
증류수	가장 순수한 물로서 다른 원소를 전혀 함유하고 있지 않다.	가장 나쁜 물
빗물	대기 중의 기체가 일부 녹아 있다.	나쁜 물
미숙성수	소량이지만 일부 무기물과 미량 원소를 함유하고 있다.	나쁜 물
지표수	(저수지, 호수, 강물)토양과 접촉하면서 어느 정도의 무기물과 염분을 함유하고 있다.	보통의 물
지하수	상당량의 무기물을 함유하고 있다.	좋은 물
샘물	지하수가 지표면 위로 샘솟은 물이다.	좋은 물
참샘물	무기물과 탄화물을 풍부하게 함유하고 있다.	가장 좋은 물
우물물	물 속에 녹아 있는 성분들이 가변적이므로 등급을 매기기 곤란하다.	가변적이다.

물의 흐름은 이중나선형 구조와 일종의 공명 현상을 일으키며 혈관의 경우에도 마찬가지로 혈액 순환은 바로 이러한 저항 없이 저절로 유체가 흘러가는 현상이 자연스럽게 발생한 것이다. 혈액의 흐름과 혈관의 구조 사이에는 마찰이 전혀 없거나 오히려 음의 저항 값을 나타내는 일종의 공명 상태가 유지되고 있어서 특별한 에너지의 공급이 없어도 혈액은 저절로 흘러간다. 또한 혈액의 점성은 혈관의 직경에 반비례해서 줄어들기 때문에 모세혈관에서 마찰 없는 운동이 효과적으로 일어나도록 도와준다.

모든 생명은 맥박으로부터 비롯된다. 그것은 만물이 전기적인 성질을 가진 파동에너지인 것처럼 파동에너지의 파동이 바로 맥박의 현상이다. 심장의 핵심적 기능은 우리가 알고 있는 것과 같은 일종의 펌프가 아니라 맥박을 통해서 혈액의 흐름을 이끌어내는 것이다. 우리가 호흡을 함으로써, 양으로 대전된 산소를 마시고[吸], 음으로 대전된 탄화물을 내보냄[呼]으로써 심장은 더불어 맥동하는 것이다. 이러한 모든 작동 원리가 물의 이중 나선형 운동이며 이것은 죽은 물이 아닌 +4℃의 물을 마실 때 가장 원활히 일어나며 생명력이 일어난다.

물을 보관하기 위해 중요한 것은 물을 태양 광선으로부터 격리시켜 어두운 곳에 보관해야 한다는 점이다. 물을 열, 빛, 대기와의 접촉으로 발생하는 다양한 영향들로부터 근원적으로 차단해 주어야 한다. 이상적으로 물을 보관하는 방법은 모든 직사광선과 열원으로부터 안전하게 차단하면서도 일종의 호흡작용을 할 수 있는 용기에 담아 두는 것이다. 모든 생명체가 건강한 생명을 지속하기 위해서는 반드시 호흡을 하는 것처럼, 물도 호흡할 수 있어야 한다.

깨끗하고 투명한 병에 물을 보관하는 오늘날의 일반적인 방법은 병 속의 물이 빛과 열에 완전히 노출되어 수질을 급격히 저하시킨다. 좋은 물을 유리컵에 담아 빛에 노출시키면 작은 기포의 탄산가스가 유리컵 벽면에 생성되며, 온도와 빛에 의해 물속의 중요 성분인 탄산이 달아나는 것이다. 포도주와 마찬가지로 물은 불투명한 용기에 통기성이 뛰어난 코르크마개로 밀봉하여 어두운 곳에 보관하는 것이 좋다. 좋은 포도주가 나무통에서만 숙성되는 이유도 바로 이것이다.

가능하다면 물이나 기타 음식, 곡식을 보관하는 용기는 철저하게 빛과 열로부터 차단하여 언제나 서늘한 온도를 유지시켜야 한다. 이러한 요건을 충족시킬 수 있는 소재는 자연석, 목재, 옹기 등이다. 옹기는 용기 벽면을 통해서 물의 극히 일부가 천천히 스며나갈 수 있는 반면에 물의 기화작용은 열과 관계되어 있다. 통기성과 물의 증발 속도가 적절하게 어우러지는 경우에 용기 중의 물이 1/600 정도 증발하면 수온은 1℃ 정도 냉각된다. 따라서 이러한 용기를 바람이 잘 통하는 서늘한 그늘에 보관하면 물은 자연스럽게 냉각되고 물이 최상의 건강 상태를 유지하는 무관심의 온도인 +4℃를 안정적으로 유지할 수 있다.

사각진 용기에 물을 보관하면 물의 구심성 나선 회전 운동의 자연적인 순환이 불가능하여 물은 숨통이 죄인 듯한 상황에 처하므로 시간이 지나면서 수질이 급격히 떨어진다. 또한 사각진 곳에서는 물의 흐름이 차단되어 정체되므로 병원성 세균이 증식하기 좋은 서식처가 된다. 자연의 생명을 품거나 저장할 때 사용하는 용기는 계란이나 계란과 유사한 형태를 취해야 한다.

운동이란 에너지가 표출되는 형태라고 할 수 있으며, 에너지란 생명을 의미한다. 용기의 외부 표면에서 증발이 일어나면 용기의 표면을 따라 냉각작용이 일어나고 이와 더불어 내벽과 인접한 물도 냉각된다. 여기서 물이 냉각되고 응집되면 밀도가 올라가서 벽면을 따라 바닥으로 가라앉는다.

이와 동시에 용기 바닥에 머물던 물이 가운데에서 위로 솟아오르면서 압력을 가하므로 중앙에 머물러 있던 물은 다시 벽면으로 밀려난다. 이러한 일련의 과정이 연속적으로 반복되면 용기 안에 담겨 있는 내용물은 지속적으로 순환하면서 냉각된다. 자연을 이해하고 자연을 모방하여야 생명력을 보존한다는 것을 기억해야 한다.

나무와 빛과 인간의 상호교환 작용으로 자연 치유가 일어난다

자연은 상호경쟁을 기반으로 하고 있다고 생각하고 있다. 그러나 실제로 자연은 경쟁보다는 상호 조화를 바탕으로 운행되는 체계다. 자연에서는 서로 다른 요인들이 조화를 이루면서 상호작용하여 하나의 물리현상이 생겨나고 사물의 형태가 갖추어진다. 두 개 이상의 원자가 서로 친화력을 발휘하지 않으면 물은 물론이고 식물, 화합물, 기타 모든 생물은 존재할 수 없다. 본래 친화력이란 사랑이 표출된 것으로서 두 개의 수소 원자와 하나의 산소 원자 사이에 친화 작용이 발휘되어 물이라는 기적이 탄생하는 것이다. 다시 말해서 친화력이 작용하여 원래의 구성 성분과는 전혀 다른 성질의 실체가 창조된다.

친화력이 작용하지 않는다면 두 개의 수소원자와 하나의 산소원자는 경쟁관계만을 유지할 뿐 아무런 합성도 일어나지 않을 것이므로 생명의 탄생도 불가능하게 될 것이다. 자연계는 우리가 배웠던 것보다도 훨씬 높은 수준의 협동체계를 바탕으로 평화로운 조화를 이루고 있다. 다른 사람을 위해서라기보다는 바로 우리 자신의 생존을 위해서라도 경쟁의 바탕으로 이루어진 오늘날의 모든 개념들을 새로 따져볼 필요가 있다. 경쟁의 원리는 외부세계와 관련지어서 개체 자신의 효율성을 따지는 것이다. 즉, 개체 자신의 소질을 개발하는 것이 다른 개체에게 얼마나 도움이 되느냐 하는 것이 바로 진정한 경쟁의 원리다. 공생을 위한 전제조건인 양자 간의 상호교환이 이상적으로 성사되기 위해서는 주고받음이 적절하게 이뤄져야 한다. 주는 것이 없으면 받는 것도 있을 수 없다. 진화를 지속하기 위해서는 창조력을 발휘하는 잉여 에너지가 필요하다. 이를 위해서는 양적으로나 질적으로 반드시 받는 것보다는 주는 것이 많아야 한다. 그렇지 않으면 자연계에서는 아무것도 발생할 수 없으며 바로 이것이 사랑의 원리이다.

일반적으로 볼 때 이 말은 모순된 것처럼 들릴 수 있으나 일정량의 에너지가 물질이 증식되는 경우에 반드시 질은 같은 정도로 소진되어야 한다. 왜냐하면 양×질=1이기 때문이다. 그러나 반드시 그럴 필요는 없다. 만물의 근원이 되는 창조 에너지는 전혀 다른 차원에서 발생하여 공급되는 것

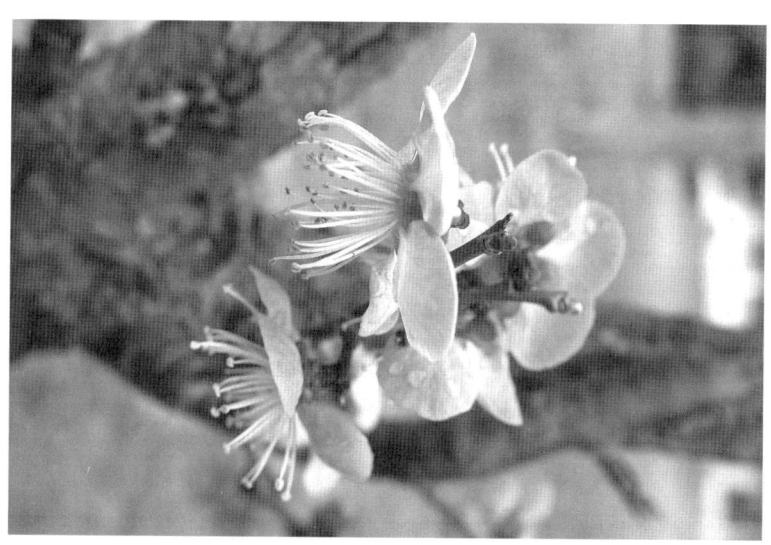

이므로 에너지 보존의 법칙으로부터 제한을 받지 않는다. 다시 말해서 양과 질이 동시에 더불어 증진될 수 있다.

그러나 창조 에너지는 실제로는 측정할 수 없는 무형의 사랑 혹은 자비를 베푸는 행위다. 사람의 경우 자신이 습득한 내용을 다시 주변으로 널리 전하거나 보다 높은 차원으로의 대통합을 이끌어내고자 한다. 내가 당신에게 알리고자 하는 것도 이러한 행위라고 할 수 있다. 미숙성수가 숙성수로 변환되는 경우도 이와 마찬가지여서 받는 과정이 없다면 베푸는 위치로 오를 수 없다.

자연에는 무수히 많은 형태들이 출현하여 진화하면서 살아간다. 이처럼 서로 자유롭게 주고받을 수 있는 열린 계, 활력이 넘치는 계, 정신적인 대통합이 이루어지는 계, 그것이 바로 자연계이다. 그리고 그러한 자연스런 과정이 물리적 현상으로 구체화되어 표출된 세계가 바로 우리가 느끼면서 살아가는 현상세계다. 그러므로 자연은 진화의 과정, 사랑의 과정을 바탕으로 이루어진 세계다.

압력이 상호 간의 역학구조 속에서 경쟁의 결과로서 표출되는 것이라고 한다면, 어떠한 계에서 이를 수용할 의사가 전혀 없는 다른 계로 자신의 의지를 강요하는 행위다. 사랑이 없는 육체적인 사랑이 그러한 것이며, 이 경우에는 즉각 반작용이라는 저항이 발생하고 상대방을 거부하기 위해서 자신의 문을 닫아 버린다.

압력을 받는 계는 압력을 가하는 계로부터 전달되는 정보, 자극, 성질 등 어느 것도 수용하기를 거부한다. 접근할 만한 모든 통로가 차단되므로 압력을 가하는 계는 자신의 의지를 관철시키기 위해서 한 층 더 강도 높은 가혹 행위를 도입한다. 인간이 다른 인간을, 국가가 다른 국가를 억압하고 압제하는 행위이므로 마찰은 피할 수 없으며 압력을 받는 계에서 균열이나 허점이 발생하면 그 계는 찢어지거나 분해된다.

그러나 이러한 일은 자연적인 과정이라기보다는 기계적인 과정의 전형적인 모습에 불과하며 조화와 협력을 바탕으로 이루어진 자연계에서는 도저히 일어날 수 없는 일이다. 헬레나노르베리호지가 티베트 라다크 마을에서 느낀 것이 바로 그러한 것이다. 그녀는 해발 3,000m 이상 혹한의 고원에 사는 라다크 마을 사람들이 혹한의 기후와 거친 환경에도 불구하고 항상 미소 짓고 노래하며 행복하게 살며, 낭비도, 오염도, 범죄도 없는 평화로운 자족적인 원시 공동체의 삶을 살고 있는 것을 보았다. 그녀가 살았던 서구 사회와는 전혀 다른, 인간은 본질적으로 경쟁하고 살아남기 위해 싸우는 이기적인 존재가 결코 아니라는 것을 깨우쳐주는 경이로운 사회였으며, 그것이 바로 조화와 협력을 바탕으로 이루어진 자연계에서 일어나는 현상인 것이다.

오늘날 지구 도처에서 이처럼 비인간적이고 기계적인 수단이 도입되어 너무나 많은 폐단을 초래하고 있다. 이런 현상은 바로 닫힌 계에서만 일어날 수 있는 최악의 형국이다. 이와 같은 과정이 자연스런 조건하에서 발생한다면 저항은 흡입력에 대항해서 발생하는 반대작용이므로, 운동을 방해하는 장애라기보다는 운동의 방향과 성질을 조절하고 새로운 방식으로의 변화를 유도하는 촉매로 작용하여 새로운 생명을 만들어낸다.

다시 말해서 흡입력은 상보적인 대립형질의 친화력을 발휘하는 상호작용을 통해서 생겨난다. 정상적으로 말해서 흡입력은 마찰보다도 훨씬 더 많은 현상을 유도하고 표출해낸다. 흡입력을 발하는 계는 반드시 열린 계이므로 언제나 모든 것을 수용하려는 자세를 견지하고 자신의 품이 필요로 하는 것은 무엇이든 끌어안으려 한다.

그래서 흡입력이 발휘되는 곳에서는 사실상 마찰이나 저항이 발생하지 않는다. 오히려 서로 융합하려는 친화력만이 작용하므로 에너지는 배가 되고 그들 간의 결속은 한층 더 강화된다. 자연계의 모든 것들을 서로 상부상조하는 열린 계이기 때문에 언제나 이러한 방식으로 스스로의 기능을 발휘한다.

모든 생명은 알이나 자궁에서 태어난다. 알은 껍질로 밀봉되어 있고 자궁은 입구가 열려있기 때문에 서로 완전히 다른 것처럼 보이지만 알도 자궁과 마찬가지로 통기성 구조여서 생명 에너지가 자유롭게 확산되고 흡입된다.

물은 수소분자와 산소분자가 지층 아래에서 서로 결합하여 생성된다. 물은 생명력을 전달하는 혈액, 임파액, 수액, 모유 등과 같은 유체를 만드는 기본 물질이다. 다양한 나무가 이상적으로 어우러진 아름다운 숲이 조성되면 자연스럽게 물의 진화가 이루어진다. 생명체란 모두가 자신만의 독특한 구조를 지닌 물기둥 혹은 물통이라고 할 수 있다.

나무의 역사는 곧 물의 역사다. 나무는 가장 우수하고 고귀한 식물이며, 무한하고 무조건적인 사랑을 베푼다. 나무는 우리 인류에게 참된 삶이 어떠한 삶인지를 솔선해서 보여주고 있다. 나무는 식물계의 왕족이고 사람은 동물계의 왕족이다. 나무는 모든 것을 자급자족하지만 사람은 그렇지 못하다. 사람은 철저하게 나무의 도움을 필요로 한다. 나무는 광합성 작용을 이용하여 사람이 필요로 하는 산소를 공급하고 우리는 나무가 필요로 하는 이산화탄소를 공급하는 데 일조한다.

나무는 광합성 작용으로 생산한 산소의 약 60%를 배출하고 나머지는 야간에 자가自家소비한다. 자연계에서 이루어지는 모든 상호작용처럼 이것도 공생하기 위한 교환 작용이며 협동체계다. 광합성이 없다면 우리는 생존할 수 없으며 우리의 일상생활은 나무나 식물만이 줄 수 있는 산소라는 위대한 선물에 전적으로 의존하고 있다. 나무가 사라지면 지구상의 다른 모든 생물도 생존이 불가능하다. 지금처럼 나무를 잔혹하게 참살하는 벌목 행위는 우리의 필수품인 산소와 물의 양을 감소시켜서 우리 자신을 해치는 결과를 초래할 것이다.

나무와 사람 간에는 색상의 영역에서도 미묘한 공생관계를 이루고 있다. 가시광선 중에서는 녹색광의 세기가 가장 강하며 적색광에 이르기까지는 비교적 그 세기가 일정하지만 자외선의 영역에서는 급격히 약해진다. 나무는 자신이 서식하는 지역의 빛의 성질을 반영하는 거울이다.

동물	식물
산화 혹은 연소장치	환원장치
탄소, 수소, 질소(암모니아)를 연소	탄소, 수소, 질소(암모니아)를 환원
탄산가스, 물, 질소, 질소 산화물 배출	탄산가스, 물, 질소를 고정
산소, 단백질, 지방, 탄수화물의 소비자	산소, 단백질, 지방, 탄수화물의 생산자
열과 전기를 생산	열과 전기를 흡수하여 제거
원소를 공기와 땅으로 저장	원소를 공기와 땅에서 꺼내어 사용
유기물을 무기물로 변환	무기물을 유기물로 변환

태양광에서 가장 강한 파장의 빛은 청색-녹색 영역의 녹색광이다. 녹색광은 나무의 성장에 전혀 사용되지 않는다. 흡수되지 못한 빛이나 파동은 반사되는데, 예를 들면 적색을 띤 물체는 적색을 제외한 다른 색상의 빛은 흡수하고 적색만 반사하므로 적색으로 보이는 것이다. 수많은 대사 과정들이 특정한 파장의 빛이나 파동에 의해서 작동하므로 원하는 파장의 빛이 없거나 세기가 약하면 대사 작용은 지연되거나 전혀 일어나지 않는다.

나무는 지외선 영역이나 적색광에서 적외선에 이르는 넓은 영역의 빛에 매우 민감한 반응을 일으키지만 녹색광에는 전혀 반응을 일으키지 않으므로 녹색광 하에서는 성장을 멈추고서 휴지상태에 머문다. 사람의 눈은 나무와는 반대로 자외선이나 적외선에는 전혀 반응하지 못하지만 녹색광에는 극히 민감하게 반응한다. 사람은 태양광 중 녹색광만 분리하여 볼 수 없기 때문에 주변에 나무나 식물이 없다면 녹색을 따로 분해해서 본다는 것은 불가능하다.

사람에게 있어서 녹색은 기분을 완화하고 치유 작용을 하는 색상이어서 신경계나 정신을 진정시키는 효과가 있다. 그래서 녹색이 주변에서 사라지면 사람들은 난폭하게 돌변할 수 있다. 이런 점을 중시하면 나무를 찾아보기 어려운 오늘날의 도시 공간은 심각한 결점을 안고 있는 것이다. 나무는 우리의 건강한 삶을 위한 전제조건이다. 나무는 수분과 양분을 땅속에서 끌어올릴 뿐만 아니라 기후를 안정시키는 기능과 강한 바람을 막아 다른 생물들의 안식처를 만들어준다.

태양의 에너지는 영혼의 실체이다. 빛이 있으므로 생명이 있으며, 대기가 있으므로 빛이 존재한다. 우리에게 빛을 제공하고 우리 주변의 아름다운 사물을 바라보며 감동할 수 있게 히고 지구상의 모든 생명이 생명을 유지할 수 있는 것은 바로 빛과 열이 발생할 수 있도록 도와주는 매개체로서의 대기가 존재하기 때문이다. 대기의 밀도가 높으면 높을수록 빛이 산란되는 정도가 높기 때문에 공기의 밀도가 높은 저고도 지역에서는 마치 확대경과 같은 작용을 한다.

빛과 공기, 대지와 물, 나무와 숲이 있으므로 인간이 존재할 수 있다는 것은 우리가 알고 있지만, 그 소중한 것을 우리는 함부로 다루고 있고, 그 엄청난 은총을 우리는 경시하고 있다. 당신이 건강을 잃었다는 것은 그러한 은총을 경시한 것이며, 다시 거듭나기 위해서는 그들의 품에 들어가야 한다. 그들의 품에 안겨있을 때에 비로소 자연 치유의 힘이 일어날 것이다.

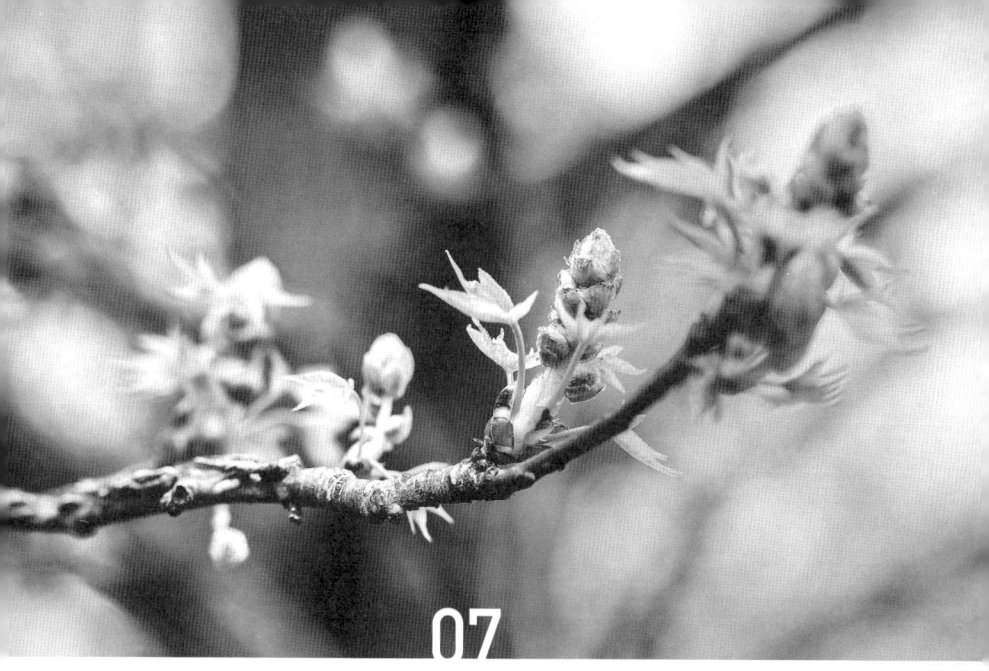

07
기술이 아니다!
사랑이다!

●

사랑은 아름다움이며, 매력이며, 자연의 신비다.
사랑은 생명력이며, 친화력이며, 종족의 의지다.
사랑은 운동이며, 생리 상태이며, 진화다.

사랑은 존재이며, 실제이며, 현실이다.
사랑은 의식이며, 파동에너지이며, 영혼이다.
사랑은 순간이며, 영원이며, 불멸이다.

사랑은 믿음이며, 소망이며, 기도다.
사랑은 마음이며, 지능이며, 치유다.
사랑은 음악이며, 시이며, 몽상이다.

사랑은 가장 고귀한 인간인 당신이다.
존재하는 모든 것은 다 좋은 것이다.
수선화처럼 조건없이 주는 사랑을 하라!

07
기술이 아니다!
사랑이다!

존재하는 유일한 치유 에너지는 당신이 인식하고 있는 사랑이다

그는 혼자서 말했다. 그날 어디에서 이런 물이 들었는지 잘 지워지지 않는다. 그것은 마음에 물든 것이었다. 손톱에 봉숭아 물들이면 한몸이 되듯이, 연정이 마음에 물들면 한몸이 된다. 37년이 지난 지금까지 그 소녀의 기억이 지워지지 않는 것은 무엇 때문일까? 한 사람의 영혼이, 그 소녀의 영혼이 이렇게 아름답고, 설레고, 황홀하고, 안타깝고, 애절하게 그를 흔들 줄이야!「코스모스 소녀의 순정」이라는 영화에 나오는 이야기다. 첫사랑이 신비로운 건 그것이 결코 끝나지 않을 것이라고 생각하기 때문이며 또한 영원히 지워지지 않는 것이기에 그렇다. 그리고 미완성이기에….

누군가를 기억하는 가장 중요한 방법은 그들이 형성하도록 도와준 나의 모습으로 살아가는 것이다. 평생 잊지 못할 사람을 다른 말로 표현하면 평생 잊지 못할 추억을 만들어준 사람이다. 그런 추억은 두 번 다시 없었고 앞으로도 없을 것이다. 세월이 흐르면 많은 것을 잊어버릴 수밖에 없고, 우리는 그것을 잊지 않으려고 사진을 찍고, 글로 남겨두려고 애쓴다. 그러나 그들이 우리에게 만들어 준 게 단순히 추억뿐이었을까? 그렇다! 사랑이다! 그것은 단순한 추억이 아니고 사랑의 에너지다. 당신이 기억하고 있는 것은 당신의 몸안에서 사랑의 에너지가 깊이 입력되어서이다.

당신은 몸과 마음이, 정신과 육체가, 의식과 영혼이 함께하는 생명체이다. 그러한 생명체의 치유를 위해서는 단순한 기술과 화학약품으로는 근원적인 해결을 할 수 없는 것이다. 당신의 몸과 마음을, 영혼을 치유하는 유일한 에너지는 당신이 인식하고 있는 사랑이다. 사랑의 치유 에너지는 단순한 기술로 일어날 수 있는 것이 아니며, 그것은 긍정적인 마음과 열정, 신선한 자연식품과 햇빛, 대기, 자연적인 환경 그리고 운동에 의해 일어나는 것이다.

모든 생명체는 살려고 하는 의지를 가지고 있지 죽으려고 하는 의지를 가진 생명체는 존재할 수 없다는 것은 너무나 당연한 이야기이다. 살려고 하는 의지, 성장하고 번창하려는 의지가 생명력이며, 친화력이며, 종족의 의지이며, 사랑의 힘이다. 그래서 사랑이 그토록 강조되는 것이다.

만물을 쪼개고 쪼개면 아주 작은 소립자인 원자이며, 그것은 전자, 양자, 중성자로 구성되어 있다. 전자, 양자, 중성자는 단단한 고체 덩어리가 아니며 그것은 전기적인 성질을 띤 파동에너지다. 만물은 그것이 생명체이든, 광물질이든 모든 것은 전기적인 성질을 띤 파동 에너지에 불과하며, 파동이 있는, 운동하고자 하는 에너지는 결국 생명의 힘이며, 사랑의 힘, 에너지다.

에너지의 태근원太根源이란 우주의 삼라만상을 거슬러 올라가다 보면 만나게 되는 가장 근본이 되는 원인인데 이것으로부터 모든 에너지가 발생하여 방사된다고 가정하자. 이때 말하는 만물의 근본이 되는 원인을 우리는 하나님, 혹은 특정 종교적인 의미와 구별하여 보다 보편적인 의미를 강조하기 위해서 "영원한 창조적 지능"이라고 할 수 있을 것이다. 영원한 창조적 지능을 다른 말로 표현하면 "사랑"이라고 할 수 있다. 당연히 영원한 창조적 지능인 사랑은 자기 자신의 진화 과정에서 끊임 없는 창조활동을 수행한다.

이렇게 우주를 가정하고 생각하면 에너지란 영원한 창조적 지능인 사랑의 창조 의지가 발현될 수 있도록 도와주는 매개체이며, 에너지가 매개체로서의 역할을 수행한 결과로서 창조 의지가 하나의 현상으로 가시화되어 나타나는 것이다. 이러한 에너지는 초광속의 속도를 넓은 범주의 파장대에 걸쳐서 진동하고 있으며, 무조건적인 사랑과 정신으로부터 비롯되어 한없이 높은 에너지의 상태를 이루고 있다.

에너지란 물질에 의한 속박, 광속의 속도, 에너지 보존의 법칙 등 제반 물리법칙으로부터 어떠한 제한도 받지 않으며 우주의 모든 영역에 동시에 존재할 수 있다. 또한 에너지는 아무런 전제조건도 없으며, 완전히 순수하고, 어떠한 편견도 없으므로 선 혹은 악을 구별함이 없이 누구나 어디에서나 자유롭고 공평하게 사용할 수 있으며 그것은 사랑이다.

당신이 "사랑해요."라는 말을 듣고 가슴이 두근거리기 시작할 때는 당신의 내부에 놀라운 변화가 일어난다. 다른 사람의 가슴속에 있는 감정이 당신의 핏속으로 밀어닥치는 아드레날린 분자로 변환된 것이다. 이것은 다시 심장 세포의 외부에 있는 수용체를 활동시키고 그것이 다시 각 심장 세포들에게 사랑에 대한 적절한 반응은 정상보다 빨리 수축하는 것이라고 말해준다. 더욱 중요한 것은 신체가 자신이 변화된 것을 느낀다는 점이다. 즉 당신이 사랑받고 있으며 당신이 기쁨과 가뿐한 기분을 느끼며 세상이 더욱 생기 있어 보이고 모든 일상의 문제가 사라져버린 것처럼 보인다는 것을 안다.

심신체계는 실제로 이러한 언어적 경험을 둘러싸고 자신을 형성시킨다. 그래서 말로써 가해진 상처가 육체적인 상처보다도 훨씬 더 영구적인 결과를 가져 올 수 있다. 왜냐하면 우리는 그야말로 말로써 우리 자신을 창조해 내기 때문이다. 말은 단순히 상징 이상의 것이다. 그것은 생체 정보를 보내는 방아쇠이다.

당신의 의식을 몸의 구석구석으로 보내면서 그 의식이 바로 영혼임을 알아라. 영혼은 모든 세포 속을 흐르는 생명과 지능의 물결, 치유의 에너지다. 우리가 신체의 내적 환희와 희열에 다시금 동조될 때 심오한 지혜의 신호가 나타나 내부로부터 치유가 일어나게 한다. 우주(코스모스)의 숨이 곧 내 다음 숨이며 우주의 춤이 곧 내 심장의 다음 박동이다.

천지 "호흡" 내 호흡, 내 호흡 천지 호흡.
천지 "기운" 내 기운, 내 기운 천지 기운
천지 "마음" 내 마음, 내 마음 천지 마음.
천지 "지능" 내 지능, 내 지능 천지 지능
천지 "의식" 내 의식, 내 의식 천지 의식.
천지 "영혼" 내 영혼, 내 영혼 천지 영혼
천지 "의도" 내 의도, 내 의도 천지 의도.
천지 "선택" 내 선택, 내 선택 천지 선택
천지 "조화" 내 조화, 내 조화 천지 조화.
천지 "사랑" 내 사랑, 내 사랑 천지 사랑
천지 "감사" 내 감사, 내 감사 천지 감사.
천지 "기쁨" 내 기쁨, 내 기쁨 천지 기쁨

자신의 감정을 경험하는 것보다 중요한 것은 없다. 그것은 당신의 모습 중에서 가장 꾸밈없는 부분이며, 세상과 관계를 맺는 당신의 의식의 가장 원초적인 표현이다. 당신은 자기 자신이 가진 모든 관계들의 총합이며, 그것을 가장 정확하게 비쳐주는 거울이 바로 당신의 감정이다.

사랑의 본질은 느낌이 아니다. 그것은 존재의 어떤 상태이다. 그것은 존재와 접해있는 상태이다. 진정으로 사랑을 경험하는 사람은 그저 사랑의 충족감 속에 머무는 것 외에는 아무것도 하고자 하는 욕구가 없이 자신이 진정 살아있다고 느낀다. 사랑의 가장 큰 행위는 그저 있는 것, 즉 아무런 행위도 없는 것이다. 사랑이 무집착의 최고의 경지이자 가장 만족스러운 경지인 것은 바로 이 때문이다. "당신의 희열을 따라가라."

당신은 사랑이며, 기쁨이며, 환희이며, 가장 심오한 의미이고 가장 높은 가치이다. 당신이 그 소녀를 당신이 사랑하는 사람이라고 믿을 때 당신은 자신을 속이고 있는 것이다. 그 소녀는 당신이 사랑을 느낄 수 있도록 스스로에게 허락하는 데 필요한 하나의 대상, 사랑체일 뿐이다. 당신의 가슴을 열고 닫을 수 있는 것은 오직 자신뿐이다. 그러나 그 소녀가 존재하지 않는다면, 그 여성이 존재하지 않는다면 당신의 생명력도, 사랑의 에너지도 일어나지 않는다.

빛이 있으면 어둠이 있듯이, 식물이 있으면 동물이 있듯이, 원심력이 있으면 구심력이 있듯이, 여성이 있으면 남성이 있듯이 사랑은 양면성이다. 남성은 여성을, 여성은 남성을 간절히 원하고 사랑하는 것은 둘이 결합하여 또 다른 하나의 생명을 잉태하기 위한 것이며 그 동기, 그 과정, 그 자체가 사랑이며 그것은 영원한 사랑의 힘이며 영원한 창조적 지능이다.

당신이 신선한 과일과 채소를 섭취하면, 그 식물 내부에 있는 사랑의 치유 에너지가 당신의 신체 안에 내적 환희와 희열을 일으켜 내부로부터의 치유가 일어나게 한다. 과일과 채소에 담겨있는 태양광선과 전기작용이 당신의 내부에서 사랑의 치유 에너지를 불러일으킨다.

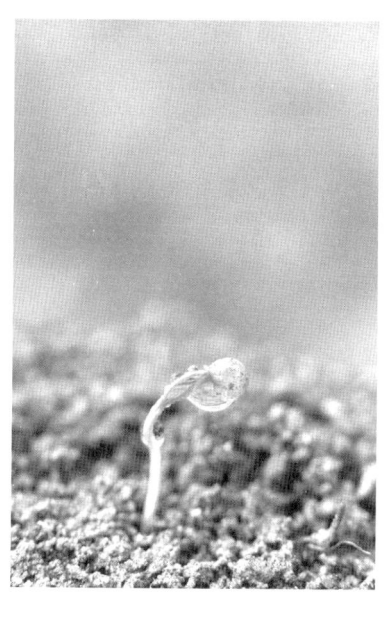

사랑의 힘이 그러할진대, 당신의 몸이 문제가 있으면 마음도 문제가 있을 것인데, 그것을 어떻게 기술로 해결할 수 있다는 것인가? 병원과 약국이 그렇게 많이 있는데도 환자는 줄어들지 않고 더 많아지는 것은 무엇을 말해주는 것인가? 너무나 쉽고 간단한 일이다. 생명체 안에 있는 사랑의 에너지인 자연치유 요법을 무시하고 기술로 해결하려 하기 때문이며, 만성퇴행성 질병은 결코 병원에서 약이나 수술로, 아니면 정혈요법으로 해결될 수 있는 일이 아니라는 것이다.

양의학, 한의학, 대체의학은 기술로 부분적으로 일시적으로 치료하는 것이며 이것은 급성병이나 자동차 사고가 났을 때와 같이 응급실에 가야 하는 카센터 기술이다. 막힌 것을 침, 뜸, 부항, 정혈요법, 동종요법으로 해소시켜 주거나 자동차 사고로 병원 응급실에 가서 치료하거나, 이가 아프면 치과에 가는 경우와 같이 찌르고, 자르고, 수선하고, 바느질하고, 교체하는 카센터 기술로 해결할 수 있다. 그것은 기술의 의학이지 사랑의 치유가 아니다. 존재하는 유일한 치유에너지는 당신이 인식하고 있는 사랑이다.

이 책의 제목은 『밥상 혁명을 일으켜라』이지만 내가 당신과 진정으로 나누고 싶은 이야기는 바로 "사랑"에 관한 것이다. 왜냐하면 사랑의 힘이 당신을 질병으로부터 치유시켜 건강하고 아름답고 매력적인 모습으로 만들어주는 요체이기 때문이다. 생명력으로 가득찬 건강하고 아름답고 매력적인 모습, 그것이 곧 사랑이고 친화력이고 생명력이며 자연의 본성이며 영원한 창조적 지능이다. 질병에서 벗어나 건강하고 매력적인 당신의 모습을 원한다면 당신은 치료treatment가 아니라 치유healing를 해야 하고 그것을 위한 최상의 길은 "기술technic이 아니라 사랑love이다."라는 것을 기억하라.

부유는, 그것이 어떠한 부유이든 인간을 병들게 한다

내가 무엇을 하여야 영생을 얻으리이까? 예수께서 그를 보시고 사랑하사 이르시되 네게 아직도 한 가지 부족한 것이 있으니 가서 네게 있는 것을 다 팔아 가난한 자들에게 주라. 그리하면 하늘에서 보화가 네게 있으리라. 그리고 와서 나를 따르라 하시니라(막 10:21) 마음으로만 낮아지고 마음으로만 비우려 하는 것은 결코 비우는 것이 아니다. 내가 가진 명예나, 권력, 재산은 그대로 둔 채 마음만 비우려 하는 것은 잘못이다. 내게 있는 모든 것을 팔아 가난한 이에게 나누어주는 실제적인 낮아짐이 진정으로 낮아지는 것이다.

당신이 명예나 권력, 재산을 움켜쥔 채, 당신이 교만, 이기심, 편견, 고정관념을 꼭 쥔 채, 당신이 과잉의 당, 과잉의 단백질, 과잉의 지방을 지닌 채 건강한 몸, 건강한 삶을 이루려고 한다면 그것은 어리석은 일이다. 마음을 비우고 거듭나기 위해, 도를 얻고 깨달음을 구하기 위해 성경, 불경, 천부경, 도덕경, 태을금화종지를 외워도 부유하면, 물질을 버리지 않으면,

몸이 비워지지 않으면, 장이 비워지지 않으면, 냉장고가 비워지지 않으면 진정으로 건강한 삶을 누릴 수 없는 것이다.

잘 먹고 잘 살자는 것이 경제이며, 잘 먹고 잘 살아 복 받고 천국 가자는 것이지, 가진 것 모두 남에게 주고 가난하게 먹고 가난하게 살자고 정치를 하고, 설교를 하면 국회는, 교회는, 절간은 텅 빌 것이다. 당신의 건강 문제는 단순히 신체의 문제만이 아니고 당신의 삶의 문제이며, 특히 그것은 잘 먹고 편하게 살고 있는 것이 문제이다. 힘든 육체노동을 경시하고, 너무나 잘 먹고 잘 움직이지 않아서, 과잉의 영양으로 인해서 생긴 병이며 그로 인해 생명력, 면역력, 종족의 의지, 이성에 대한 욕구가 저하된 것이다.

시몬느 베이유가 자신의 안락한 삶을 철저히 버리고 열악한 환경의 육체노등 현장 노동자가 된 것은 그들과 온전히 같은 상황이 되어야만 비로소 그들의 불행한 삶을 이해할 수 있기 때문이었다. 발행은 불행을 겪어보지 않은 사람은 이해할 수 없는 것이며, 건강은 건강을 잃어보지 않은 사람은 그 참다운 건강의 의미를 알 수 없다. 배고프지 않은 사람은, 굶주려 보지 않은 사람은, 단식을 해보지 않은 사람은 음식의 소중함을 알 수 없다. 이별을 해보지 않은 사람은 만남의 기쁨을 알지 못하고, 미완성의 첫사랑을 겪어보지 않은 사람은 그것이 완성된 사랑보다 더 아름다운 것임을 알지 못할 것이다.

땅을 자기의 어머니로 감촉하기 위해서는 이 세상의 빛에 얼굴을 내미는 갓난아이처럼 땅의 뱃속에 발을 들여놓지 않으면 안 된다. 부유는 인간과 땅을 결부시키는 기반을, 땅의 아들로 서로 맺어주는 기반을 끊어 버린다. 건강한 자는, 강철 같은 심장을 가진 자는 야생의 목소리이며, 땅의 목소리이다. 그와 같이 예술가는 땅의 목소리여야만 되며 부유한 자는 결코 위대한 예술가가 될 수 없다. 설혹 예술가가 되었다 해도 역시 온실 안의 열매에 지나지 않는다. 위대한 괴테라 할지라도 헛수고였다. 그는 혼의사지가 위축된 자이므로.

그와 같이 부유하며 과잉의 영양이 있는 몸으로 건강한 인간이 하기에는 비상한 의식과 노력이 필요하다. 설혹 건강하게 되었다 해도 역시 온실 안의 열매에 지나지 않는다. 빛나는 스타였던 축구선수, 야구선수, 수영선수, 빙상선수가 다 그러한 이들이며, 그들은 40이 되면 노인의 몸이 된다. 그들은 혼의사지가 위축된 자이므로.

슬프다! 인간은 쉽사리 부유에 친숙해진다. 이기적인 부유의 추구가 삶의 유일한 목적으로 될 때, 삶은 오래지 않아 목적이 없는 것으로 된다. 부유는 하나의 습관으로 되어 버리고, 하나의 중독으로 되어 그것 없이는 이미 살 수가 없게 된다. 그런데 가난은 인간을 강하게 만든다. 부유는 인생길의 한순간이고 삶의 추가 오락가락하는 양극의 하나이다. 그 추를 멈추게 하려면 그것을 부숴 버려야 한다.

슬프다! 인간은 쉽사리 사교춤에 친숙해진다. 쾌락적인 사교춤의 추구가 삶의 유일한 목적으로 될 때, 삶은 오래지 않아 목적이 없는 것으로 된다. 사교춤은 하나의 습관으로 되어 버리고, 하나의 중독으로 되어 그것 없이는 이미 살 수가 없게 된다. 그런데 라인댄스는 건전한 것이다. 사교춤은 쾌락의 한순간이고, 삶의 추가 오락가락하는 양극의 하나이다. 그 추를 멈추게 하려면 그것을 부숴버려야 한다.

슬프다! 인간은 쉽사리 식도락에 친숙해진다. 기름지고 맛있는 음식을 먹는 것이 삶의 유일한 목적으로 될 때, 삶은 오래지 않아 목적이 없는 것으로 된다. 식도락은 하나의 습관으로 되어 버리고, 하나의 중독으로 되어 그것 없이는 이미 살 수가 없게 된다. 그런데 가난하게 먹고 가난하게 살아야만 하는 것이다. 식도락은 쾌락의 한순간이고 삶의 추가 오락가락하는 양극의 하나이다. 그 추를 멈추게 하려면 그것을 부숴버려야 한다. 식도락은 색도락과 동질의 것이며, 그것은 인간을 천하게 만든다.

부유는, 그것이 어떠한 부유이든 인간을 병들게 한다. 육체적 활동을 분동으로 삼지 않고 힘찬 실지 생활을 뒷받침으로 살지 않는 예술, 땅을 기반으로 하지 않는 예술, 자신의 살 속에 나날의 일의 가시를 느끼지 않는 예술, 밥을, 빵을 벌 필요가 없는 예술은 예술의 가장 좋은 현실성을 잃는다. 그것은 한갓 사치의 꽃에 지나지 않는다. 그것은 이미, 가장 위대한 예술가 속에 있는 것, 인간의 고통의 성스러운 과일이 아니다.

열정은 부유와 반비례하고, 가난과 비례한다. 가난할수록 열정의 불길이 타오르며 부유할수록 열정은 사그라든다. 부유는 하나의 병이듯이 물질적으로 풍요로운 삶은, 물질적으로 부자인 조선은, 과잉의 지방으로 내장 비만인 사람은 병이다. 가난한 예술가, 가난한 시인, 가난한 사회, 가난한 가정, 가난한 밥상, 가난한 사람이 되어라. 낙타가 바늘귀로 나가는 것이 부자가 하나님의 나라에 들어가는 것보다 쉬우니라 하시니, 심령이 가난한 자는 복이 있나니.

인체의 생화학 작용은 의식의 산물이다

인체의 생화학 작용은 의식의 산물이다. 신념, 생각 그리고 감정이 모든 세포 속의 생명을 지탱하는 생화학 반응을 일으킨다. 노화되는 세포는 새로움을 유지하는 방법을 잊어버린 의식의 최종 산물이다. 인간은 생각과 느낌으로써 자신의 생체적 상태를 변화시킬 수 있는 지구상의 유일한 생명체이다.

　당신 몸의 세포들은 당신의 생각을 낱낱이 엿듣고 있으며, 그것에 의해 변화되고 있다. 한 차례의 좌절은 면역체계에 치명적인 타격을 줄 수 있다. 사랑에 빠지는 것은 거꾸로 면역체계를 강화시켜 줄 수 있다. 낙망과 좌절은 심장마비와 암에 걸릴 위험성을 높여서 생명을 단축시킨다. 기쁨과 성취감, 사랑과 열정은 신체를 건강하게 하여 생명을 연장시킨다.

　당신을 노화하게 만드는 것은 스트레스라기보다는 스트레스를 인식하는 것이다. 스트레스는 항상 있는 것이다. 단지 그것을 당신이 어떻게 받아들이느냐 일뿐이다. 당신이 걷고 있는 사이에 씽크홀이 생길지도 모른다. 당신이 잠들고 있는 사이에 9·11 테러 사건이 휘몰아칠지도 모른다. 당신이 운전 중에 어느 화물 트럭이 들이받을지 알 수 없는 것이다. 그 모든 것이 언제 닥쳐올지 당신이 두렵고 불안해하고 안절부절하지 못한다면 스스로 스트레스를 만들어내는 것이며, "내일 일은 난 몰라요." 하며 매사를 낙천적으로, 긍정적으로 받아들이면 날마다가 축복의 날이며, 감사한 날이며, 생일날이 된다.

　"과거는 묻지 마세요."이다. 지난날의 잘못된 삶, 아픈 상처, 불량한 밥상에 대해 어떠한 일이 있어도 자책감을 갖지 마라. 그것은 누구도, 당신 자신도 칭찬해주지 않는다. 당신이 지금 아프고 힘들어하는 것은, 당신이 암에 걸린 것은, 당신이 사랑의 고통을 앓고 있는 것은, 지나온 삶을 돌이켜보고 밥상 혁명, 의식 혁명, 사랑 혁명을 일으켜 거듭나라는 신이 주신 축복이요, 선물이요, 새로 태어날 수 있는 기회이다.

　인식은 저절로 일어나는 작용인 것처럼 보이나 실제로는 학습된 현상이다. 몸이 겪은 경험을 포함하여 우리가 살고 있는 세계는 우리가 배운 인식

방법에 의해 조종되고 있다. 자신의 인식을 바꾸면 자신의 몸과 세계에 대한 경험도 바뀐다. 지적 정보의 자극이, 신선한 과일과 채소의 기운이 우리의 몸을 매순간 새로운 형태로 창조한다. 당신의 현재 모습은 이 자극들과 기운들의 총합이다. 그리고 이 자극들의, 이 기운들의 양상을 바꿈으로써 당신은 변화할 것이다.

각 개인은 서로 분리되어 있고 독립적인 것처럼 보이지만 모든 인간은 전체 우주를 지배하는 지능의 패턴과 이어져 있다. 당신의 몸은 우주 몸의 일부이며, 당신의 마음은 우주 마음의 한 단면이다. 건강과 질병은 서로 분리되어 있고 독립적인 것처럼 보이지만 모든 세균은 인간 전체를 지배하는 생리의 패턴과 이어져 있다. 세균은 당신 몸의 일부이며 건강의 한 단면이다. 면역력이 저하되면 나쁜 세균이 급속도로 성장하는 것일 뿐이다. 마음과 영혼은 서로 분리되어 있고 독립적인 것처럼 보이지만 마음과 영혼은 인간 전체를 지배하는 지능의 패턴과 이어져 있다. 당신의 마음은 우주 마음의 일부이며, 당신의 영혼은 우주 영혼의 한 단면이다.

시간은 절대적으로 존재하는 것이 아니며, 단지 영원으로서 존재한다. 시간이란 영원을 측량한 것이다. 시간으로 따질 수 없는 영원을 우리는 시, 분, 초와 날짜와 횟수로 조각조각 나누어 놓았다. 이른바 직선적인 시각관은 변화를 대하는 우리의 인식 방법이 투영된 것에 지나지 않는다. 만일 당신이 시간의 불변성을 인식할 수 있다면, 시간은 당신이 생각했던 방식으로는 더 이상 존재하지 않을 것이다. 그렇게 되면 항상성恒常性과 영원한 절대의 개념을 받아들일 수 있게 된다. 만일 그렇게 될 수 있는 법을 배운다면, 의식이 변환되면 당신을 영원불멸의 생리학을 가지게 될 것이다.

당신은 모든 변화의 배후에 있는 실재 속에 살고 있다. 5감으로써 인식되지 않는, 당신의 깊숙한 내부에 존재의 가장 내밀한 핵심, 즉 개별적 인격과 에고와 신체를 만들어내는 불변의 장場이 있다. 이 존재가 당신의 본질적 상태이며 당신의 참모습이다. 당신은 노화와 질병과 사망의 재물이 아니다. 이것들은 보는 자가 아니라 보이는 것의 일부분일 뿐이다. 이 보는 자는 어떤 형태의 변화에도 물들지 않는 영원한 존재의 나타남이며 영spirit이다.

  당신의 몸은 수백만 년 축적된 지능으로써 힘을 얻는 하나의 유동적인 유기체다. 한평생 무의식적인 생활을 이어가면 수많은 노화작용이 일어나고, 한평생 의식적으로, 열정적으로 활동하면 노화를 예방할 수 있다. 신체의 기능을 자동운전 상태로 내버려두는 대신에 의식적으로 주의를 기울이는 행위, 그 자체가 당신이 어떻게 나이를 먹느냐의 변수가 될 것이다. 심장 박동과 호흡으로부터 소화와 호르몬 조절에 이르기까지 모든 자율 기능들은 의식적으로 통제할 수가 있다.

  우리의 몸은 분자와 원자로 쪼개어지는 고형의 물질로 이루어져 있는 것처럼 보인다. 그러나 양자물리학은 모든 원자의 99.9999%가 텅 빈 공간이며 실재로는 진동하는 에너지의 덩어리인 아원자 입자가 이 공간 속을 빛의 속도로 돌아다니고 있다고 한다. 이 진동은 무작위적이고 의미 없는 것이 아니라 정보를 지니고 있다. 그리하여 한 덩어리의 진동은 수소원자의 정보를 지니고, 또 한 덩어리의 진동은 산소 원자의 정보를 지닌다. 사실 모든 원소들이 하나의 고유한 정보이며 지능이다.

  우리의 몸을 포함한 우주의 근본 질료는 비질료이다. 그러나 그것은 범상한 것이 아니다. 그것은 생각하는 비질료이다. 모든 원자 내부의 공허는 보이지 않는 지능으로 맥동하고 있다. 유전학자들은 이 지능이 본래 DNA 속에 들어 있다고 주장한다. 그러나 그것은 단지 생각을 편하게 하기 위한 것일 뿐이다. DNA가 정보화된 자신의 지능을 쌍둥이적인 RNA에 전해주고, RNA는 나아가서 세포 속으로 들어가 수천 개의 효소들에게 그 지능의 조각들을 전달해주고, 그러면 효소는 그 특정한 지능의 조각을 단백질을 만드는 데 사용함으로써 생명이 전개된다. 이러한 과정의 모든 순간에 에너지와 정보가 교환되어야 하며, 이것이 없이는 생명 없는 물질로부터 생명이 생겨나지 않는다.

생명은 의식이며, 의식이 곧 생명이다

지능은 그것을 가지고 있는 물질이라는 가면보다 훨씬 더 융통성 있다. 그 자신을 사념으로 표현할 수도 있고 분자로서 표현할 수도 있는 것이다. 두려움과 같은 기본적인 감정은 하나의 추상적인 느낌으로 묘사될 수도 있고, 혹은 눈에 보이는 아드레날린 호르몬의 분자로 묘사될 수도 있다. 느낌이 없으면 호르몬도 없으며, 호르몬이 없이는 느낌도 없다. 그와 마찬가지로 통증을 전달하는 신경 신호가 없으면 통증도 없고, 통증의 수용체에 꼭 들어맞아서 통증의 신호를 차단시키는 엔도르핀Endorpin이 없으면 통증으로부터 해방될 수도 없다. 심신 상관 의학이라고 불리는 혁명은 이 단순한 발견 위에 근거한 것이다.

생각이 가는 곳에 화학물질이 동반된다. 정신적인 압박 상태가 질병을 일으키는 생체 화학물질로 변환된 것이다. 가짜 약 그 자체는 아무런 의미도 가지고 있지 않다. 플라시보 효과를 나타내는 힘은 다름 아닌 암시의 힘이다. 이 암시가 인체가 자신을 치유하려는 의지로 변환되는 것이다. 그렇다면 가짜 약으로 환자를 속이는 짓을 그만두고 바로 그 치유의 의지로 접근하면 더 분명한 결과를 가져올 수 있다. 만약 당신이 늙지 않으려는 의지를 효과적으로 발동시킬 수만 있다면 인체는 그것을 자동으로 실행할 것이다.

목적의식을 가지고 활동적으로 생활하고자 하는 의지만 확인시켜 주면 많은 노인들이 운동능력과 체력과 민첩성과 정신 반응을 극적으로 개선시킬 수 있다. 나이가 들어 활동력이 감퇴되는 것은 대부분이 그렇게 감퇴되리라고 생각하는 사람들이 기대한 결과이다. 그들은 자기도 모르게 자기 패배적인 의지를 강한 신념의 형태로 심어 놓은 것이다. 그리하여 심신의 상관관계가 이러한 의지를 자동으로 실행하게 된다. 젊음을 유지하기 위해서는 당신의 의지를 사용하여 의식적으로 마음을 프로그래밍함으로써, 나이가 들기 전에 일찌감치 그와 같은 손실을 방지할 수가 있는 것이다.

감정이란 외딴 정신의 공간 속을 스치듯 지나가는 사건이 아니라 의식의 표현이며 생명의 근본적인 질료라는 사실이다. 모든 종교 전통에서 생명의 숨결은 곧 영혼이다. 영혼을 고양시킨다거나 저하시킨다는 것은 인체가 반드시 반영해야 할 근본적인 어떤 것을 의미한다. 의식은 노화현상에 매우 큰 차이를 가져온다. 고등한 생명 형태를 지닌 모든 종이 노화되지만 오직 인간만이 자신에게 일어나고 있는 현상을 인식한다.

늙어가는 것에 절망을 느끼기 때문에 한층 더 빨리 늙어가는 것이다. 반대로 그것을 아량으로 받아들이면 육체적인, 정신적인 많은 불행을 막아낼 수 있다. "자신이 늙었다고 생각하는 만큼만 늙는다."는 속담은 깊은 의미를 담고 있다.

생각이란 무엇일까? 그것은 자연계의 다른 모든 것과 마찬가지로 에너지와 정보의 자극이다. 생각은 공허의 무한한 가능성을 어떤 특정한 시공간적 사건으로 바꾸어 놓는다. 우리가 육체라고 부르는 것도 역시 특정한 시공간적 사건이다. 의식의 행위로 자신의 육체를 바꾸어 놓을 수 있는 것이다.

인식이란 학습된 현상이다. 당신 애인의 얼굴이 나의 가장 미운 적일 수도 있고, 당신이 좋아하는 음식이 나에게는 혐오스런 것일 수도 있다. 이러한 반응들은 반드시 학습된 것이다. 여기서 개인의 차이가 비롯된다. 당신의 몸은 당신이 태어난 이래로 배운 모든 해석 방식의 육체적 산물인 것이다.

당신의 신체는 경험이 육체적 표현으로 변형된 것임을 확인시켜주는 예로 볼 수도 있다. 왜냐하면 경험이란 당신이 "육화"시키는 어떤 것이므로 당신 몸의 세포 속에는 당신의 기억이 주입되어 있으며, 그래서 다른 사람의 세포를 받는다는 것은 동시에 그 사람의 기억도 받는 것이 된다. 당신의 몸 세포는 끊임없이 경험을 처리하고, 그것을 당신의 개인적 관점에 의거하여 대사 작용으로 변환시킨다. 당신은 단순히 원시데이터를 눈과 귀를 통해 통과시키고 거기에 판단의 낙인을 찍는 것이 아니다. 당신은 그것을 내화하면서 실제로 자신이 그 해석 자체로 변하는 것이다.

신경학적으로 말하자면, 뇌의 신호는 한갓 물결치는 에너지의 집합이다. 당신이 혼수상태에 있다면 이 신호는 아무런 의미가 없다. 당신이 깨어서 정신을 차리고 있다면 그 신호는 무한히 창조적으로 해석할 수 있도록 개방되어 있다. 인체란 대뇌 신호가 3차원적으로 투사되어 당신이 "현실적"이라고 말하는 상태로 변형된 것, 즉 현실화된 꿈과도 같다.

노화란 일련의 오도된 변형, 즉 균형 잡히고 안정적인 자기 쇄신의 과정이 옆길로 샌 것 이상의 아무것도 아니다. 이것이 육체상의 변화로 나타나는 것이지만 실제로 일어난 일은 먼저 당신의 의식이 그것이 마음속의 의식이든 세포 속의 의식이든 상관없이 옆길로 샌 것이다. 당신은 자기가 어떻게 이처럼 옆길로 새게 되었는지를 깨달음으로써 체내의 생화학 기능을 제자리로 돌려놓을 수 있다. 의식을 벗어나면 생화학 작용은 없다. 당신 몸 안의 모든 세포들은 당신이 자신을 어떻게 생각하고 느끼는지를 속속들이 알고 있다. 이 사실을 받아들이기만 하면 자신은 무차별로 냉혹하게 몸을 허물어뜨리는 세월의 재물이라고 생각하던 환상은 깨끗이 떨어져나간다.

지능의 자극이 신체를 시시각각 끊임없이 새로운 형태로 만들어낸다. 새로운 인식이 계속 뇌로 들어오는 한 당신의 몸은 새로운 방식으로 반응할 수 있다. 이보다 더 강력한 젊음의 비결은 없다. 사람은 성장하기 때문에 늙지 않는다. 성장하기를 멈추면 늙는 것이다. 새로운 지식, 새로운 의식, 세계를 바라보는 새로운 방식, 이런 것들이 몸과 마음을 성장시키며, 이 일이 계속 일어나는 한 시시각각 새로워지려고 하는 본연의 경향이 외부로 표현된다. 아침에 일어나서 잠자리에 들 때까지, 출근을 하면서도, 일을 하면서도, 운전을 하면서도 끊임없이 자신에게 열정을 다하여 말하라.

나는 지금 내 인생을 열정 속에서 꿈꾸듯이 살고 있다.
나는 지금 내 인생을 사랑 속에서 연애하듯이 살고 있다.
나는 지금 내 인생을 기쁨 속에서 노래하듯이 살고 있다.
사랑합니다. 감사합니다. 너무너무 기쁩니다.
내 안에 생명력이 넘치고 있습니다.
자연과 더불어 조화롭게 살겠습니다.
온 세상이 평화로 가득하기를 기원합니다.
사랑, 감사, 기쁨, 생명, 조화, 평화

사랑을 원한다면 당신 스스로 매혹된 영혼이 돼라

　새벽부터 추적추적 내리는 빗소리와 휘이익 쓸고 가는 바람 소리가 들려왔다. 아침에 일어나니 희부연 안개가 사위에 자욱하고, 마당의 잔디 위에는 노랗고 빨갛고 갈색인 나뭇잎들이 무수히 떨어져 있다. 아! 밀려오는 파도처럼 내 가슴에 밀려오는 가을빛이 너무나 아름답고 황홀하고 신비롭다. 세상에! 이렇게 아름다운 가을이 여기에 나와 함께 살고 있을 줄이야. 그렇게 가을은 해마다 오지만 그 가을은 해마다 다르게 오고 이 가을은 첫사랑같이 내 생애 처음 맞은 가을이 되어 가슴을 흔든다.

　의연하게 서 있는 느티나무의 단풍이 저렇게 서로 다른 줄은 예전에 몰랐다. 같은 느티나무인데도 노란 잎, 갈색 잎, 약간 붉은 잎 등, 나무마다 조금씩 차이가 있다. 마당에 떨어진 색색이 다른 낙엽들은 펼쳐있는 보자기 같으며, 그 모습이 쓸쓸하게 아름답고, 처연하게 아름다워 오래 바라보니 눈물이 나오려 한다. 낙엽은 왜 이렇게 나를 슬프게 감동시키는가? 요염하게 새빨간 루즈 칠한 단풍잎은 황홀하게 아름답지만 떨어진 갈색의 단풍잎은 왜 나를 슬프게 아름답게 하며 더욱 마음을 흔드는가?

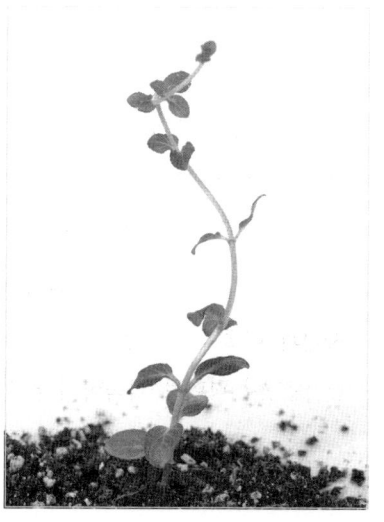

　희부연 산자락은 안개가 잉태한 숲인지, 숲이 숨을 풀어 놓은 안개인지 한 폭의 수묵화다. 떨어져 있

는 무수한 낙엽들, 묵묵히 서 있는 나무들, 수련 잎이 떠 있는 연못의 수면에 떨어지는 빗방울의 동심원들, 누마루에 줄줄이 커튼처럼 매달려 있는 곶감들, 촉촉이 비에 젖어 빛이 나는 지붕의 기와들, 방울방울 떨어지는 처마의 낙수, 멀리서 종알거리는 새소리들, 그 모든 것이 가을빛에 물든 매혹된 정원에 서 있으니 가을비가 나를 적시고, 단풍잎이 나를 물들이고, 지난여름의 아름다운 녹색 추억을 간직한 느티나무와 함께 매혹된 영혼이 된다.

당신이 사랑을 원한다면, 행복을 바란다면, 건강을 찾으려면, 당신 스스로 매혹된 영혼이 돼라. 자연의 아름다움에 도취된 매혹된 영혼, 사랑의 열정에 사로잡힌 매혹된 영혼, 신의 음성과 하나 되어 성령이 충만한 매혹된 영혼이 돼라. 당신이 진정으로 자신을 사랑할 때만이 그 강렬한 진동 에너지가 당신의 모든 것을 변화시키며, 그것은 당신 스스로 그 강한 사랑의 에너지인 생명력에 진동하고 매혹되는 순간에 이루어진다.

이 순간에 당신의 인생에서 가장 큰 사건은 지금 당신이 어떤 생각을 하고 있느냐이다. 당신의 생각의 진동은 서서히 응결되어 몸과 마음에, 정신과 육체에, 의식과 영혼에 표현된다. 당신 주위를 둘러싸고 있는 생각의 진동은 외적인 세계의 물질과 똑같이 실체이며, 시간이 지나면서 점차 구체적으로 현실화된다.

인간의 두뇌 속에는 자신의 생각과 말과 행동을 기록해두는 민감한 세포군이 있다. 그 세포들은 각기 자기가 맡은 진동을 받아들여 기록해 두었다가 재생시키는 능력이 있다. 제기능을 다하고 있기만 하다면 그 세포들은 언제라도 받아들일 때와 똑같은 진동을 재생시켜 낼 수 있는 것이다. 신념이 인체의 생화학 작용을 일으키며 생리 상태를 바꾸듯이, 그래서 천국은 분명히 그곳에 있다고 간증한다.

인간의 두뇌에는 신적인 마음의 생각과 활동을 감지하여 기록하는 민감한 세포군도 있다. 신적인 마음은 진실의 진동이 창조하여 방출한다. 이 신적인 마음 또는 하느님은 만물 속에 두루 퍼져 있으며 항상 진실된 진동을 흘려보내고 있다. 이것을 감지하여 기록해 두었다가 재생시키는 뇌세포들이 정상적으로 활동한다면 우리는 하느님의 마음을 받아들일 수 있다. 뿐만 아니라 우리가 받아들인 것과 똑같은 신적인 마음의 진동을 세상을 향해 방출할 수도 있다. 우리는 신적인 마음을 가지고 있지 않다. 하지만 그 마음의 진동을 받아들여 다시 방출할 수 있는 뇌세포는 가지고 있다.

당신의 몸을 치유하는 것은 기술이 아니라 사랑의 진동 에너지이다. 당신은 진정으로 자신을 사랑하지도 못하면서 이웃을 사랑하려 한다. 당신은 먼저 자기 자신을 사랑해야 하고 그다음에 다른 사람을 사랑해도 좋다. 당신은 남을 행복하게 만들어 주고 싶은가? 그렇다면 먼저 당신을 행복하게 하라. 그러면 그 진동 에너지가 남을 행복하게 할 것이다. 자신을 사랑한다는 것은 자기도취가 아니고 자신의 고유한 개성을 이해하고 모든 결점을 포함하여 있는 그대로의 자기 자신을 받아들이는 것이어야 한다. 그렇지 않으면 당신의 모든 것은 사랑도, 건강도, 행복도, 인생도 다 잃어버리게 된다. 왜냐하면 우선 자기 자신도 제대로 사랑하지 못하면서 어찌 건강을 구할 것이며 행복을 바랄 수는 없기 때문이다.

사랑의 에너지인 생명력이 당신을 진동시키고 공명할 때에 당신의 몸에 생리적인 변화가 일어난다. 생명력은 신경 조직을 통하여 뇌세포로 전달된다. 그러면 뇌세포들은 다시 신경 조직을 통해 각기 자기가 맡은 기관으로 생명력을 분비해 내보낸다. 그러한 일을 하는 뇌세포들은 신경조직을 보호하는 역할도 한다. 그런데 생명력이 소진되면 그러한 역할을 하는 뇌세포들이 경화되어서 새로 생성되는 세포와 교체되지 못한다. 폐기되어야 할 늙은 세포가 경직된 채로 그 자리에 남아 있게 되어서 오히려 생성된 세포가 폐기되는 일이 발생한다. 그러나 사랑의 에너지인 생명력이 보존되어 있으면 백 살이 넘어도 열 살 때와 마찬가지로 신속한 교환이 이루어진다.

자신에 대한 사랑은 무조건적인 것이어야 한다. 그렇지 못하고 조건적이면 그것은 부정적인 에너지로 변질되어 버린다. 당신은 자신에게 무조건 사랑받을 만한 가치가 있지 않은가. 코스모스는 자신에게 무조건 사랑 받을 가치가 있다. 진실로 당신 자신이야말로 당신이 가진 유일한 것이다. 진실로 코스모스 자신이야말로 코스모스가 가진 유일한 것이다. 코스모스가 스스로 꽃을 피우고 바람에 살랑거리는 매혹된 영혼이 되듯이 당신도 스스로 꽃을 피우고 열정을 품은 매혹된 영혼이 되어라

너희가 남에게 대접받고자 하는 대로 너희도 자신을 대접하라. 자신을 사랑하는 일부터 시작하라. 당신이 받고 싶어하는 대접을 자신에게 하면서 즐기고 기뻐하라. 당신이 진정으로 원하는 것이 무엇인지 한 번쯤 생각해 보았는가? 당신이 원하는 자신의 모습을 그려라. 그것은 자기 기만이 아니다. 왜냐하면 그것은 의식적으로 행동하는 진동 에너지이기 때문이다. 자신의 결점과 씨름을 하면서 마음의 의도로써 그것을 감추거나 없애 버릴 수 있으리라고 생각하는 것이야말로 자기 기만이다.

자신의 개성을 유감없이 발휘하는 그런 영화를 만들어 자신에게 선사하라. 거기에다 더욱 자세한 세부 장면을 그려넣음으로써 영화 속의 자신을 사랑하고, 성장하게 하고, 매혹되어라. 영화라고 해서 가상적인 것만을 상영하는 것은 아니다. 그것은 당신이 자신감을 가지고 품위있게 행동하는 매력적인 모습일 수도 있고, 사랑의 열정에, 자연의 아름다움에, 카메라의 렌즈에 사로잡힌 매혹된 영혼의 모습일 수도 있다. 시간이 지나면 그 영화는 실질적으로 당신의 일부가 되며 그러면 그것은 더 이상 영화가 아니고

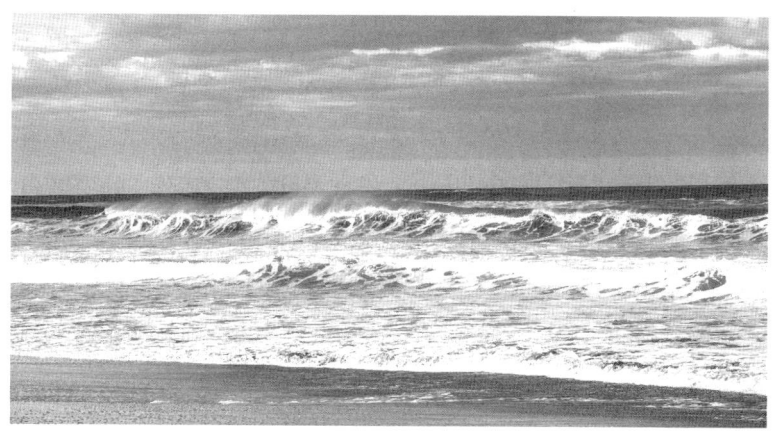

현실이 된다.

　용기는 결심으로 대체될 수 있고, 아름다움은 매력으로, 힘은 빈틈없는 솜씨로, 달변은 경청하는 능력으로, 육체적 완전함은 자신감으로, 사랑은 매혹된 영혼으로 대체될 수 있다. 꽃씨 속에는 앞으로 피어날 꽃의 완전한 모습이 세세한 부분에 이르기까지 이상적인 형상으로 간직되어 있다. 그것은 때가 되면 싹이 나고 자라서 아름다운 꽃으로 피어난다.

　사랑을 원한다면, 행복을, 건강을 원한다면 당신 스스로 긍정적인 마음과 열정을 가진 매혹된 영혼이 돼라. 그러면 그 에너지가, 그 빛이, 그 사랑이 당신의 주위에 조화로운 파동의 세계를 창조한다. 그 안에서는 모든 것이 성공적으로 이루어진다. 긍정적인 태도는 언제나 성공과 창조를 이루어낸다. 중요한 것은 불행한 상황에서도 의도적으로 기뻐하고, 그 속에서 작은 것이라도 유익한 것을 찾는 것이다. 그것은 언제나 가능한 일이다. 당신의 잔은 반이나 빈 것이 아니라, 반이나 차 있는 것이다. 아픈 만큼 더 성숙하지 않는가? "무슨 일이 일어나든 점점 더 좋아지고 있다."는 말은 평범한 속담이지만 당신이 정말 그렇게 믿기만 한다면 이 말은 마법처럼 놀라운 효과를 가져올 것이다.

　모든 불행은 불행을 가장한 축복이다. 실패를 겪고 성공하는 것이며, 아프고 나서 건강을 찾는 것이고, 사랑하기 때문에 결혼하는 것이 아니라, 사랑하기 위해 결혼하는 것이다. 겉보기에 부정적인 것에서 좋은 점을 찾아내는 것을 당신의 목표로 삼는다면 당신은 더 이상의 노력을 들이지 않고서도 목표에 도달하게 될 것이다. 어떠한 불행을 당한 경우에도 자책감을 갖지 마라. 당신이 암에 걸렸더라도, 실연을 당했더라도, 사업에 실패했더라도, 이혼을 했다 해도 조금의 자책감도 갖지 마라. 그것은 당신이나 그 누구에게도 도움이 되지 않고 칭찬받지 않는다. 자책감은 당신의 잠재의식 속에서 스스로 자신을 처벌하는 것이다.

　한 개인이 가질 수 있는 위엄의 열쇠는 자책감이 없는 데에 있다. 당신의 진정한 힘은 다른 사람의 목을 조르는 능력에 있는 것이 아니라, 자책감으로부터 얼마나 자유로울 수 있는지에 달려 있다. 아무도 당신을 심판할 권리가 없으며, 당신은 있는 그대로의 자신으로 존재할 권리가 있다. 세상에는 끝이 없는 것이 두 종류가 있다. 한 종류는 우주와 사랑이며 다른 한 종류는 탐욕과 어리석음이다. 자책감을 갖는 것이 어리석음이다. 사랑을 원한다면, 행복을, 건강을 원한다면 당신 스스로 긍정적인 마음과 열정 그리고 자신감을 가진 매혹된 영혼이 되어라.

　예수님은 긍정적인 생각이란 미래형I will이 아니라 현재형I am이라고 말했다. 이 말은 모든 상황에 해당한다. "진리가 너희를 자유롭게 하리라."고 말했을 때, 그것은 진리, 즉 긍정적인 생각이 부정적인 생각에서 너희를 자유롭게 한다는 뜻이다. 이제 진정으로 당신 스스로 매혹된 영혼이 되어 자신에게 소리쳐 말하라.

　나는 지금 내 속에 영원히 아름답고 젊은 영적인 몸이 깃들여 있다는 것을 알고 있다. 신성한 어린이의 몸인 나의 아름다운 영적인 몸은 마음, 눈, 코, 귀, 입, 피부, 혈관, 장기, 경락 모두가 완전하다.

사랑하는 (당신의 이름)이여! 너의 몸은 영원토록 아름답고 순수하고 영적이며 지극히 장엄하고 신성한 사랑의 성전이다.

나는 어린아이와 같이 사랑스러운 모습으로 미소 지으며, 온 세상을 사랑하고 감사하고 기뻐하며 세상 만물이 행복하기를 원한다.

내 안에 완전한 사랑이 깃들여 있으며 나의 아름다운 실상이 현실로 나타날 때까지 그것을 마음속에 그린다.

나는 신성한 어린이이며 나에게 필요한 것은 지금 채워지고 있으며 앞으로도 영원히 부족함 없이 채워질 것이다.

무한한 사랑이 나의 마음을 채우고 완전한 생명력으로 나의 육체를 전율시키고 있다.

사랑은 나를 관통하여 흐르는 창조원리이며, 내 속에 내재하고 있는 신적인 대진리이며 신적인 진동이고 나 자신이다.

나는 진정으로 사랑과 하나이며 나 자신이 사랑의 빛이며 살아있는 사랑이다.

건강한 영혼을 위한 십언+름

1. 나는 지금 내 속에 영원히 아름답고 젊은 영적인 몸이 깃들여 있다는 것을 알고 있다.

2. 신성한 어린이의 몸인 나의 아름다운 영적인 몸은 마음, 눈, 코, 귀, 입, 피부, 혈관, 장기, 경락 모두가 완전하다.

3. 사랑하는(당신의 이름)이여! 너의 몸은 영원토록 아름답고 순수하고 영적이며 지극히 장엄하고 신성한 사랑의 성전이다.

4. 나는 어린아이와 같이 사랑스런 모습으로 미소 지으며, 온 세상을 사랑하고, 감사하고, 기뻐하며, 세상만물이 행복하기를 원한다.

5. 내안에 완전한 사랑이 깃들어 있으며 나의 아름다운 실상이 현실로 나타날 때까지 그것을 마음 속에 그린다.

6. 나는 신성한 어린이이며 나에게 필요한 것은 지금 채워지고 있으며 앞으로도 영원히 부족함 없이 채워질 것이다.

7. 무한한 사랑이 나의 마음을 채우고 영원한 생명력으로 나의 육체를 전율시키고 있다.

8. 사랑은 나를 관통하여 흐르는 창조 원리이며, 내 속에 내재하고 있는 신적인 대진리이며, 신적인 진동이고 나 자신이다.

9. 나는 진정으로 사랑과 하나이며 나 자신이 사랑의 빛이며 살아있는 사랑이다.

10. 나는 지금 내 인생을 열정 속에서 꿈꾸듯이 사랑 속에서 연애하듯이 기쁨 속에서 노래하듯이 살고 있다.

이태근
밥상 혁명을 일으켜라

초판 1쇄 발행 2015년 08월 14일
초판 2쇄 발행 2018년 11월 20일

지은이 이태근
발행인 서정환
펴낸곳 신아출판사
주소 전북 전주시 완산구 공북 1길 16(태평동 251-30)
전화 (063) 275-4000 · 0484, 252-5633
팩스 (063) 274-3131
이메일 sina321@hanmail.net
출판등록 제465-1984-000004호
인쇄 · 제본 신아출판사

저작권자 ⓒ 2015, 이태근
이 책의 저작권은 저자에게 있습니다. 서면에 의한 저자의 허락없이 내용의 일부를 인용하거나 발췌하는 것을 금합니다.
COPYRIGHT ⓒ 2015, by Lee Taegeun
All right reserved including the rights of reproduction in whole or un part un any form.
저자와 협의, 인지는 생략합니다.
잘못된 책은 바꿔 드립니다.

ISBN 979-11-5605-248-7 03810

값 18,000원

> 이 도서의 국립중앙도서관 출판시도서목록(CIP)은 서지정보유통지원시스템 홈페이지(http://seoji.nl.go.kr)와 국가자료공동목록시스템(http://www.nl.go.kr/kolisnet)에서 이용하실 수 있습니다.(CIP제어번호: CIP2015021761)

Printed in KOREA